公立医院管理
创新与实践

张 伟 刘文文 于洪臣 / 主编

中国海洋大学出版社
·青岛·

图书在版编目（CIP）数据

公立医院管理创新与实践 / 张伟，刘文文，于洪臣

主编 .—— 青岛 : 中国海洋大学出版社 , 2024.7.

ISBN 978-7-5670-3908-7

Ⅰ.R197.32

中国国家版本馆 CIP 数据核字第 2024P4E696 号

GONGLI YIYUAN GUANLI CHUANGXIN YU SHIJIAN
公立医院管理创新与实践

出版发行	中国海洋大学出版社
社　　址	青岛市香港东路 23 号　　**邮政编码**　266071
出 版 人	刘文菁
网　　址	http://pub.ouc.edu.cn
电子信箱	1079285664@qq.com
订购电话	0532-82032573（传真）
责任编辑	由元春　　　　　　　　　**电　　话**　0532-85902495
印　　制	日照日报印务中心
版　　次	2024 年 7 月第 1 版
印　　次	2024 年 7 月第 1 次印刷
成品尺寸	185mm×260mm
印　　张	16.5
字　　数	350 千
印　　数	1~1000
定　　价	79.00 元

如发现印刷质量问题，请致电 0633-2298955，由印刷厂负责替换。

编 委 会

主 编

张　伟　山东第二医科大学附属医院

刘文文　山东第二医科大学附属医院

于洪臣　山东大学齐鲁医院（青岛）

副 主 编

杨　颖　山东大学齐鲁医院（青岛）

谷方圆　山东大学齐鲁医院（青岛）

王　瑶　滨州医学院附属医院

岳晓菲　高密市人民医院

秦爱伟　山东第二医科大学附属医院

张小勇　山东大学齐鲁医院（青岛）

编 委

边俊士　山东第二医科大学附属医院

王　亮　高密市人民医院

李荣欣　山东第二医科大学附属医院

范学玲　山东第二医科大学附属医院

刘　宏　山东第二医科大学附属医院

牟亚男　山东第二医科大学附属医院

刘　洋　山东省慢性病医院

魏　健　山东第二医科大学附属医院

序

　　随着我国经济社会的快速发展和人民生活水平的显著提升，人民群众的健康意识和理念发生了很大变化，对身心健康的需求快速释放并日益增长，对医疗服务水平和质量的期望也越来越高。公立医院作为我国医疗体系的重要组成部分，承担着为广大人民群众提供基本医疗服务的重任，承载着广大患者和家属的健康希望和诉求。同时，近年来随着社会治理体系现代化工作的整体推进和医疗卫生事业的深入改革和发展，也对公立医院的管理提出了新的要求。传统的医院管理思路和模式已经难以完全适应新时代的需求。因此，公立医院与时俱进，把现代管理理念与医疗卫生事业发展的形势和要求紧密结合起来，推动管理创新与实践，提高公立医院的管理水平和质量，加强医院的内涵建设，提升医院核心竞争力，就显得尤为重要。

　　本书正是基于这样的背景而编写。新时代医疗卫生事业深入改革和发展，如何通过创新的管理理念和方法，提升公立医院的服务质量和运营效率，以更好地适应新时代社会和人民群众对医疗服务的需求，加快推进健康中国建设，是当前公立医院管理中存在的问题和挑战。党的十八大以来，特别是全国卫生与健康大会召开后，提出了一系列健康卫生工作的新思想、新任务、新思路。国务院办公厅颁布了《关于建立现代医院管理制度的指导意见》，对医院内部治理结构和运行规则、医院决策机制、医院民主管理等提出了要求。随后，中共中央办公厅颁布《关于加强公立医院党的建设工作的意见》、国务院办公厅颁布《关于推动公立医院高质量发展的意见》等文件，对公立医院管理的考核监督机制进一步完善，推动了公立医院的深度改革发展，使其医疗服务能力、水平和质量得到大幅提升。在这个实践过程中，各公立医院探索积累了丰富的改革发展和管理的经验办法。本书的撰写有助于广大医疗管理工作者一起学习、研究和探讨推动公立医院科学、可持续发展的思路和经验。

本书是专注于总结、探讨如何提升公立医院服务质量与运营效率的专业书籍。我们相信通过本书，医疗管理者和相关从业人员能够对新时代我国卫生改革的方针政策及措施有新的认识和深入的了解，从近年来各地公立医院改革发展实践的成功做法中获得宝贵的、可复制的启示和借鉴，提出一系列切实可行的解决方案和创新路径，总结一系列创新的管理理念和方法，激发创新思维，推动公立医院管理的持续改进和发展。同时，本书也将为医疗卫生政策制定者、医院各级管理人员及高校相关专业师生的学习提供有益的参考，帮助他们学习、了解新时代公立医院管理改革发展的相关知识、经验做法等，推动整个医疗体系优化升级，满足人民群众日益增长的健康需要，为人民群众提供更加优质、高效的医疗服务，为建设"健康中国"贡献更大的力量。

本书在编写过程中，编者态度认真、集思广益、旁征博引，力求做到政策性、理论性、实践性、实用性兼顾。本书还有幸得到了众多专家学者和医院管理者的大力支持和指导，他们的专业知识和实践经验深化了对公立医院管理创新与实践的深度解读。我们希望本书能够为公立医院的发展注入新的活力，共同推动我国医疗事业的高质量发展。同时，编写团队也将继续关注医院管理领域的最新动态，不断学习研究，及时更新和完善本书的内容，以适应新时代医疗卫生事业和公立医院改革的要求。

编者

2024 年 5 月

目录 Contents

第四章 ◇ 护理与护理质量管理

第五章 ◇ 医院药事与药品管理

第六章 ◇ 医院教学与科技管理

第七章 ◇ 医院公共卫生与感染管理

第八章 ◇ 医院财务与审计管理

第一章　医院管理学与医院管理

第一节　我国医院管理学的发展

　　医院管理学是研究医院管理现象与规律的学科，是管理学的一个分支学科。其研究对象是医院的发展战略、决策与运行体制机制、医疗质量控制与提升、医疗资源科学利用、管理效能与效率、健康教育等社会服务的基本理论，政策要求以及工作的一般原则和方法。它是一门与医学、社会学、管理学、心理学、经济学等学科密切相关并融合发展的应用科学。国外医院管理学的发展起步于二战后，当时国外的许多综合性大学设立了卫生管理学院或公共管理学院，开设相关医院管理课程。国外最早开设医院管理学课程的是美国的圣路易斯大学、华盛顿大学。圣路易斯大学于1949年开始开设医院管理学课程，华盛顿大学则设立了医院管理学系，开始专门研究医院管理学的基本理论和实践指南。因此，从学科发展的角度看，医院管理学的历史并不很长。

　　我国医院管理学起源于20世纪80年代，之前的医院管理主要遵循的是管理学的一般理论，尚没有完整的医院管理的专门学科体系，基本上是传统经验管理。随着我国医疗卫生体制改革的不断深入，我国高度重视医院管理工作，强化医院作为卫生事业的主要行业管理。1980年，中华医学会成立了医院管理学会，并召开了我国第一次医院管理学术会议，标志着我国医院管理学科的成立。随后，从1982年开始，卫生部在我国的北京医科大学、上海医科大学、同济大学、西安医科大学、哈尔滨医科大学等7所医科大学设立卫生管理专业，开始招收医院管理专业的学生，并面向在职的医院管理人员进行专业培训。在课程设置上，主要开设公共管理、中国卫生事业管理、医院管理等相关课程，培养医院管理的专门人才，使医院管理学得到快速发展，学科专业体系不断完善。经过40多年的发展，医院管理学现已成为卫生事业管理学科体系中的重要一员。从专业的设置要求上来看，高校设立了专门的卫生管理（医院管理）学院，培养了专门的医院管理学师资力量，编纂了专门的卫生（医院）管理学教材，国家和各级政府部门批准设立了各级医院管理的学会、协会组织，创立了《中国医院管理杂志》《中华医院管理杂志》等高层次专业期刊。高校已经有了本科、硕士、博士三个学历培养层次，为国家培养了一大批从事医院管理、教学、科研等的专业卫生管理人员。因此，无论从人才培养还是行业管理的角度，都具备了独立完整的学科理论体系和应用体系，医院管理学从一门边缘的交叉学科，发展成为专业的医院管理学科，医院管理实现了从经验管理到科学管理的飞跃，管理水平不断提高，极大地提升了人民群众疾病预防、诊疗的能力和水平，促进了"健康中国"战略的进程。

第二节　医院的设置

一、医院的概念

医院是为人民群众提供疾病诊治、疾病预防、康复保健、健康教育、医疗人才培养、社会医疗服务等功能的卫生机构；是运用不断发展的医学科学理论和诊疗技术，配备完善的医疗设备和医疗服务条件，合理配置和利用人财物等卫生资源，向人民群众提供公平、安全有效的医疗卫生服务，满足人民群众的基本医疗需要、特殊医疗需求的机构。

二、医院的设置原则

（一）我国医疗机构的设置原则

国家卫健委印发的《医疗机构设置规划指导原则（2021–2025年）》，明确了医疗机构的设置原则。

（1）需求导向原则。坚持以人民健康为中心，以人民群众就医需求为导向，围绕新时期卫生与健康工作方针，增加医疗资源，优化卫生资源要素配比，以国家医学中心、国家和省级区域医疗中心、县级公立医院建设为重点，以临床专科能力和人才队伍建设为抓手，推进优质医疗资源扩容和区域均衡布局，优化基层医疗卫生机构布局，实现医疗机构的高质量发展，满足人民群众多层次、多样化的医疗服务需求。

（2）区域统筹规划原则。各级各类医疗机构应当符合属地卫生健康事业发展需求和医疗机构设置规划，通过统筹医疗资源总量、结构、布局，补短板、强弱项，完善城乡医疗服务体系，不断提高医疗资源整体效能，增强重大疫情应对等公共卫生服务能力。合理配置区域综合和专科医疗资源，促进康复、护理、医养结合、居家医疗等接续性医疗服务快速发展。

（3）科学布局原则。明确和落实各级各类医疗机构的功能和任务，根据人口数量、分布、年龄结构以及交通条件、诊疗需求等，实行中心控制、周边发展，合理配置各区域医疗机构数量，鼓励新增医疗机构设置在中心城区周边的居民集中居住区，推动各区域医疗资源均衡布局、同质化发展。

（4）协同创新原则。合理规划发展紧密型城市医疗集团和县域医共体，充分发挥信息化的支撑作用，加强医防融合、平急结合、医养结合，推动区域医疗资源融合共享。鼓励社会力量在康复、护理等短缺专科领域举办非盈利性医疗机构。大力发展互联网诊疗服务，形成线上线下一体化服务模式，提高医疗服务体系整体效能。

（5）中西医并重原则。遵循新时期卫生与健康工作方针，中西医并重，促进中医药传承和创新发展，保障中医、中西医结合、少数民族医医疗机构的合理布局和资源配置，充分发挥中医防病治病的独特优势和作用。

（二）公立医院的设置原则

按照医疗机构设置规则，《医疗机构设置规划指导原则》细化了公立医院设置的基本规则。

（1）合理设置公立医院数量。公立医院的设置要符合国家和地方卫生健康事业发展的总体规划。在省级区域，每1000万～1500万人口规划设置一个省级区域医疗中心，同时根据需要规划布局儿童、肿瘤、精神、传染病等专科医院和中医医院，并根据医疗服务实际需要设置职业病医院和口腔医院；在地市级区域，每100万～200万人口设置一至二个地市办三级综合医院（含中医类医院），根据需要设置儿童、精神、妇产、肿瘤、传染病、康复等市办专科医院（含中医类专科医院）。在县级区域，依据常住人口数，原则上设置一个县办综合医院和一个县办中医类医院（含中医医院、中西医结合医院、少数民族医院等）。

（2）合理确定公立医院单体（单个执业点）床位规模。公立医院根据其功能定位和服务能力，合理设置科室和病区数量。每个病区床位规模不超过50张。新设置的县办综合医院单个执业点床位数一般以600～1000张为宜；新设置的地市办综合医院床位数一般以1000～1500张为宜；新设置的省办及以上综合医院床位数一般以1500～3000张为宜。省、市、县办综合医院具体床位规模可根据辖区内人口数量及实际需求确定。专科医院、中医医院的床位规模根据实际需要设置。省级卫生健康行政部门确定设置床单元建筑面积、门诊量/门诊建筑面积的最低控制标准。承担区域医疗中心任务的公立医院，可根据医疗服务需求适当增加床位规模。

（3）合理配置公立三级综合医院床位数。充分发挥三级医院在医学科学、技术创新和人才培养等方面的引领作用，重点承担急危重症、疑难复杂疾病的诊疗任务。在设置审批三级综合医院时，要引导三级综合医院提高重症医学专业床位规模及占比，合理配置各临床专科资源。新增三级综合医院及其床位应当综合考虑病床使用率、平均住院日、收治病种难度等因素，原则上平均住院日过长的不得新增。

（三）公立医院分院区的设置原则

公立医院分院区是指公立医院在原有院区（主院区）以外的其他地址，以新设或者并购等方式设立的，具有一定床位规模的院区。分院区属于非独立法人，其人、财、物等资产全部归主院区所有。公立医院举办的基层医疗服务延伸点、门诊部、未设置床位的健康体检中心等，以及医联体、医院托管、合作举办、协议合作、对口支援等合作医疗机构不属于分院区。

随着医院的发展，很多公立医院的院区不能很好地满足医疗任务，纷纷设立分院区工作，《医疗机构设置规划指导原则》（以下简称指导原则）对规范分院区的设置提出了要求。

指导原则强调，要综合考虑本地区经济社会、医疗资源布局和群众健康需求，统筹规划医疗资源和布局，支持实力强的公立医院适度发展分院区。引导优质医疗资源向医疗服务能力薄弱、群众医疗需求较大的地区布局，推动区域医疗服务体系均衡发展，发挥集约优势，提高医疗服务体系的整体能力与绩效。建立完善不同院区间的统筹管理制度。

公立医院设置分院区的基本条件：原则上，支持部分综合实力强的公立医院，在严格控制单体规模基础上建设分院区。申请设立分院区的公立医院原则上应当满足以下条件：三级甲等公立医院，病床使用率持续超过 90% 高位运行，平均住院日处于全国同类别医院前 10%（以平均住院日短为优），住院病人疑难程度（CMI 值）排名为所在省份同类别医院的前 10%，现有院区绩效考核等级连续三年为 A+ 级以上（专科医院 A 级以上），近三年未发生重大医疗安全事件和严重问题。

达到以上条件的公立医院，在严格落实分级诊疗有关要求，通过医联体建设、双向转诊、日间手术等措施，进一步提升服务效率的基础上，仍难以满足群众就医需求时，可考虑在加强人才储备的前提下发展多院区。尚未达到条件的医院应当强化内涵建设，进一步提升医疗质量与效率，通过改善性建设等方式，在不增加床位的前提下，优化患者就医环境与条件，为患者提供更优质、高效的医疗服务。原则上，除国家医学中心、国家区域医疗中心以及国家区域医疗中心建设项目单位、承担北京医疗卫生非首都功能疏解任务的项目单位外，不跨省设立分院区。

指导原则还要求分院区设置要充分考虑公立医院服务半径、服务人口、服务需求、运行效率等因素，科学测算医院所处发展阶段，指导医院合理开展建设。暂不适宜建设分院区的，应当强化内涵建设，进一步提升医疗服务效率。医院重点开展改善性建设的，应进一步改善医疗服务，提升服务效率。

在公立医院分院区规模上，指导原则要求在符合区域医疗卫生服务体系规划和医疗机构设置规划的基础上，结合经济社会发展、群众看病就医需求等实际，优先考虑在医疗资源相对薄弱、群众医疗需求较大的地区开办分院区，避免重复建设、资源浪费，逐步缩小地区间医疗差异，满足群众就近享有高水平医疗服务的需求。原则上，到2025年末，符合条件的公立医院举办分院区不得超过三个；每个分院区的床位数量不低于二级同类别医院最低要求、不高于同级综合医院床位最高标准，各分院区总床位数不超过2020年末主院区编制床位数的80%。设置与主院区同类别分院区，卫生专业技术人员数量与床位数量比例，应符合主院区所属类别医院的基本标准；综合医院设置专科型分院区，卫生专业技术人员数量与床位数量比例，应符合相应三级专科医院的基本标准，以避免出现摊薄、稀释优质医疗资源的问题。

三、医院设置的基本条件

综合以上国家相关规定和医院的任务完成程度，医院一般应该具有以下硬件和软件条件。

（一）医院的病房和床位设置

县级综合医院床位600~1000张，地市级综合医院1000~1500张，省级及以上综合医院1500~3000张，三类医院的资源配置标准均比"十三五"规划有了一定幅度的提升，体现了与我国经济社会发展相适应，与中国卫生事业和健康中国战略相结合，运用信息技术提升管理能级的原则。

（二）医院科室的设置

医院应该具有与其功能任务相匹配的临床科室、医技科室与党政管理部门。国家卫生健康委员会对医院科室的设置制定了《医院基本标准》作为其指导性意见，但没有制定明确的标准和科室名称。

（1）临床科室是直接对疾病进行诊断、治疗、康复的科室，一般是地方卫生行政管理部门或者医院从自身的发展战略出发，各自设置临床科室。从传统的专业分工看，各级医院在大类上均要设置内科、外科、妇科、儿科等科室，在大类下又设置若干专业科室，如内科设置心血管内科、呼吸内科、消化内科、血液内科等，外科设置骨科、心外科、胸外科、肝胆外科、胃肠外科等。一般来说，医院规模越大、专业水平越高，医院内部的科室设置得越细。而且近年来，国家根据卫生工作的需要，对营养科、公共卫生科、中医科等设置提出了专门的要求。

（2）医技科室是指运用专门的医疗设备和诊疗技术，协同临床科室诊断和治疗疾病的科室。按工作性质和任务，可将其分为以诊断为主的或以治疗为主的科室，还有以临床用品，如手术无菌包等供应为主的科室。传统上，我们称医技科室为辅助性科室，为临床科室提供影像、血液检查、病理检查报告等，但随着国内外现代医疗技术的快速发展，医技科室与临床科室的融合越来越密切，有些医技科室在功能上也具备了临床科室的特征，如导管介入治疗技术，必须有医技科室医生的支持配合才能完成。因此，医技科室是医院诊疗系统中不可或缺的，是医院科室设置的重要组成部分。

（3）党政职能部门是从事医院党政宏观管理与日常业务管理和服务的机构。其一般包括以下机构：一是医院领导机构，主要是党政领导班子成员，负责医院战略发展规划的制定和科学决策，领导医院的发展，统筹解决医院发展中的问题、难题，班子成员集体领导和工作分工相结合，承担医院发展的主体责任。二是医院管理工作机构，如党政办公室、医务部、护理部、门诊部、人力资源部、信息部、总务服务部、基本建设部等，负责具体某个方面的管理工作，制定相关工作制度，落实上级和医院的决策部署，承担本领域质量督促检查考核等管理等职能。医院工作质量的高低，往往取决于医院党政职能部门的决策和运行管理水平。

（4）具有一定的专业技术人员。医院要具有与医院规模及床位相适应的医疗技术人员，如国家卫生和计划生育委员会组织专家制定的《三级综合医院医疗服务能力指南（2016年版）》明确规定，卫生技术人员与实际开放床位之比为1.2∶1；医师与实际开放床位之比为0.3∶1；护理岗位人员与实际开放床位之比为0.4∶1。国家卫生健康委员会2022年版《三级医院评审标准》，提出对卫生技术人员数与开放床位数比、全院护士人数与开放床位数比、病区护士人数与开放床位数比、医院感染管理专职人员数与开放床位数比、药学专业技术人员数与卫生专业技术人员数比等5项指标进行考核。

（5）具有与自身医疗功能相适应的仪器设备。医疗设备是为临床医生提供诊断和治疗的重要工具，没有完备的医疗设备作为技术支撑，很难保障医疗诊断和治疗的准确性、及时性、科学性。常用的医疗设备如CT、磁共振、超声、血液化验检查设备、病理检查设备等的数量和质量要满足临床诊疗的需要，并随着医疗设备科学技术的发展不断更新。

（6）有完善的管理制度。制度是一个组织运行的基本保障，医院围绕自身任务，应该制定完备的科学管理制度，如领导决策议事制度、组织人事制度、医疗质量管理制度、护理治疗管理制度、门急诊管理制度、后勤服务保障制度、设备管理制度、信息管理制度等，每项制度内容可以按照工作实际，细化制定单项的管理制度。制度要注意与党和国家的大政方针相一致，与上级的卫生工作政策和工作要求相一致，制度之间不能相互冲突和矛盾。

第三节　医院的功能

医院的功能定位，要坚持以人民为中心，为人民群众和社会提供最优质的医疗服务，主要包括以下几个方面。

一、疾病诊治功能

医院的工作是以诊疗、护理、康复等业务为主体，是满足人民群众基本医疗和健康需求的主要场所。医院医疗分为门诊医疗、住院医疗、急救医疗和康复医疗等。随着医学科学的发展，医疗模式从生物医学模式向生物—心理—社会医学模式转变，医院的功能已经从单纯的疾病诊疗向预防、保健和康复发展，医院的诊疗功能进一步扩大。不同的诊疗工作承担着不同的任务，门诊急诊是诊疗第一站，对患者的病情进行综合诊断和处置；住院治疗主要是对确诊的患者，特别是疑难、危重患者进行系统的治疗；康复治疗主要是对住院治疗后的效果进一步巩固和提升。

二、教学与人才培养功能

各级医院都承担着一定的教学任务。医学教育的特点之一是实践性强，每个临床相关专业、不同层次的卫生技术人员，经过学校教育后，必须进行临床实践教育和实习。一般三级医院、二级医院都是医学类高校的附属医院或附属教学医院，承担着临床理论课和实践课教学任务，特别是三级医院还承担着住院医师规范化培训的任务，高校直属附属医院承担着研究生培养任务。通过承担教学任务，让医院有良好的学习氛围，一方面适应了医学人才培养的客观需要，另一方面也促使医院专业技术人员不断跟踪学科理论前沿，不断提升医院和专业技术人员自身水平，以适应医学科技发展的需要。

三、科学研究功能

医院是服务于人民群众疾病诊疗的主要实践场所，因此医疗技术人员最清楚疾病的分布状态、疑难程度和面临的医学难题，一般来说，医院专业技术人员的学历层次高，博士、硕士等人才集中，具有很强的科技创新能力，能够结合临床问题进行科学探究，因此医院被赋予了推动医学科研和实践探索的重要功能。医院与医学科研院所相比，具有更丰富的临床病历资源，更容易发现问题和解决问题。

四、应急与社会健康服务功能

医院除了日常的疾病诊治工作外，还承担着公共卫生事件的应急处理，医院既是防治相关疾病的主阵地，又是参与预防的重要力量。在应对大规模的自然灾害对人民群众造成的重大健康影响时，医院在上级卫生部门的统一调度下，有义务参加社会卫生救援活动。

五、健康教育功能

医院不仅诊治病人，更要进行预防保健工作，成为人民群众健康保健的服务中心。在人人享有卫生保健的时代，各级医院要发挥预防保健功能，开展健康教育和健康促进工作，普及卫生知识，指导基层医院和人民群众做好计划生育工作、健康咨询和疾病普查工作，提高公民的健康生活行为和加强自我保健意识，提高生活质量等，为社会提供全面的医疗卫生保健服务。

第四节　医院的性质

一、医院的公益性

公立医院是我国医疗服务体系的主体。2021年6月，国务院办公厅公开发布《关于推动公立医院高质量发展的意见》，为公立医院的高质量发展提出总体要求。意见指出，要把深化以公益性为导向的公立医院改革、推进公立医院高质量发展作为深化医改的重中之重，全力推进各项改革举措的系统集成、落地见效。2023年，全国卫生健康体改工作会议强调，要推进以公益性为导向的公立医院改革，坚持以人民健康为中心，促进"三医"协同发展和治理，推进以公益性为导向的公立医院改革，促进优质医疗资源扩容和区域均衡布局，发展壮大医疗卫生队伍，创新医防协同、医防融合机制，进一步完善医疗卫生服务体系，加快构建有序的就医和诊疗新格局。

所谓公益，就是公共利益，全体人民的利益，是个人或组织为社会大众提供的公共产品。延展到公立医院上，可以理解为医院为人民群众提供基本医疗服务，满足人民健康需要的服务。公立医院是政府举办的医疗机构，代表党和政府履行保障人民身心健康的责任和义务，必须接受党和政府的领导，理应纳入医疗机构治理体系，承担救死扶伤、治病救人、疾病预防、健康教育等责任和义务。

党的十八大以来，将人民群众健康列为国计民生的重要内容。2016年在全国卫生与健康大会上，习近平总书记强调要坚持基本医疗卫生事业的公益性，不断完善制度、扩展服务、提高质量，让广大人民群众享有公平可及、系统连续的预防、治疗、康复、健康促进等健康服务。党的十九大报告中作出了实施健康中国战略，要完善国民健康政策，为人民群众提供全方位全周期健康服务；深化医药卫生体制改革，全面建立中国特色基本医疗卫生制度、医疗保障制度和优质高效的医疗卫生服务体系；健全现代医院管理制度，加强基层医疗卫生服务体系和全科医生队伍建设；全面取消以药养医，健全药品供应保障制度；坚持预防为主，深入开展爱国卫生运动，倡导健康文明的生活方式，预防控制重大疾病等重要指示。在这个过程中，2016年10月，中共中央、国务院印发了《"健康中国2030"规划纲要》。2019年7月国务院印发了《关于实施健康中国行动的意见》，并随后印发了《健康中国行动（2019—2030年）》《健康中国行动组织实施和考核方案》。这些健康政策和行动体现了党和政府对人民群众健康的关心，是确保卫生事业公益性的重要基础。

二、医院公益性的特征

公益性是我国医疗机构的基本属性，以社会效益为最高准则，具体表现在以下几个方面。

（1）公平可及性。医院具有追求与保证人的生命与安全的特征，因实行救死扶伤的人道主义精神而具有"自然公益性"的特点，同时，公民的生命与健康也是宪法所赋予的权利。公立医院作为政府举办的医疗机构，面向全体公民，也是个人福祉的基础，故每个社会公民都有权利享受公平、可及的医疗服务，不具有因个人身份和地位而区别特殊的权利。

（2）非盈利性。它不以盈利、追求利润为目的，医疗收入用于弥补医疗服务成本，实际运营中的收支结余只能用于自身的发展、改善医疗条件、引进先进技术、开展新的医疗服务项目等。从经济学的角度，医院服务价格应该是成本运行，不得有利润产出。

（3）社会生产性。医院提供的是一种医疗公共产品，具有一定的生产性，产品是医疗服务。它利用先进的医疗科学技术，通过卫生专业技术人员和后勤管理人员的协作分工，运用先进的医疗器械、材料、药品等生产资料，以物化活动和活的劳动服务方式，为患者提供无形劳动产品，生产和消费同时发生，使病人获得预防、保健、医疗、康复等医疗产品成果，保护社会生产力与再生产活动。

从目前公立医院的运行来看，虽然国家定位医院为公益性医院，但在实践运行中出现与公益性特征不一致的结果。首先，公立医院突破了盈利性的特征，开展市场化医疗经济服务，没有严格实行成本经营。大部分医院都是盈利的，也就是说是有利润的，这些利润一部分成为医院职工工资性支出、医院规模建设发展、先进医疗技术开展、教学科研投入等的资金来源，另一部分成为职工奖励性支出的来源。其中的影响因素很多，不同的卫生专家针对目前医院公益性性质执行中存在的问题，分析了深层次的原因，并给出了不同的改革路径和政策设计。目前，此事已经引起国家重视，提出了推进以公益性为导向的公立医院改革的改革方案和措施。

第五节　医院管理

一、医院管理的内涵

管理学是研究管理规律、探讨管理方法、建构管理模式、取得最大管理效益的学科。对于管理的概念，中外管理学家从不同的角度进行了阐述和定义。

我国传统文化中对管理的解释也从不同的角度进行了阐释。从中文词源看，"管理"的含义是分而言之的。"管"字原意为钥匙，《周礼》有"司门掌授管键、以启闭国门"。《左传·僖公三十二年》记载"郑人使我掌其北门之管"。"管"既包含疏通、引导、打开之意，又包含限制、约束、闭合之意。"理"字本义为顺玉之纹而剖析，《韩非子·和氏》记载"王乃使玉理其璞"。"理"代表事物的道理、发展的规律，包含合理、顺理的意思。

西方管理科学管理之父弗雷德里克·泰勒认为"管理就是确切地知道你要别人干什么，并用最好的方法去干"。美国著名管理学家彼得·杜拉克认为"管理是任务、管理是纪律，但管理也是人"。法国著名管理学家亨利·法约尔认为"管理就是计划、组织、指挥、协调和控制"。美国管理学家赫伯特·西蒙认为"管理就是决策"。

因此，综合中外从不同角度对管理学的定义和阐释，管理的基本含义就是"管辖""治理"，是一定的社会组织为了实现自己的工作目标，充分调动人、财、物、信息等内部资源和外部公共与社会资源，用科学的领导管理体制和运行机制，有效地进行战略规划、科学决策、任务组织、质量控制等，以最理想的效率和质量达到既定计划目标效益、效能的过程。

医院管理是医院运用医院管理学的基本原理和运行规律，认真贯彻落实党的卫生工作方针和推进健康中国建设决策部署，根据各级政府颁布的卫生政策和提出的工作要求，依据医院管理章程，对医院内部的人、财、物、信息、时间等资源进行统筹，用科学的管理体制和运行机制，保证和持续提升医院管理效率、效能和质量，满足人民群众防病治病等健康需要，为社会主义现代化建设服务的一系列实践行为。

随着现代医院的发展，医院管理的对象要素主要有医院机构设置与床位编制、医院管理体制机制、医院医疗质量管理、医院干部与人力资源管理、医院教学科研管理、医院财务与审计管理、医院资产管理、医院后勤保障管理、医院安全管理、医院党建与思想政治工作、医院文化建设、医院社会化服务等内容，这些内容构成了医院管理理论研究与实践要素，每个要素都有自己的特点、工作范围和内容、工作规律和工作要求，而且要素之间相互影响、相互促进，决定了医院管理的质量和水平，直接影响着医院的发展。因此，用医院管理学的专业理论研究和指导医院管理实践具有重要的意义。

二、我国公立医院管理现状与问题

（一）公立医院现状

公立医院是我国医疗体系的主体。近年来，公立医院改革发展作为深化医药卫生体制改革的重要内容，取得了重大阶段性成效，对持续提升基本医疗卫生服务的公平性和可及性、防控重大疫情、保障人民群众生命安全和身体健康发挥了重要作用。根据2021中国卫生健康统计年鉴数据，截至2020年12月，全国共有注册登记的公立医院11870所，相比过去公立医院的数量有所减少，比2005年的13069所下降了10.1%。公立医院已经到了从"量的积累"转向"质的提升"的关键期。截至2022年年底，全国87.7%的县级医院服务能力达到二级及以上医院水平，国家医学中心和区域医疗中心工作初见成效。目前，我国已设置13个类别的国家医学中心，着力解决影响人民健康的长期性、全局性医学问题；125个国家区域医疗中心建设项目，聚焦解决跨省异地就医问题；100个省级区域医疗中心建设项目，推动省域地市的重点疾病诊疗水平与省会城市的差距逐步缩小。

（二）公立医院管理存在的问题

从公立医院发展现状看，除了省级区域医疗中心和少部分规模较大的医院外，普遍存在着制约发展的实际问题。

一是公立医院的公益性面临严峻挑战。医院的公益性和市场化运行界限不清，20世纪90年代后，随着国家医药卫生体制改革的深化，政府的医疗经费向基层转移，逐步减少对公立医院的财政补贴，以至于目前公立医院基本依靠自身盈利收入弥补医疗成本开支和职工工资等经费，以支撑医院的发展。严格意义上来说，医院的公益性特征，是不允许医院盈利的，但如果医院只计算医疗和服务成本，没有医疗经济收益产出，医院就没有足额经费维持医院的运行和发展，甚至无法支付职工工资。所以，医院的公益性只能停留在为全体公民提供平等医疗服务的层面。医院必须靠市场化的运行，才能维持正常运行和发展。但医疗市场化，无形之中就会出现追求经济效益的现象，绩效考核以经济指标为主，促成专业技术人员的一些过度医疗行为。有专家认为，市场化竞争使医院把追逐利益放在第一位，改革思路在某些方面违背了社会和经济发展的客观规律，尤其是将全面市场化的改革手段用于已被理论和实践证明行不通的医疗卫生领域。因此，必须通过国家和各级政府深入推进医药卫生体制改革，从根本上予以解决，否则医院的公益性难以得到充分保障。

二是公立医院的战略规划和内部质量控制缺少科学性。近几年，公立医院发展迅猛，纷纷进行规模扩张，扩建病房和床位；或者建立分院区，兼并一些运行不良的地方医院或者民营医院。虽然规模和床位扩张客观上增强了医疗服务能力，但在医疗服务质量上，由于管理体制和运行机制、专业技术人员配备跟不上等多方面的原因，医院的发展并没有质的提升。在内部管理上，公立医院在发展的顶层设计和运行的制度保障方面，缺乏科学的医疗质量、服务质量等控制评价体系，或者有了一定的控制体系但执行过程不到位，暴露了医院人、财、物等内部控制管理质量不高的问题。因此，用控制论的一般理论，以提质增效为指导思想，加强医院的发展战略管理、经济管理、医疗质量管理等是医院提高核心竞争力和内涵建设的必然要求。

三是医院领导效能与现代公立医院发展需要不相适应。2018 年 6 月 25 日，中共中央办公厅印发了《关于加强公立医院党的建设工作的意见》，要求"公立医院要充分发挥公立医院党委的领导作用，公立医院实行党委领导下的院长负责制"。如何积极和正确处理好党委领导和院长负责的关系，也是影响不少公立医院发展和运行的问题。公立医院管理体制、运行机制和监管机制需要强力改革和完善。同时，我国提出逐步形成一支职业化、专业化的医疗机构管理队伍，但目前大部分公立医院的主要领导，主要来自医学专家。医院管理是一门科学，集成了管理学、社会学、经济学等学科的若干思想和理论，由于很多业务出身的院长没有受过医院管理专业的职业化培育，缺乏医院管理知识、方法和技能，在管理过程中容易受到临床科室的管理经验和个人观点的影响，影响医院管理的专业性水平。因此，建立科学完善的医院领导选拔与管理能力培训机制，是提升医院治理效能和医院管理现代化亟待解决的问题。

四是公立医院的服务质量有待提升。公立医院的发展和服务质量虽然有了显著提升，但与社会对医院服务的期望值比较，还有很大的提升空间。社会对医院的服务质量核心问题已经不是"看病贵"，因为随着国家基本医疗保险体制的建立，95% 以上的公民参与了基本医疗保险，大部分医疗费用有医疗保险统筹经费承担。目前，社会对医院服务评价不满意的地方在于，患者到医院诊疗的整个过程几乎是被动的，医患双方的地位不对称、医疗信息不对称，医生占主导地位，一切诊疗检查基本由医生说了算，存在过度医疗的行为，而患者没有发言权，只能默默接受。

（三）公立医院管理的趋势和要求

当前和今后一个时期，我国公立医院的发展处于重要战略机遇期。推动公立医院的改革和高质量发展，最终目标还是要解决群众反映的看病就医的急难愁盼问题。我国《公立医院高质量发展促进行动（2021—2025 年）》提出，"十四五"时期公立医院高质量发展要高举公益性旗帜，坚持新发展理念，以改革创新为动力，以国家医学中心和国家区域医疗中心建设和设置为引领，以学科、人才队伍和信息化建设为支撑，以医疗质量、医疗服务、医学教育、临床科研、医院管理提升为重点，以公立医院高质量发展指数为标尺，实施医院管理提升行动，提升医院内部管理规范化水平，促进我国公立医院医疗服务和管理能力再上新的台阶，明确了公立医院管理的趋势。

从健全现代医院管理制度要求上来看，要着力于以下几个方面。

一是坚持和加强党对公立医院的全面领导，按照医院章程，加强管理人员职业化建设。建立和完善各项管理制度，与时代和社会发展相结合，以适应新时期公立医院发展和管理实际需要。严格落实各岗位工作要求和重点任务，形成分工明确、密切协作、高效运行的管理体系。大力凝练支撑医院高质量发展的先进文化，凝心聚力，增强社会和干部职工对医院的思想认同、行为认同，凝人心聚力量，打造社会知名品牌。

二是提升医院运营管理水平，建立健全全面预算管理、成本管理、预算绩效管理、内部审计机制，规范开展风险评估和内部控制评价，优化医院内部辅助性、支持性服务流程，促进资源有效分配和使用，确保医院管理的科学化、规范化、精细化。

三是强化智慧医院建设，充分利用信息技术提升医院管理的精细化水平，将信息化作为医院基本建设的优先领域，建设电子病历、智慧服务、智慧管理"三位一体"的智慧医院信息系统，提高医疗服务的智慧化、个性化水平，促使线上线下一体化医疗服务模式的形成。建立基于数据循证的医院运营管理决策支持系统、医疗服务系统，提升医院的运行效率和质量。

四是科学进行医疗质量管理，通过大数据对医院病种组合指数、成本产出、医生绩效等进行从定性到定量的评价，提高效率，节约费用。完善医疗质量管理与控制体系，不断提高对医疗质量安全核心制度的认识和落实，推进目标管理，加快公立医院临床路径管理制度建设，发挥医院传统专业优势，积极开创发展新的专业技术，以满足疑难危重疾病的临床诊疗需求为导向，建设临床重点专科群。

五是打造高水平专业人才队伍。加强急需紧缺专业人才的培养，支撑相应高水平临床专科能力的建设。优化专业技术人才队伍结构，形成专科发展互相支撑、专业结构配比合理的人才队伍。加强医院行政管理人才培养，尤其要加强负责医院运营、信息化建设、经济管理等精细化管理人才队伍建设，不断提高管理人员的政治素质、专业能力和管理水平。

六是提高医院管理法治化水平。依法治院是促进医院发展的必然要求，通过法治建设，可以提升医院综合治理能力，增强员工遵纪守法意识，规范和约束医务人员的行为，促进公立医院管理的法治化、制度化、规范化、程序化。以法治引领公立医院的高质量发展，有助于进一步实现医院法治建设与医院改革发展的双向良性循环，进一步增强人民群众看病就医的幸福感、安全感。

七是强化保障能力。探索医院后勤"一站式"服务，建设后勤智能综合管理平台，全面提升后勤管理的精细化和信息化水平。加强医院安防系统建设，提升医院安全秩序管理的法治化、专业化、智能化水平。

第二章　医院领导与人力资源管理

第一节　医院领导体制

　　医院的领导体制是指医院内部的领导结构和领导方式，是医院运营发展、内部治理的基础。

　　我国的医院管理体制经历过多种变化。1982年卫生部颁布的《全国医院工作条例》规定医院实行党委领导下的院长负责制，这是扩大医院自主权、改变医疗机构内党政不分现象的重要尝试，强化了以院长为首的行政管理和指挥系统，并在相当长的时期内延续了这个体制，随着改革开放和我国经济社会的发展，我国不断完善和加大了对医院管理和治理体系的措施。特别是党的十八大以来，国家治理现代化能力不断增强，2016年8月19日至20日全国卫生与健康大会在北京召开，会议提出了一系列健康卫生工作的新思想、新任务、新思路。

　　2017年，国务院办公厅颁布《关于建立现代医院管理制度的指导意见》（以下简称意见），指出现代医院管理制度是中国特色基本医疗卫生制度的重要组成部分。该意见指出，为深入贯彻治国理政新理念新思想新战略，要坚持党的领导，坚持正确的卫生与健康工作方针，坚持中国特色卫生与健康发展道路，不断提高医疗服务质量，努力实现社会效益与运行效率的有机统一，充分调动医务人员积极性，实行民主管理和科学决策，强化公立医院引领带动作用，完善多元办医格局，加快医疗服务供给侧结构性改革，实现医院治理体系和治理能力现代化，为推进健康中国建设奠定坚实基础。

　　在医院管理制度方面，该意见提出了以下要求，一是医院要以章程为统领，建立健全内部管理机构、管理制度、议事规则、办事程序等，规范内部治理结构和权力运行规则，提高医院运行效率。制定公立医院章程时，要明确党组织在医院内部治理结构中的地位和作用。二是健全医院决策机制。该意见指出，院长全面负责医疗、教学、科研、行政管理工作。院长办公会议是公立医院行政、业务议事决策机构，对讨论研究的事项做出决定。在决策程序上，公立医院发展规划以及涉及医务人员切身利益的重要问题，要经医院党组织会议研究讨论同意，这就从领导体制上强化了党的领导。三是健全民主管理制度。健全以职工代表大会为基本形式的民主管理制度。工会依法组织职工参与医院的民主决策、民主管理和民主监督，以推进院务公开，落实职工群众的知情权、参与权、表达权、监督权。

该意见还专门提出了要加强党的建设，充分发挥公立医院党委的领导核心作用。公立医院党委要抓好对医院工作的政治、思想和组织领导，把方向、管大局、保落实。把方向，主要是全面贯彻执行党的路线方针政策，引导和监督医院遵守国家法律法规，维护各方合法权益，确保医院改革发展的正确方向。管大局，主要是坚持在大局下行动，谋全局、议大事、抓重点，统筹推进医院改革发展、医疗服务、医德医风等各项工作，努力建设患者放心、人民满意的现代医院。保落实，主要是管干部聚人才、建班子带队伍、抓基层打基础，讨论决定医院内部组织机构的设置及其负责人的选拔任用，领导精神文明建设和思想政治工作，领导群团组织和职工代表大会，做好知识分子工作和统一战线工作，加强党风廉政建设，确保党的路线方针政策落到实处。为此，该意见指出要全面加强公立医院基层党建工作。坚持把公立医院党的建设与现代医院管理制度建设紧密结合，同步规划，同步推进。加强和完善党建工作领导体制和工作机制，合理设置医院党建工作机构，配齐配强党建工作力量，建立科学有效的党建工作考核评价体系，推进党组织和党的工作全覆盖，建立健全医院基层党组织，坚持把党组织活动与业务工作有机融合，积极推进活动创新、思想政治工作内容和载体创新。

2018年6月，中共中央办公厅印发了《关于加强公立医院党的建设工作的意见》，专门就公立医院党组织的作用和党的建设工作明确了有关要求。该意见指出，公立医院实行党委领导下的院长负责制，党委等院级党组织发挥把方向、管大局、作决策、促改革、保落实的领导作用，实行集体领导和个人分工负责相结合的制度。凡属重大问题都要按照集体领导、民主集中、个别酝酿、会议决定的原则，由党委集体讨论，作出决定，并按照分工抓好组织实施，支持院长依法依规独立负责地行使职权。院长在医院党委领导下，全面负责医院医疗、教学、科研、行政管理工作。该意见要求把党建工作写入医院章程，明确党组织的设置形式、地位作用、职责权限和党务工作机构、经费保障等内容要求，明确党委研究讨论医院重大问题的机制，把党的领导融入医院治理各环节，使党建工作得到充分体现，这意味着现代医院管理制度迈出了新的一步。

该意见要求健全医院党委与行政领导班子议事决策制度，明确党委会议由党委书记召集并主持，研究和决定医院重大问题，不是党委委员的院长、副院长可列席党委会议。院长办公会议是医院行政、业务议事决策机构，由院长召集并主持。重要行政、业务工作应先由院长办公会议讨论通过，再由党委会议研究决定。健全医院党委会议、院长办公会议等议事决策规则，明确各自决策事项和范围，不得以党政联席会议代替党委会议。

坚持科学决策、民主决策、依法决策，坚决防止个人或少数人说了算。重大问题在提交会议前，党委书记和院长要充分沟通、取得共识。加强党务、院务公开，强化民主管理和民主监督。

公立医院的党委职责，主要包括以下几个方面。

（1）贯彻落实党的基本理论、基本路线、基本方略，贯彻落实党的卫生与健康工作方针，贯彻落实深化医药卫生体制改革的政策措施，坚持公立医院的公益性，确保医院改革发展的正确方向。

（2）依照有关规定讨论和决定医院改革发展、财务预决算、内部组织机构设置以及涉及医务人员权益保障等的重大问题。

（3）坚持党管干部原则，按照干部管理权限领导医院干部的选拔任用工作，认真做好离退休干部工作。

（4）坚持党管人才原则，讨论决定医院人才工作的政策措施，创新用人机制，优化人才成长环境。

（5）做好思想政治、意识形态和宣传工作，开展社会主义核心价值观教育，弘扬崇高精神，加强医德医风、精神文明和医院文化建设。

（6）完善医院党组织设置和工作机制，提升组织力，增强政治功能，严格党的组织生活，扩大党内基层民主，抓好发展党员和党员教育管理监督服务工作。

（7）履行全面从严治党主体责任，支持纪检机构履行监督责任，加强医院党风廉政建设和反腐败工作。

（8）全面落实党的统一战线方针政策，做好统战工作。

（9）领导和支持工会、共青团等组织和职工代表大会开展工作。

第二节 医院领导班子

一、医院领导班子设置

中共中央办公厅颁布的《关于加强公立医院党的建设工作的意见》，对加强公立医院领导班子、干部队伍和人才队伍建设提出了要求。该意见指出，根据《事业单位领导人员管理暂行规定》《公立医院领导人员管理暂行办法》，按照干部管理权限和政治强、促改革、懂业务、善管理、敢担当、作风正的标准，选优配强医院党政领导班子成员。要推动落实公立医院领导人员任期制和任期目标责任制，完善领导人员交流制度。医院领导人员要确保把主要精力和时间用于医院管理，允许实行院长聘任制，推进职业化建设。

（1）党委书记和院长要具有胜任岗位职责所必需的专业知识和职业素养，熟悉医疗卫生行业发展情况和相关政策法规，具有先进的医院管理理念和实践经验，符合深化医药卫生体制改革和健全现代医院管理制度的需要。

（2）二级及以上的公立医院、设党委的公立医院，应实行党委书记、院长分设，其他公立医院根据规模大小等实际情况宜兼则兼、宜分则分。党委书记和院长分设的，院长是中共党员的同时担任党委副书记；党委书记和院长由一人担任的，可设立专职副书记，专心专责抓党建。党委班子成员应当按照章程进入医院管理层，医院管理层中的党员成员一般应进入医院党委班子。

（3）在医院领导体制中，院长是医院的行政领导，负责全面管理和运营医院。副院长则协助院长分管各项管理工作，包括但不限于医疗管理、护理管理、行政管理、后勤管理等方面的工作。副院长需要制订相应的工作计划和策略，确保医院各项工作的顺利开展和完成。例如，在医疗管理方面，副院长可以制定医疗质量管理制度和标准，监督医疗人员的执业行为和服务质量；在护理管理方面，可以制订护理工作计划和流程，确保患者得到优质的护理服务；在行政管理方面，可以制定人事管理制度和流程，确保员工招聘、培训、考核和晋升的顺利进行；在后勤管理方面，可以制定物资采购和库存管理制度，确保医院物资的充足和合理使用。在实际工作中，副院长还需要积极协调各个部门之间的工作，加强沟通和协作，确保医院各项工作的顺利进行，确保医院的正常运转和医疗质量的提高。

二、领导人员基本条件和要求

我国 2017 年 1 月颁布施行的由中共中央办公厅颁布的《公立医院领导人员管理暂行办法》，对加强和改进公立医院领导人员管理，完善选拔任用和管理监督机制，建设一支符合好干部标准的高素质领导人员队伍等环节做出具体规定，为建设符合好干部标准的高素质领导人员队伍提供制度支撑。

公立医院领导人员应具备以下基本条件。

（1）具有较高的思想政治素质，重视政治理论学习，坚持习近平新时代中国特色社会主义思想，坚定共产主义远大理想和中国特色社会主义共同理想，坚持为人民健康服务的方向，认真贯彻卫生与健康工作方针，自觉履行公立医院的政治责任和社会责任。

（2）具有胜任岗位职责所必需的专业知识和职业素养，熟悉医疗卫生行业发展情况和相关政策法规，有先进的医院管理理念和实践经验，业界声誉好。

（3）具有较强的组织领导和沟通协调能力，自觉贯彻执行民主集中制，富有改革创新精神，坚持依法治院、以德治院，善于构建和谐的医患关系。

（4）具有强烈的事业心和责任感，热爱医疗卫生事业，坚持原则，敢于担当，忠于职守，勤勉尽责，能够全身心投入工作，实绩突出。

（5）具有良好的品行修养，带头践行社会主义核心价值观，自觉弘扬"敬佑生命、救死扶伤、甘于奉献、大爱无疆"的职业精神，以人为本，仁心仁术，严于律己，廉洁从业。

公立医院领导人员的基本资格要求有以下几个方面。

（1）一般应当具有大学本科以上文化程度。

（2）具有五年以上医疗卫生工作经历或者其他领域管理工作经历。其中，担任三级医院领导人员的，一般应具有十年以上工作经历。

（3）从副职提任正职的，一般应具有副职岗位两年以上任职经历；从下级正职提任上级副职的，一般应具有下级正职岗位三年以上任职经历。

（4）医院行政领导人员应经过国家认可的医院院长职业化培训。确因特殊情况在提任前未达到培训要求的，应在提任后一年内完成。

（5）具有正常履行职责的身体条件。

（6）符合有关法律法规和行业主管部门规定的其他任职资格要求。

（7）医、药、护、技等专业技术人员直接提任领导人员的，应当具有相应的专业技术职务和一定的管理工作经历。其中：① 提任八级管理岗位领导人员的即科级副职，应当已担任中级专业技术职务。② 提任七级管理岗位领导人员的即科级正职，应当已担任副高级专业技术职务或者五年以上中级专业技术职务。③ 提任五级、六级管理岗位领导人员的即处级领导，应当已担任正高级专业技术职务或者两年以上副高级专业技术职务。④ 提任四级以上管理岗位领导人员的，提任三级医院的院长和分管医疗、科研、教学等相关业务工作的副院长，应当已担任正高级专业技术职务。⑤ 对特别优秀或者工作特殊需要的，可以破格提拔，破格提拔必须从严掌握。

三、领导人员选拔任用

公立医院领导人员选拔任用，应该首选符合党的干部管理相关政策和上级主管部门的相关规定的人员。

医院领导人员一般采取医院内部推选、外部选派、竞争（聘）上岗、公开选拔（聘）等方式进行，也可以探索其他有利于优秀人才脱颖而出的选拔方式。院长和分管医疗、科研、教学等相关业务工作的副院长，一般应从医疗卫生领域选拔。

任用公立医院领导人员，区别不同情况实行选任制、委任制、聘任制。对行政领导人员，加大聘任制推行力度。在条件成熟的医院，可以对行政领导人员全部实行聘任制。通过公开选拔（聘）等方式产生的领导人员，一般应当实行聘任制。提任非选举产生的领导人员的，实行任职试用期制度，试用期一般为一年。公立医院领导人员一般应实行任期制。行政领导人员每个任期一般为三至五年。党组织领导人员的任期，按照党内有关规定执行。领导人员在同一岗位连续任职一般不超过十年。工作特殊需要的，按照干部管理权限经批准后可以延长任职年限。

院长和党组织书记任职后，一般由主管机关（部门）与其签订任期目标责任书。主管机关（部门）可以授权院长与其行政副职签订任期目标责任书。对公立医院领导班子和领导人员实行年度考核和任期考核。考核评价应当以任期目标为依据，以日常管理为基础，以公益性为导向，注重工作实绩和社会效益，注意与公立医院绩效评价工作相衔接，防止逐利倾向。坚持党建工作与业务工作同步考核，实行抓党建述职评议考核制度，可以与年度考核等结合进行，重点了解医院党组织履行抓党建主体责任、党组织书记履行抓党建第一责任人职责、领导班子其他成员履行职责范围内党建责任等情况。领导班子年度考核和任期考核的评价等次，分为优秀、良好、一般、较差。领导人员年度考核和任期考核的评价等次，分为优秀、合格、基本合格、不合格。考核评价结果应当以适当方式向领导班子和领导人员反馈，并作为领导班子建设和领导人员选拔任用、培养教育、管理监督、激励约束等的重要依据。

领导人员应当确保主要精力和时间用于医院管理工作，鼓励支持其专职从事医院管理。完善领导人员收入分配办法，建立符合医疗卫生行业特点、体现以增加知识价值为导向的薪酬制度。结合考核情况合理确定绩效工资水平，使其收入与履职情况和医院发展相联系，与本院职工的平均收入保持合理水平。严禁将领导人员收入与医院经济收入直接挂钩。

四、落实党委领导下的院长负责制

2021年6月，国务院办公厅印发《关于推动公立医院高质量发展的意见》，再次强调坚持和加强党对公立医院的全面领导，全面执行和落实党委领导下的院长负责制。

实行党委领导下的院长负责制，是加强党的全面领导的必然要求，也是推动公立医院和卫生健康事业高质量发展的组织和制度保障。首先，它进一步明确了医院党委的职责，理清了书记与院长的权责，界定了医院党委会议、院长办公会议议事决策范围和规则等，有效解决了"谁来决策""决策什么""怎样决策"的问题。其次，党委领导下的院长负责制进一步坚持贯彻民主集中制重要原则，增强了党委议事决策的原则性、规范性、约束性和严肃性，有利于强化决策责任，规范决策行为，减少决策失误，提高决策水平和领导能力。再次，党委领导下的院长负责制通过强化思想引领、政治引领，有力拓展了党的组织覆盖和工作覆盖，推动党建、业务深度融合，把党的领导有效融入医院治理全方面各环节，使党委"把方向、管大局、作决策、促改革、保落实"领导作用充分发挥，也为加强公立医院党的建设和健全完善现代医院管理制度提供了根本遵循，注入了强大动力，持续推动党委领导下的院长负责制提质增效，将制度优势转化为医院治理效能和发展优势。

在领导体制的执行上，要把握以下几个重点。

一是健全制度机制，优化顶层设计。全面贯彻落实党委领导下的院长负责制，构建党委统一领导、党政分工合作、协调运行的工作机制，并将其纳入医院章程，作为医院的根本制度。不断健全完善党委会、院长办公会议事规则，明晰议事决策事项清单，全面厘清党委会、院长办公会的议事范围、边界职责，确保"三重一大"事项由党委集体讨论、研究决定。严格规范议事决策程序，严把确定议题、事前论证、提前通知、充分酝酿、民主讨论、会议表决、决策实施、跟踪督办八个环节，不漏一关，不少一步。建立科室核心组及党支部参与科室重大问题决策工作制度，明确核心组是科室议事、决策机构，党支部参与科室重大问题决策，推动和监督科室核心组决策事项落实，进一步推动民主决策、科学决策向院、科两级不断延伸。

二是健全决策论证机制，确保科学规范。为了确保党政决策科学民主、严谨规范，医院着力抓多方参与，凝聚集体智慧与合力。健全、完善会前论证和前置审核机制，对拟研究讨论的重要事项，相关科室必须开展调查研究、评估论证及合法合规性审查。建立涵盖医教研管各个方面的专业委员会，专业性技术性较强的事项，充分听取专业委员会意见，由专家集体论证评估，形成书面台账。发挥科室核心组作用，凡属科室重大事项均由核心组集体讨论决定，核心组成员签字确认。党支部书记不担任科室负责人的，应充分听取党支部意见。所有议题均需提供会前论证支持性材料，提前提请审核后方可上会，有力提升了决策透明度以及管理的科学化、规范化水平。

三是健全沟通协商机制，提高议事效率。建立健全党委书记、纪委书记与院长定期沟通机制、班子成员沟通机制以及职能部门横向协作沟通机制。每周召开书记、院长沟通会，对拟研究决定事项进行会前沟通、讨论酝酿、形成共识，意见不一致的，暂缓上会。党委办公室、院长办公室提前1日将会议议题及相关材料送达班子成员，促进会议高效决策。议题主责部门与涉及的相关部门在会前应充分沟通，共同参会汇报。高效顺畅的沟通协调机制不仅有效避免了会前沟通不充分、会上讨论不彻底以及议而不透、议而不决等问题，也促进了班子之间、部门之间的横向协作。

四是健全监督制约机制，确保决策落地。针对有的制度、决策在执行过程中存在重布置、轻落实，重结果、轻过程的问题，建立健全从会前论证、上会决策到督办落实的全流程闭环管理体系，确保党委决策部署落地见效。一方面，加强决策督办，主要负责监督部门明确制定完成计划，列出"时间表"和"任务图"，党委办公室和院长办公室分别建立议题台账，专人负责定期跟踪执行进度，每季度向党政班子集体汇报。另一方面，加强监督问效。医院纪委围绕决策事项开展主动监督、靠前监督，重点检查"一把手"和领导班子用权情况以及党委决策部署落地执行情况，确保各项决议一件件、一项项落实到位、推进到位。

总之，通过贯通高标准"谋"、高质量"议"、高效率"决"、高要求"抓"，有效破解党委领导作用发挥不充分、不到位的问题，不仅有效提升了议事质量，也有力提升了党政班子的决策力、领导力和广大干部职工的执行力、行动力，医院上下形成一种意见贯彻到底、一致行动落实到底的良好局面。

第三节 医院人力资源管理概述

医院人力资源管理指的是在医院组织内部，按照国家和行业管理有关制度，尊重人的发展权益，通过各种手段和方法，对医务人员及非医务人员进行有效的招聘与选拔、培训与发展、绩效管理、薪酬福利管理、员工关系维护、法规遵从、职业规划以及人才库建设等，以确保医院的人力资源配置最优化，使用有效化，从而提高医院的运营效率和服务质量。医院人力资源管理是一个复杂而重要的系统工程，是医院运营和管理的重要环节之一，只有全面而系统地开展这些工作，才能确保医院的人力资源得到最优化配置，提高医院的运营效率和服务质量，实现医院的可持续发展，提高医院的核心竞争力。

一、人力资源管理的重要性

人力资源管理在组织中的重要性体现在以下几个方面。

（1）优化人才配置：通过合理配置人力资源，确保拥有适应性强、技能匹配度高的员工，提高工作效率和质量。

（2）考核员工绩效：通过员工绩效评估和奖励机制，激励员工追求卓越绩效，提高个人和团队的工作效能。

（3）培养核心竞争力：通过培训和发展计划，提升员工的专业技能和综合素质，从而增强组织的核心竞争力。

（4）促进员工发展：提供良好的职业发展和晋升机会，激励员工持续发展个人能力，提高员工的职业满意度。

（5）增强员工归属感：良好的员工关系管理可以增强员工的归属感，提高员工的凝聚力和团队合作精神。

（6）适应组织变革：人力资源管理可以帮助组织应对外部环境的变化，快速调整人力资源配置，适应组织的发展需求。

二、人力资源管理的挑战和发展趋势

当前，人力资源管理面临着一些挑战和变革。

（1）全球化竞争：全球化的背景下，单位需要具备全球视野和跨文化管理能力，才能在激烈的竞争中立于不败之地。

（2）技术创新：信息技术的发展为人力资源管理带来了更多的机遇和挑战，如人力资源信息系统、在线招聘等的出现。

（3）知识经济：知识经济的发展要求单位具备建设学习型组织的能力，重视员工的知识管理和知识共享。

（4）灵活用工：灵活用工模式的出现给企业提供了更多的选择，同时也要求人力资源管理更加关注灵活用工和合规管理。

（5）多元化管理：多元化的员工群体要求人力资源管理具备包容性和多元化的管理能力，促进员工多元化的发展和融合。

（6）人工智能：人工智能技术的发展将对传统的人力资源管理模式带来颠覆和革新，需要人力资源管理与时俱进并适应新技术的应用。

通过科学的人力资源管理，医院能够吸引、培养和激励优秀的人才，形成良好的组织氛围和文化，为实现组织战略目标提供有力的支持。因此，公立医院应高度重视、不断完善人力资源管理方法和策略，与时俱进地应对人力资源管理的发展挑战。

第四节　医院人力资源发展规划

在现代医院管理体系中，人力资源规划被视为医院人力资源管理的基石。这一复杂而又关键的过程，关乎医院的整体运营效率、医疗服务质量以及长远发展潜力。它不仅仅是对医护人员数量的简单盘点，更是对医院未来战略定位和业务需求深度剖析后的精准资源配置。

在这个充满挑战和变革的时代，医院作为社会重要的公共服务机构，其面临的内、外部环境都在不断变化。从患者需求的多样化，到医疗技术的日新月异，再到政策法规的更新调整，每个因素都在影响着医院的发展方向和运营模式。医院人力资源规划的任务，就是要在这样一个动态变化的背景下，找到一种既能满足当前需求，又能适应未来发展的方法。

这个过程首先从对医院人力资源需求的全面分析开始。这种分析不是孤立的，而是与医院的发展战略紧密相连。医院需要什么样的医生、护士？需要多少药学、检验、影像等专业技术人员？这些问题不能凭空想象，而必须基于医院对患者需求、服务质量、运营效率等多方面进行综合考量。例如，一家以心血管专科为特色的医院，在规划人力资源时，就需要更多地考虑心内科医生、心外科医生、心血管介入专家等相关专业人员的配置。

通过对历史数据的深入挖掘和对未来趋势的科学判断，医院能够预见自身人力资源的供需变化。这种预测不仅包括人员数量的增减，还涉及人员结构、专业能力、年龄分布等多方面的变化。例如，随着人口老龄化趋势的加剧，老年病科、康复科等科室的需求可能会增加，这就要求医院在人力资源规划时提前做出相应的调整和准备。

在细致的需求分析和科学的预测基础上，医院可以着手制订全面的人力资源计划。这个计划是一个系统性的蓝图，它涵盖了医院在招聘、培训、绩效管理、薪酬激励、职业发展等各个环节的策略和措施。每一个环节都紧密相扣，共同构成了一个完整的人力资源管理体系。例如，在招聘环节，医院需要考虑如何通过有效的渠道吸引和筛选到合适的候选人；在培训环节，医院需要设计符合员工职业发展需求的课程体系，提升他们的专业能力和职业素养；在绩效管理环节，医院需要建立公平、公正、激励相容的考核机制，激发员工的工作积极性和创新精神。

当然，任何规划都不是一成不变的。医院人力资源规划也需要在实际执行过程中不断进行评估和调整。这种评估和调整是基于对医院运营情况的实时监控和对内外部环境变化的持续跟踪。通过定期的人力资源审计、员工满意度调查、医疗服务质量评估等手段，医院可以及时发现规划执行中存在的问题和不足，然后有针对性地进行优化和改进。例如，如果医院发现某个科室的人员流失率异常高，那么就需要深入分析原因，是薪资待遇不合理，还是工作环境不佳，或者是职业发展机会有限？找到问题的根源后，医院就可以及时调整相关的人力资源策略，以解决这个问题。

医院人力资源规划是一个既复杂又关键的管理过程。它需要医院从战略高度出发，全面分析自身的人力资源需求，科学预测未来的供需变化，然后制订全面、系统、灵活的人力资源计划。通过这个过程，医院不仅能够提升自身的运营效率和服务质量，还能够为员工的职业发展提供更好的平台和机会。这也是医院实现可持续发展、构建和谐社会的重要保障。

第五节　医院人才招聘与选拔

在医院这个特殊的组织中，人力资源的管理显得尤为关键，它关乎医疗服务的质量、效率以及患者的满意度。而整个人力资源管理体系中，招聘与选拔环节又占据着举足轻重的地位。它不仅是医院吸引和汇聚优秀人才的重要途径，更是确保医院各项工作得以顺利开展的前提和保障。

医院的招聘工作，从来都不是一件简单的事情。它需要从医院的实际情况出发，结合医院的发展战略和业务需求，制订出科学、合理的招聘计划。这个计划不仅包括要招聘的职位、人数，还要有明确的招聘时间表，确保招聘工作能够有条不紊地进行。这样，医院才能在激烈的人才竞争中占得先机，吸引那些真正符合医院需求的优秀人才。

当然，有了好的招聘计划，还需要有有效的招聘渠道来加以实施。医院可以通过多种方式来发布招聘信息，如医院官网、社交媒体、招聘网站等。这些渠道各有优势，可以相互补充，共同构成一个全方位的招聘网络。通过这些渠道，医院可以将自己的招聘信息准确地传达给目标人群，提高招聘的效率和效果。

在招聘信息发布出去之后，医院就会收到大量的应聘简历。这时候，如何快速准确地筛选出那些真正符合职位要求的候选人，就显得尤为重要。简历筛选是一个既考验眼力又考验经验的工作。它需要招聘者根据职位的要求，对每份简历进行仔细评估，从中挑选出那些最有可能胜任职位的候选人。这个过程虽然烦琐，但却是确保招聘质量的关键环节。

筛选出合适的候选人后，下一步就是进行笔试、面试和评估了。笔试主要是考察候选人基本业务知识、专业技能的水平，笔试往往能较为真实地反映候选人的专业水平和能力，考试的方式也比较公正和公平；面试是医院与应聘者直接接触的环节，也是双方相互了解、相互选择的过程。在面试中，医院不仅要对应聘者的专业知识、技能、经验进行全面的考察，还要对应聘者的性格特点、价值观、职业规划等方面进行深入的了解。这样，医院才能确保自己招聘到的人才不仅具备胜任职位的能力，还能够与医院的文化和价值观相契合。

面试过后，医院就需要根据面试的结果以及基于其他方面的考虑，做出最终的录用决定。这个过程同样需要谨慎和公正。医院需要综合考虑应聘者的各方面表现，以及职位的需求和医院的实际情况，做出最符合医院利益的决定。医院也要确保整个招聘过程的公平性和透明度，避免出现任何形式的不公和歧视。

一旦做出了录用决定，医院就需要及时通知应聘者，并开始办理入职手续。入职手续的办理需要严格按照医院的规定和流程来进行，确保新员工的入职过程顺利、有序。医院还要为新员工提供必要的培训和指导，帮助他们尽快熟悉医院的环境和工作流程，进入角色。

医院的招聘与选拔工作是一个系统性、复杂性的过程。它需要医院从制订招聘计划开始，一步步地推进到发布招聘信息、简历筛选、面试评估以及最终的录用入职等环节。每个环节都需要医院投入大量的人力和物力，都需要医院工作人员以高度的责任心和敬业精神来加以对待。这样，医院才能确保自己招聘到的人才真正符合医院的需求和期望，才能为医院的发展提供源源不断的人才支持。

我们也应该看到，医院的招聘与选拔工作并不是一成不变的。随着医疗技术的不断发展和医疗市场的不断变化，医院的人力资源需求也在不断发生变化。这就要求医院在招聘与选拔工作中要与时俱进，不断地创新和改进。这样，医院才能在激烈的人才竞争中立于不败之地，实现自己的发展战略和目标。

医院招聘要拓展渠道，主动招才。随着现代医院的发展，医院之间的竞争实际上就是人才竞争、技术竞争。以前那种坐等人才上门的思路和方法已经不符合现代医院发展形势的需要。因此，医院要主动对接高校、科研院所和各大医院，与学术骨干、临床骨干对接，用情感和事业发展条件吸引他们到医院工作。

第六节　医院人才培训与发展

在医院人力资源管理的广阔领域中，培训与发展占据着举足轻重的地位。一个医院要想在激烈的医疗市场竞争中立足，不仅需要高精尖的医疗设备，更需要一支训练有素、专业精湛的医疗团队。因此，对员工的持续培训与发展就成了医院提升核心竞争力的关键所在。

医院在人力资源管理中，首先要做的就是对培训需求进行深入细致的分析。这不仅仅是简单地罗列出需要培训的课程和人员名单，而是要结合医院的发展战略、业务需求和员工的实际情况，进行全面的调研和评估。通过这样的分析，医院能够清晰地了解到哪些员工需要接受哪些培训，以及这些培训应该达到什么样的效果。

在明确了培训需求后，接下来就是要制定一份切实可行的培训计划。这份计划需要涵盖培训的具体内容、时间安排、培训方式等多个方面。例如，对于新入职的员工，需要接受一系列的入职培训，以帮助他们快速熟悉医院的工作环境和业务流程；而对于资深员工，则需要参加更高级别的专业培训或管理培训，以提升他们的专业技能和领导能力。培训计划的制定还需要充分考虑员工的工作安排和学习习惯，以确保培训能够在不影响医院正常运营的前提下顺利进行。

当然，有了好的培训计划并不意味着就能自然而然地取得好的培训效果。培训的实施过程同样至关重要。在这个过程中，医院需要组织专业的培训师和内部导师共同承担培训任务。培训师负责传授专业知识和技能，而内部导师则负责引导员工将所学应用到实际工作中。通过这样的配合，不仅能够确保培训内容的全面性和实用性，还能够大大提高员工的学习积极性和培训效果。

不过，培训并不是一蹴而就的事情。一次成功的培训并不意味着就可以高枕无忧了。医院还需要对培训效果进行持续的评估和改进，这包括收集员工的反馈意见、分析培训成果的应用情况以及根据评估结果对培训计划进行及时的调整和优化。这样，才能确保医院的培训工作能够始终与时俱进，满足员工和医院发展的不断变化的需求。

除了培训之外，员工的个人发展也是医院人力资源管理中不可或缺的一部分。每个人都有自己的职业发展规划和目标，而医院作为员工实现这些目标的重要平台，需要为员工提供足够的晋升机会和发展空间。这不仅可以激发员工的工作热情和创造力，还可以帮助医院培养和留住更多的优秀人才。

为了促进员工的个人成长和职业发展，医院需要建立一套完善的员工发展规划体系。这一体系应该包括员工的职业规划、能力评估、晋升通道等方面。通过职业规划，医院可以帮助员工明确自己的职业目标和发展路径；通过能力评估，医院可以了解员工在专业技能和领导能力方面的优势和不足；而通过晋升通道，医院则可以为员工提供更多的发展机会和平台。

总的来说，医院在人力资源管理中的培训与发展工作是一项系统性、长期性的任务。它需要医院从培训需求分析、培训计划制定、培训实施过程到培训效果评估等各个环节都做好充分的准备和规划。这样，才能确保医院的培训工作能够真正落到实处，为员工的个人成长和医院的持续发展提供有力的支持。通过建立完善的员工发展规划体系，医院还可以进一步激发员工的工作潜能和创造力，为医院未来的发展注入更多的活力和动力。

第七节 医院绩效管理

绩效管理是对人力资源配置合理性、有效性的重要评价参数。本章所说的绩效，不是指医院运行的经济考核绩效。

一、绩效目标与设定

在医院员工绩效管理的宏大体系中，绩效目标的设定占据了举足轻重的地位。它不仅是评价员工工作成果的基准，更是引导员工努力工作、激发其工作潜能的重要工具。为了确保这些目标能够有效地发挥作用，医院在设定过程中必须遵循一系列的原则和方法。

绩效目标需要与医院整体战略紧密结合。医院作为一个复杂的组织系统，其运营和发展都依赖于各个环节之间的协同合作。为员工设定的绩效目标不能是孤立的、片面的，而应该与医院的整体战略目标相呼应。员工在为达成个人绩效目标而努力时，才能同时为医院的整体发展做出贡献。

绩效目标的清晰性和可衡量性也是至关重要的。模糊的目标会让人无所适从，无法形成有效的行动指引；而不可衡量的目标则无法对员工的工作成果进行客观、公正的评价。医院在设定绩效目标时，必须确保这些目标是明确的、具体的、可量化的。这样不仅能够使员工清楚地知道自己的工作方向和标准，也能够为后续的绩效评价提供有力的依据。

目标的合理性也是不容忽视的。一个合理的绩效目标应该既具有挑战性，又能够切实可行。具有挑战性的目标能够激发员工的斗志和进取心，促使他们不断超越自我、追求卓越；而切实可行的目标则能够确保员工在付出努力后实现目标，从而增强他们的自信心和成就感。为了实现这种平衡，医院在设定绩效目标时需要进行充分的调研和分析，了解员工的实际能力和工作条件，确保目标的设定既不会过于轻松也不会过于苛刻。

绩效目标的个性化设置也是现代医院绩效管理中的一个重要趋势。由于医院内不同岗位的工作性质和职责各不相同，因此"一刀切"的绩效目标设定方式显然无法满足所有岗位的需求。为了更真实地反映每位员工的实际贡献，医院需要根据不同岗位的特点和员工的能力、经验等因素，为他们量身定制个性化的绩效目标。这样不仅能够更好地激发员工的工作热情和创造力，也能够使医院的绩效管理更加精细化、人性化。

仅仅设定合理的绩效目标并不能确保绩效管理的成功。随着时间的推移和医院内外部环境的变化，原先设定的绩效目标可能会变得不再适用。医院还需要建立一套完善的机制来对绩效目标进行定期的评估和调整。通过收集和分析员工的反馈意见、工作数据等信息，医院可以及时了解绩效目标的实施情况和存在的问题，并据此对目标进行相应的调整。这样不仅能够确保绩效目标始终与医院的发展需求保持一致，也能够使医院的绩效管理更加灵活。

在医院员工绩效管理中，绩效目标的设定无疑是一个复杂而又关键的环节。它涉及多个方面的因素和考量，需要医院管理者具备全面的视野和深入的洞察力。通过将绩效目标与医院整体战略紧密结合、确保目标的清晰性和可衡量性、注重目标的合理性以及个性化设置，并建立定期的评估和调整机制等措施，医院可以构建一个更加科学、有效的绩效管理体系，从而为提升员工的工作效率和医院的整体竞争力奠定坚实的基础。

在这个过程中，医院不仅需要关注员工的工作成果和贡献，更需要关注他们的成长和发展。因为员工是医院最宝贵的资源之一，他们的进步和成长将直接推动医院的发展和壮大。医院在设定绩效目标时，还应该充分考虑员工的个人发展目标和职业规划，为他们提供更多的学习和发展机会。这样医院才能真正实现员工与医院的共同成长。

二、绩效考核与评价

在医院员工绩效管理中，绩效考核与评价作为其不可或缺的组成部分，显得尤为重要。秉承客观公正的理念，是开展这项工作的根本原则，它确保了绩效考核与评价过程的真实性和可靠性，完全摒弃了任何形式的主观臆断和偏见。这样的考核方式，真实地反映了员工的实际工作表现和贡献。

为了更全面、更精确地评价员工的绩效，多元化的评价策略应运而生。这种策略并不局限于单一的评价方式或工具，而是灵活地采用多种方法，如360度反馈和关键绩效指标（KPI）等，以便从不同的角度和维度对员工的工作进行全面剖析。其中，360度反馈提供了一个全方位的视角，让员工能够获得来自上下级、同事等不同角色的宝贵意见；而KPI则是一种量化的评价工具，它通过设定具体、可衡量的绩效目标，使得评价过程更具客观性和针对性。

不仅如此，合理的考核周期也是确保考核及时性和有效性的关键环节。无论是按季度、半年还是年度进行考核，都能够定期对员工的工作表现进行评估。这样的周期性评估不仅能够及时追踪员工的工作进展，还能在第一时间发现和解决工作中可能存在的问题。通过这种方式，绩效考核与评价不仅能够为员工提供反馈和改进的方向，还能为医院管理层提供宝贵的数据和信息，用于指导医院的战略决策和人力资源规划。

考核并不仅仅是一个单向的评价过程，更重要的是将考核结果反馈给员工，并与员工进行及时的沟通。当员工能够清晰地了解自己的工作表现、优点与不足时，他们就能够更有针对性地制订个人发展计划和改进措施。这种透明的反馈机制不仅能够激发员工的工作积极性和提升个人绩效，还能够增强员工对医院的认同感和忠诚度。毕竟，当员工感受到自己的努力得到了认可和肯定时，他们自然会更加积极地投入工作中。

随着医院规模的不断扩大和竞争的日益激烈，构建一套科学有效的员工绩效管理体系显得尤为迫切。这套体系应该以客观公正为基石，以多元化评价为手段，以定期考核为保障，以结果反馈为驱动。通过这样的绩效管理体系，医院能够更好地激发员工的工作潜力、提升医院的整体工作效率和绩效水平，从而在未来的竞争中立于不败之地。

在此基础上，我们还可以进一步探索和实践其他创新性的绩效管理策略。例如，通过建立激励机制来奖励那些在工作中表现突出的员工，既可以是物质奖励，也可以是晋升机会、培训资源等非物质奖励。这种激励机制能够有效提升员工的工作积极性和满意度，从而形成良性竞争的工作环境。

随着信息化技术的发展，医院也可以借助先进的技术工具来优化绩效管理流程。比如利用大数据分析和人工智能等技术来对海量的工作数据进行分析和处理，帮助管理层更准确地掌握员工的工作表现和发展趋势；同时，通过建立在线绩效考核系统来简化考核流程、提高工作效率、确保数据的准确性和可追溯性等。

通过不断优化和完善医院员工绩效管理体系，打造一个充满活力、积极向上的工作环境。在这样的环境中，每位员工都能得到公正的评价、及时的反馈和充分的激励；医院也能因此吸引更多优秀的人才加入、培养出更多出色的团队、创造出更加辉煌的成绩。这将是一个双赢的局面，不仅有助于员工个人的成长和发展，更能为医院的长远发展和社会医疗卫生事业的进步注入强大的动力。

三、绩效反馈与改进

在现代医院管理中，绩效管理的有效性直接关系到医院的运营品质和员工的工作效率。医院员工的绩效管理，特别是绩效反馈与改进这一核心环节，不仅关乎员工的职业发展，更是医院整体竞争力提升的关键。在这一进程中，构建一套既能及时准确反映员工工作状况，又能激励员工自我完善的绩效反馈体系显得至关重要。

有效的绩效反馈机制应是双向沟通的桥梁，旨在促进管理层与员工之间、员工与员工之间的交流合作。通过定期开展绩效评估面谈，医院可以营造一个开放、坦诚的氛围，使员工能够无所顾忌地分享工作经验和遇到的问题，而管理层则能从中获得宝贵的一手信息，以作为后续决策和改进的依据。这种互动交流不仅能够消除工作中由于信息不对称造成的障碍，还有助于形成一种积极向上、知识共享的团队文化。

绩效反馈的有效性在于其针对性和可操作性。在收集和整理了员工绩效数据后，管理层应当对这些信息进行深入分析，找出影响员工绩效的关键因素。这些因素可能包括个人能力的不足、工作流程的不合理、团队协作的失调等。随后，管理层需要与员工一起，针对这些问题制订切实可行的改进计划，并明确责任分工和时间表。这样做不仅能确保改进措施有的放矢，还能提升员工对改进过程的参与感和归属感。

仅仅依靠反馈和改进计划并不足以保证员工绩效的持续提升。为了满足员工多样化的发展需求，医院还需提供一套个性化的培训和发展方案。基于员工在绩效评估中表现出的长处和不足，医院可以为他们量身打造职业发展规划，包括提供专业进修课程、交叉培训机会以及职业发展咨询等。通过这些措施，医院能够帮助员工提升自身能力，进而实现个人职业目标与医院发展战略的有机结合。

在促进员工个人发展的同时，医院也不能忽视对员工努力的认可和激励。薪酬、晋升以及其他形式的奖励应当与员工的绩效紧密挂钩，以确保激励的公正性和有效性。医院需要设计一套科学合理的薪酬体系，其中既包括基本工资以保障员工基本生活需求，又包含绩效奖金以激励员工追求卓越。通过透明的晋升机制，医院能够为优秀员工提供更广阔的发展空间，从而形成良性循环的人才梯队。

在绩效管理过程中，我们也不可避免地会面对一些绩效表现不尽如人意的员工。对于这些员工，医院应当采取更为细致的关怀和辅导策略，深入了解他们绩效不佳的具体原因。针对不同原因，医院需要提供不同的辅导措施，如技能培训、心理疏导或生活支持等。在此过程中，医院应保持足够的耐心和信心，相信每个员工都有潜力和愿望改进自己的工作表现。

除了对个别员工的关注和辅导外，医院还需从宏观层面审视绩效管理体系的整体运作效果，这包括对绩效管理流程的定期审查和更新、对员工满意度和流失率的监控以及对外部市场环境和行业动态的敏锐洞察。通过不断调整和完善绩效管理体系，医院能够确保其与时俱进地适应内外部环境的变化，从而为医院的长期稳健发展提供坚实保障。

医院员工绩效管理的核心在于构建一个以绩效反馈与改进为中心、辅以个性化培训发展和有效激励机制的综合性管理体系。这一体系既能促进医院整体运营效能的提升，又能充分激发员工的创造力和职业潜能，进而形成医院与员工共赢的良好局面。

第八节　医院薪酬福利管理

一、薪酬体系设计

医院员工的薪酬福利管理，无疑是保障医院高效、有序运行的重要支撑。其中，薪酬体系设计作为人力资源管理的核心内容，更是直接影响着医院每位员工的工作热情和职业发展。

谈到基本工资，这是每位员工薪酬福利的起点，它根据个体的差异，如职位高低、职称区别、工作经验多寡等进行合理的划分与界定。这样既确保了员工的基本生活所需，也为医院的稳定运营奠定了基础。基本工资并不是孤立存在的，它与医院的整体经济效益、市场竞争力紧密相连，不断调整和优化，以保持平衡。

当员工的眼光超越基本工资，他们会看到那些与自己努力工作紧密相连的绩效奖金。这些奖金是对员工一年来辛勤工作、突出贡献的认可与奖赏。它们激励着员工在日常工作中不断创新、追求卓越，从而形成了医院内部的良性竞争氛围。可以说，绩效奖金是激发医院活力的重要杠杆。

除了直接体现劳动价值的薪酬部分，津贴补贴则"滋养"着每位员工的工作生活。无论是因为工作环境的特殊性，还是应对日常生活的各种开销，诸如夜班津贴、交通补贴、通信补贴等，都显得贴心而实用。这些津贴补贴的存在，不仅在一定程度上提升了员工的整体收入水平，更从精神层面传递着医院对员工个体需求的关注和重视。

当然，构建一个完整的薪酬体系，不能仅仅局限于眼前的薪酬待遇。福利计划，作为薪酬福利管理的重要组成部分，承载着医院对员工长远生活的关心和保障。健康保险、养老保险、住房公积金等福利计划使员工能够在面临各种挑战和变革时，依然保持内心的坚定和从容。

在这个过程中，我们要赞叹薪酬福利体系设计的精妙与周全。它不仅仅是一套制度规定，更是一种人文关怀和精神激励的集中体现。每个细节的考量，每个数据的测算，都蕴含着对医院整体发展的深思远虑和对员工个体利益的精心维护。

因此，医院也需不断对薪酬福利体系进行回顾、反思与调整。因为随着时间的推移和社会环境的变迁，员工的需求也在不断变化。只有通过持续的优化和创新，才能确保薪酬福利体系始终保持其生命力和竞争力，从而更好地服务于医院的发展战略和员工的成长需求。

具体而言，医院可以通过定期的市场薪酬调查，了解同行业、同地区的薪酬福利水平，以此来作为调整自身薪酬体系的重要参考。通过与员工沟通交流，收集他们对于薪酬福利的意见和建议，可以使医院更准确地把握员工的需求动态，并在薪酬体系设计中给予其积极的响应。

医院在进行薪酬福利体系设计时，还应注重内部公平与外部竞争性的平衡。既要确保员工的付出能够得到合理的回报，避免内部出现明显的薪酬差异导致的不公平感；又要考虑市场的薪酬水平和竞争态势，以确保医院能够吸引和留住那些关键人才。

总的来说，医院员工的薪酬福利管理是一项系统性、复杂性而又极富挑战性的工作。但正是这样一套科学、合理、富有激励性的薪酬福利体系，为医院的持续发展注入了源源不断的动力。在将来，我们有理由相信，随着薪酬福利管理体系的不断完善和创新，医院与员工之间的共生共荣将成为一种常态化现象。

二、薪酬福利制度

医院员工的薪酬福利管理作为医院人力资源管理的重要组成部分，直接关系到医院的运营效率、员工的工作积极性和医院的整体发展。科学、合理的薪酬福利制度，不仅能够满足员工的基本生活需求，更能激发员工的工作热情，提升医院的凝聚力和竞争力。

在构建薪酬福利制度时，公开透明是一个不可或缺的原则。这意味着每一位员工都有权了解自己的薪酬构成和福利待遇。通过明确的薪酬标准和透明的福利政策，医院能够消除员工对于薪酬的疑虑和不满，进而增强员工对医院的信任感和归属感。这种信任感和归属感将转化为员工对工作的投入和热情，推动医院各项工作的顺利开展。

公平公正是薪酬福利制度的另一个不可或缺的原则。薪酬福利制度必须坚决杜绝同工不同酬、性别歧视等不公平现象。只有当员工感受到自己的付出得到了应有的回报，他们才会更加积极地投入工作中。公平公正的薪酬福利制度也有助于营造和谐、稳定的工作环境，为医院的长期发展提供有力保障。

除了公开透明和公平公正外，薪酬福利制度还应发挥其激励作用。激励是激发员工工作积极性的重要手段，而薪酬福利则是最直接、最有效的激励方式之一。通过合理的薪酬设计和福利待遇，医院能够激发员工的工作积极性和创造力。例如，设立绩效奖金、提供晋升机会、给予专业培训等福利措施，都能够让员工感受到自己的努力得到了认可和回报。这种正向的激励机制将促使员工不断提升自己的能力和业绩，为医院的发展贡献更多的力量。

当然，薪酬福利制度的构建必须符合国家法律法规和劳动政策的要求。这是保障员工合法权益的基础，也是医院稳健运营的前提。医院在制定薪酬福利制度时，应严格遵守相关法律法规，确保员工的薪酬不低于最低工资标准，福利待遇符合国家规定。医院还应关注劳动政策的动态变化，及时调整薪酬福利制度，以适应外部环境的变化和员工的实际需求。

医院员工的薪酬福利管理是一项系统性、复杂性的工作。它涉及医院的运营效率、员工的工作积极性和医院的整体发展等多个方面。医院管理者应高度重视薪酬福利制度的构建与实施。通过遵循公开透明、公平公正、激励作用等原则，并结合国家法律法规和劳动政策的要求，医院能够建立起科学、合理的薪酬福利制度。这将为医院的长期发展奠定坚实基础，推动医院在激烈的竞争中不断前行。

在未来的发展过程中，医院还需持续关注薪酬福利制度的实施效果，并根据实际情况进行调整和优化。这样，才能确保薪酬福利制度始终与医院的发展战略相契合，为医院的持续稳健运营提供有力保障。医院也应积极借鉴国内外先进的薪酬福利管理理念和方法，不断提升自身的薪酬福利管理水平，为员工创造更加优越的工作环境和发展空间。这将有助于吸引和留住更多优秀人才，为医院的长期发展注入源源不断的活力。

三、薪酬调整与激励

在现代医院管理中，薪酬福利管理作为人力资源的核心组成部分，其重要性不言而喻。一个合理、科学且富有激励性的薪酬福利体系，不仅能够吸引和留住优秀的医疗人才，更能够激发员工的工作潜能，推动医院的稳健发展。

员工的薪酬福利，直接关乎其生活品质和工作满意度。特别是在当下医疗行业竞争日趋激烈的大环境下，医院员工的薪酬福利水平，往往成为评价医院综合实力和人文关怀的重要指标。医院必须高度重视薪酬福利管理，确保其与时俱进，与市场需求相契合。

薪酬调整是与员工绩效紧密相连的动态过程。员工的每一次努力、每一次进步，都应当得到应有的回报。这种回报不仅体现在物质层面，更体现在精神层面。当员工的辛勤付出得到及时、公正的认可，他们的工作积极性和职业归属感自然会随之提升。医院在制定薪酬调整策略时，必须紧密结合员工的实际工作表现，让薪酬成为员工进步的最好见证。

当然，薪酬并非激励的唯一手段。在多元化的激励措施中，晋升机会、培训机会以及奖金等，都是医院可以灵活运用的重要工具。这些激励措施，不仅能够满足员工不同层次的需求，更能够激发他们的工作热情和创造力。例如，对于渴望职业发展的员工，晋升机会无疑是最好的激励；对于追求专业提升的员工，培训机会则能够助他们一臂之力；而对于那些工作成绩突出的员工，奖金则是对他们努力的最好肯定。

激励并非一成不变。每个员工都是独一无二的个体，他们的需求、期望和动机各不相同。医院在实施激励措施时，必须注重个性化和差异化。只有深入了解每个员工的特点和需求，才能制定出真正符合他们心意的激励方案。这样的激励方案，不仅能够提升员工的满意度和忠诚度，更能够让医院在人才竞争中占据先机。

在构建薪酬福利管理体系的过程中，公平性和透明性同样不容忽视。公平性意味着每个员工的付出都能得到应有的回报，无论他们在医院的哪个岗位、承担何种职责。透明性则要求医院的薪酬福利政策能够公开、明确地传达给每一个员工，让他们清楚自己的权益和医院的期望。如此，医院才能营造一个和谐、积极的工作氛围，推动员工与医院的共同发展。

医院在制定薪酬福利政策时，还必须充分考虑其长远影响。薪酬福利不仅关乎员工的眼前利益，更关乎医院的未来发展。一个合理、稳定的薪酬福利体系，能够吸引更多的优秀人才加入医院，为医院的长期发展提供源源不断的人才支持。它也能够激励现有员工不断进取、创新，为医院的持续进步贡献自己的力量。

医院员工的薪酬福利管理是一项系统而复杂的工程。它要求医院在制定政策时既要考虑市场需求、员工期望又要兼顾医院的实际情况和长远发展。这样，医院才能构建出一个高效、公平、激励相容的薪酬福利管理体系，为医院的稳健发展提供有力保障。在这个过程中，医院需要不断探索和实践，逐步完善和优化薪酬福利管理体系，使之更加符合员工和医院的共同利益。同时，医院也要注重与员工的沟通和交流，充分听取他们的意见和建议，让薪酬福利管理体系更加贴近员工需求，更加具有人性化和可操作性。

第九节　医院职称管理

一、医院职称管理的意义与作用

医院职称管理作为医院人力资源管理的重要组成部分，对于医院的长期发展、医疗服务质量的提升、医务人员的职业成长以及患者满意度的提高都具有深远的意义。以下是医院职称管理的几大意义。

（1）人才评价与激励。职称管理是对医务人员专业能力和职业成就的系统评价，它提供了一个客观的衡量标准，使得医院能够准确地识别和奖励那些在医疗、教学、科研等领域表现突出的优秀人才。这种评价机制可以激励医务人员不断提升自己的专业能力，同时也为医院提供了一个有效的人才选拔机制。

（2）提升医疗服务质量。职称评定标准涵盖了专业知识、临床技能、服务态度等多个方面，要求医务人员不仅要具备扎实的专业基础，还要有良好的职业素养和服务意识。通过职称管理，医院可以引导医务人员注重医疗服务质量，从而提升整体医疗服务水平，提高患者满意度。

（3）促进专业发展。职称管理不仅是对医务人员过去工作的评价，也是对其未来职业发展的规划。通过设定明确的晋升条件和要求，职称管理可以引导医务人员规划自己的职业发展路径，不断追求更高的专业目标，从而促进医院整体的专业发展。

（4）优化资源配置。职称评定结果往往与医务人员的薪酬、职位等紧密相关，这有助于医院根据医务人员的专业能力和贡献进行合理的人力资源配置。通过职称管理，医院可以更好地分配医疗资源，提高资源利用效率，实现医院整体效益的最大化。

（5）增强医院竞争力。拥有一支高素质、高水平的医疗团队是医院竞争力的关键。职称管理通过评价和激励机制，有助于医院吸引和留住优秀人才，提高医院在医疗市场上的竞争力。同时，职称管理还可以提升医院的整体形象和知名度，吸引更多的患者前来就医。

（6）规范职业行为。职称评定标准和要求通常包含了医德医风、职业操守等方面的内容，通过职称管理，可以引导医务人员遵守职业道德规范，规范自身的职业行为。这对于维护医疗行业的良好形象和秩序，保障患者权益具有重要意义。

（7）激励员工成长。职称管理为医务人员提供了一个明确的职业成长路径和目标。通过不断追求更高的职称等级，医务人员可以获得更多的职业发展机会和资源支持，从而实现个人职业价值的最大化。这种激励机制有助于激发医务人员的潜力和创造力，促进他们的个人成长和进步。

（8）提高患者满意度。职称管理通过提升医务人员的专业能力和服务水平，直接提升了医院的医疗服务质量。患者可以从医务人员身上感受到更加专业、细致的医疗服务，从而增强对医院的信任感和满意度。这对于医院的口碑传播和品牌建设具有重要意义。

综上所述，医院职称管理在人才评价与激励、提升医疗服务质量、促进专业发展、优化资源配置、增强医院竞争力、规范职业行为、激励员工成长以及提高患者满意度等方面都具有深远的意义。因此，医院应高度重视职称管理工作，不断完善和优化相关政策和制度，以更好地服务于医务人员的职业发展和医院的长期发展。

二、职称评定标准与流程

医院职称评定标准是根据医务人员在医疗、教学、科研、管理等方面的业绩和能力而制定的。评定标准通常包括专业理论知识、临床实践技能、科研成果、教学能力、医德医风等方面。具体标准依据医院实际情况和国家相关规定制定。

职称评定流程一般包括以下步骤。

（1）申报。医务人员根据职称评定标准，在规定时间内向所在科室或部门申报职称。

（2）审核。科室或部门对申报人的材料进行初步审核，确保其真实性、完整性和符合性。

（3）推荐。经过初步审核后，科室或部门将符合条件的申报人推荐至医院职称评审委员会。

（4）评审。医院职称评审委员会对推荐人员进行综合评审，形成评审意见。医院职称评审委员会是负责职称评审工作的专门机构，由医院领导、专家教授、临床一线骨干等人员组成。委员会负责制定评审标准、组织评审工作、确保评审公正公平。对需要向上级推荐评审的专业或职称层级，确定推荐意见和人选。

（5）公示。为确保职称评审工作的公开透明，评审结果将在医院内部进行公示，接受广大医务人员的监督。公示内容包括申报人姓名、职称等级、评审得分、评审意见等。接受医院内部和社会监督。

（6）确认与聘任。经公示无异议后，医院确认职称通过人选的专业技术职务资格，并经医院党政联席会或院长办公室同意后，予以聘任，颁发聘任证书，印发聘任文件。

三、职称与待遇挂钩

医院将职称与医务人员的薪酬待遇、职业发展等方面紧密挂钩，以激励医务人员不断提高专业技术水平和服务质量。职称等级越高，相应的薪酬待遇和职业发展机会也将更加优厚。同时，医院还将为不同职称等级的医务人员提供相应的培训和发展机会，以促进其职业成长和进步。

第十节　医院社会保险管理

实际上，社会保险是医院根据国家政策，落实员工的福利待遇的一种制度，是依法必须执行的，确保职工权益依法得到充分保障。当前，社会保险主要包括"五险一金"。

（1）养老保险。医院将为在职职工缴纳基本养老保险，保障职工退休后的基本生活需求。

（2）医疗保险。医院将为在职职工缴纳基本医疗保险，减轻职工因病产生的经济负担。

（3）失业保险。医院将为在职职工缴纳失业保险，为职工失业时提供一定的生活保障。

（4）工伤保险。医院将为在职职工缴纳工伤保险，保障职工在工作中因意外伤害导致的伤亡和因职业病得到的相应补偿和治疗。

（5）生育保险。医院将为在职女职工缴纳生育保险，保障女职工在生育期间的权益。

（6）住房公积金。医院将为在职职工缴纳住房公积金，帮助职工积累住房资金，改善居住条件。

医院将按照国家和地方政策规定的比例，为职工缴纳各项社会保险费用和住房公积金。缴费基数将根据职工的实际工资收入确定，确保缴费的公平性和合理性。

医院人力资源管理部门应该指定专人或者医院设立专门的保险管理部门负责相关保险种类的审核和申报工作，确保职工能够及时获得保险待遇。职工在离职或调动时，医院将协助职工办理社会保险关系的转移手续，确保职工的社会保险权益不受损失。

医院违反社会保险及住房公积金缴纳规定，将依法依规进行处理。

第十一节 员工关系与劳动法规

员工关系是维护单位稳定和谐的重要环节，也是增强员工凝聚力和归属感的关键因素。员工关系包括建立良好的沟通渠道、处理员工投诉和纠纷、开展员工活动等。在处理员工关系时，应倾听员工的意见和建议，建立公平公正的制度和程序，加强与员工的沟通和互动，营造和谐的工作氛围，增强员工的归属感和忠诚度。

劳动法规是保障员工权益和维护劳动关系稳定的基础，也是单位合规经营的重要依据。劳动法规包括劳动合同法、劳动争议处理法、劳动保障法等。在管理过程中，应遵守劳动法规的相关规定，确保员工的合法权益和劳动关系的稳定，防止劳动纠纷的发生，保护单位的声誉和利益。

在医疗服务行业中，法规遵从性对于维护医院声誉、保障患者权益以及确保医疗服务的专业性和安全性至关重要。为了强化医院劳动纪律管理，确保员工在提供医疗服务时严格遵守相关法律法规，应掌握关于医院劳动纪律管理的以下要点。

（1）法规意识教育。医院应定期组织员工参加法规意识教育，使员工了解并熟悉与医疗服务相关的法律法规，明确自身在法规遵从方面的责任和义务。

（2）合规操作指导。医院应建立完善的合规操作指导机制，确保员工在提供医疗服务时严格遵守法律法规和行业规范，如《医疗机构管理条例》《执业医师法》等。对于涉及高风险领域或敏感性问题的操作，医院应制定更为详细的合规操作流程和风险控制措施。

（3）监督与检查。医院应建立健全的监督与检查机制，定期对员工的法规遵从情况进行检查，确保员工在实际工作中严格遵守相关法律法规。对于发现的违规行为，医院应及时进行纠正，并对相关责任人进行处理。

（4）信息报告与反馈。医院应建立信息报告与反馈机制。员工在发现可能存在违反法规的行为或问题时，应及时向上级领导或合规部门报告。医院应对员工的报告给予积极回应，并采取有效措施进行整改。

（5）持续改进。医院应定期对劳动纪律管理工作进行评估，发现问题及时进行整改，并根据法规变化及医院发展情况持续优化和完善相关管理制度和操作流程。同时，医院应关注行业内的最佳实践，积极借鉴和学习其他医院的成功经验，不断提升自身的法规遵从水平。

法规遵从是医院劳动纪律管理的重要组成部分，也是保障医院稳健发展的重要基石。希望全体员工能够充分认识到法规遵从的重要性，严格遵守相关法律法规和医院的管理制度，共同维护医院的良好形象和声誉。

第三章　医疗与医疗质量管理

医疗机构以救死扶伤、防病治病、为公民的健康服务为宗旨，医疗服务质量管理是医疗机构管理的核心内容。在当今日益激烈的医疗服务市场竞争下，高品质的医疗服务不仅仅是高水平的医疗技术、及时的诊断与治疗等传统意义上的医疗质量，而是医疗机构要有高效的医疗服务流程、良好的医患沟通、适宜的医疗服务价格以及良好的服务态度。因此，建立和完善医疗机构的服务质量管理体系，严格执行医疗核心制度，合理使用各种医疗质量管理工具，对做好医疗服务质量的组织实施工作、确保患者的医疗安全具有十分重要的意义。

第一节　医疗服务

一、医疗服务的概念

医疗服务（Medical Service）是指依法设立的医疗机构及其卫生技术人员依照国家规定或者行业组织制定的技术规范为社会公众提供的诊疗疾病、照护生命的健康促进服务，以及为实现这些服务提供药品、医疗器械、转运救助、病房住宿等延伸服务。诊疗疾病主要是指对人体在受到病因损害后进行识别，并对出现的功能紊乱或损伤进行调整，以求改善机能、恢复健康的过程；照护生命主要是指对生命由孕育到衰亡的自然进程的关照、护卫，如孕期保健、分娩支持、临终关怀、预防保健等。医疗服务的主体是依法设立的医疗机构及其依法取得资质的医疗技术人员；医疗服务的客体是广大社会公众，主要是患有各种疾病或者处于亚健康状况的人。

医疗服务在不同语言环境下，范围有所不同，狭义的医疗服务主要是指医务专业技术人员提供的诊疗疾病的行为，也可称为临床医疗服务。传统上医疗服务主要是指在医疗机构内提供的诊疗、保健、康复服务，是从病人就诊，与医疗机构建立服务关系开始，直至治疗终结的全过程。现代医疗服务在强化院内医疗服务行为的同时，也注重到院外开展社会医疗服务，包括健康教育、疾病筛查、出院后随访、家庭病床、社会救助等延伸服务。近几年，随着医共体及医联体的建设，一些规模较大的医疗机构积极发展对口支援、医疗下乡等公益性服务。

二、医疗服务的特点

医疗服务的对象是有生命的病人，这决定了医疗服务具有自身的若干特点。

（1）及时性。医疗服务的对象是人，同时具有生物属性和社会属性，在诊疗过程中，时间就是生命，贻误了时间就可能造成不可挽回的后果。尽快解除病人疾苦，是医务人员应尽的责任。

（2）精准性。医疗服务以保护人的生命和健康为目的，要求医疗机构及其医务人员必须准确无误。精准性的核心是医疗服务质量，医疗质量的高低主要反映在诊断的准确率、治疗的成功率、患者的费用负担水平和诊疗时间的长短等方面。这就要求医务人员不仅要有过硬的业务技术本领，还要有高度的责任感。

（3）专业性。医疗服务是依靠医务人员运用专业技术和医学知识直接作用于病人来实现的，医疗服务是一种专业性技术服务，要求提供医疗服务的医务人员必须受过医学专业正规教育并获得了特定资格。

（4）连贯性。在正常情况下，医疗服务一旦开始实施，就不允许有时间上的间隔或半途而废，而必须进行到治愈或死亡。医疗服务必须以患者的病情需要为依据，而且只有取得最终医疗效果（治愈或死亡）才能终止。医疗服务的连续性同患者的支付能力经常发生矛盾，只有通过建立和完善医疗保障制度，才能得到妥善解决。

（5）合法性。《医疗机构管理条例》要求，单位或者个人设置医疗机构，必须经县级以上地方人民政府卫生行政部门审查批准，并取得设置医疗机构批准书。任何单位或者个人，未取得医疗机构执业许可证，不得开展诊疗活动。医疗机构不得使用非卫生技术人员从事医疗卫生技术工作。《医疗事故处理条例》规定，医疗机构及其医务人员在医疗活动中，违反法律、行政法规、规章以及其他有关诊疗规范的规定，给患者造成损害，推定医疗机构有过错。

三、医疗服务的相关政策

财政部、税务局《关于医疗卫生机构有关税收政策的通知》（2000）第42号文件："医疗服务是指医疗服务机构对患者进行检查、诊断、治疗、康复和提供预防保健、接生、计划生育等方面的服务，以及与这些服务有关的提供药品、医用材料器具、救护车、病房住宿和伙食的业务。"这一定义主要是对医疗服务常规业务的描述，一些服务对象如孕妇等不应归为患者。

2019年出台的《中华人民共和国基本医疗卫生与健康促进法》明确规定，基本医疗卫生服务，是指维护人体健康所必需、与经济社会发展水平相适应、公民可公平获得的，采用适宜药物、适宜技术、适宜设备提供的疾病预防、诊断、治疗、护理和康复等服务。基本医疗卫生服务包括基本公共卫生服务和基本医疗服务。基本公共卫生服务由国家免费提供。

《中华人民共和国基本医疗卫生与健康促进法》第五条规定，公民依法享有从国家和社会获得基本医疗卫生服务的权利。各级各类医疗卫生机构应当分工合作，为公民提供预防、保健、治疗、护理、康复、安宁疗护等全方位全周期的医疗卫生服务。《"健康中国 2030"规划纲要》第八章"提供优质高效的医疗服务"中要求，实现人人享有均等化的基本医疗卫生服务；加强康复、老年病、长期护理、慢性病管理、安宁疗护等接续性医疗机构建设；实现医防结合；健全治疗—康复—长期护理服务链，等等。由此可见，医疗服务不仅局限于"对疾病的治疗"，而是扩展到了健康促进的更多领域。

第二节　医疗质量管理

我国地域辽阔，医疗机构数量众多，不同级别、不同地域、不同类别的医疗机构，其医疗质量参差不齐。医疗服务量快速增长和医疗新技术不断应用于临床，而医疗机构管理意识和管理能力则逐级衰减，医疗质量管理工作面临巨大挑战。为加强医疗质量管理，规范医疗服务行为，保障医疗安全，国家卫生和计划生育委员会于 2016 年 9 月 25 日发布了《医疗质量管理办法》，该办法自 2016 年 11 月 1 日起施行。

一、医疗质量和医疗质量管理的概念

《医疗质量管理办法》明确了医疗质量和医疗质量管理的定义。

医疗质量是指在现有医疗技术水平及能力、条件下，医疗机构及其医务人员在临床诊断及治疗过程中，按照职业道德及诊疗规范要求，给予患者医疗照顾的程度。首先，医疗质量强调现有的医疗技术水平及能力、条件，而不是在以前的、陈旧的医疗技术技术条件下，也不是追求尚在研究阶段、未来可能达到的技术条件；其次，医疗机构及其医务人员所提供的医疗技术应与医疗机构的级别和医务人员的职称、资历相对应。最后，医疗质量更强调符合职业道德及诊疗规范。

医疗质量管理是指按照医疗质量形成的规律和有关法律法规要求，运用现代科学管理方法，对医疗服务要素、过程和结果进行管理与控制，以实现医疗质量系统改进、持续改进的过程。医疗质量管理应尊重医疗行为的自然科学和社会科学相统一的属性，同时要符合法律法规的要求。现代医疗质量管理是综合应用现代管理手段和大量数据进行系统管理。医疗质量管理的目的是促进医疗质量的持续改进，服务水平的不断提高。

二、医疗质量管理的组织机构和职责

医疗机构的医疗质量管理实行院、科两级责任制，医疗机构与科室的主要负责人承担领导责任。医疗机构主要负责人是机构医疗质量管理的第一责任人；临床科室以及药学、护理、医技等部门主要负责人是科室医疗质量管理的第一责任人。

二级以上医疗机构、妇幼保健院以及专科疾病防治机构要求设立医疗质量管理委员会。医疗质量管理委员会主任由医疗机构主要负责人担任，委员由医疗管理、质量控制、护理、医疗机构感染管理、医学工程、信息、后勤等相关职能部门负责人以及相关临床、药学、医技等科室负责人组成。指定或者成立质量管理办公室，负责日常管理工作。其他规模较小的医疗机构要求设立医疗质量管理工作小组或者指定专（兼）职人员，负责医疗质量具体管理工作。

医疗机构医疗质量管理委员会的主要职责有以下几个方面。

（1）按照国家医疗质量管理的有关要求，制订本机构医疗质量管理制度并组织实施。

（2）组织开展本机构医疗质量监测、预警、分析、考核、评估以及反馈工作，定期发布本机构质量管理信息。

（3）制订本机构医疗质量持续改进计划、实施方案并组织实施。

（4）制订本机构临床新技术引进和医疗技术临床应用管理相关工作制度并组织实施。

（5）建立本机构医务人员医疗质量管理相关法律法规、规章制度、技术规范的培训制度，制订培训计划并监督实施。

（6）落实省级以上卫生计生行政部门规定的其他内容。

二级以上医疗机构各业务科室成立科室医疗质量管理工作小组，组长由科室主要负责人担任，指定专人负责日常具体工作。

医疗质量管理工作小组主要职责有以下几个方面。

（1）贯彻执行医疗质量管理相关的法律法规、规章、规范性文件和本科室医疗质量管理制度。

（2）制订本科室年度质量控制实施方案，组织开展科室医疗质量管理与控制工作。

（3）制订本科室医疗质量持续改进计划和具体落实措施。

（4）定期对科室医疗质量进行分析和评估，对医疗质量薄弱环节提出整改措施并组织实施。

（5）对本科室医务人员进行医疗质量管理相关法律法规、规章制度、技术规范、标准、诊疗常规及指南的培训和宣传教育。

（6）按照有关要求报送本科室医疗质量管理相关信息。

三、医疗质量管理重点

现代化的公立医疗机构对于医疗质量的管理有明确的规定，主要包括以下几个方面。

（1）重视职业道德教育。发挥公立医疗机构的公益性，培养医务人员救死扶伤的正能量，坚持以患者为中心，尊重患者权利，履行防病治病、救死扶伤、保护人民健康的神圣职责。要求医务人员恪守职业道德，认真遵守法律法规、规范、标准，规范临床诊疗行为，保障医疗质量和医疗安全。

（2）强调依法执业。按照核准登记的诊疗科目执业，严禁超范围执业。卫生技术人员依法取得执业资质方可开展诊疗活动。解决医疗机构人力资源配备不足的现状。人员配置应满足临床工作需要。按照有关法律法规、规范、标准的要求，使用经批准的药品、医疗器械、耗材开展诊疗活动。开展医疗技术与医疗机构的功能任务和技术能力相适应，按照医疗技术和手术管理规定，加强医疗技术临床应用管理。

（3）规范医疗技术。随着医学技术的发展，各专业均制定了全国统一的临床诊疗指南、临床技术操作规范、行业标准或者临床路径，医疗机构及医务人员应加强对临床诊疗指南、临床技术操作规范、行业标准或者临床路径的学习，按照要求开展诊疗工作，遵守医疗质量安全核心制度，合理检查、合理用药、合理治疗。

（4）加强重点部门的建设。加强药学部门建设和药事质量管理，提升临床药学服务能力，推行临床药师制，发挥药师在处方审核、处方点评、药学监护等合理用药管理方面的作用，临床诊断、预防和治疗疾病用药应当遵循安全、有效、经济的合理用药原则，尊重患者对药品使用的知情权。加强护理质量管理，完善并实施护理相关工作制度、技术规范和护理指南；加强护理队伍建设，创新管理方法，持续改善护理质量。加强医技科室的质量管理，建立覆盖检查、检验全过程的质量管理制度，加强室内质量控制，配合做好室间质量评价工作，促进临床检查检验结果互认。

（5）注重重点环节的管理。完善门急诊管理制度，规范门急诊质量管理，加强门急诊专业人员和技术力量配备，优化门急诊服务流程，保证门急诊医疗质量和医疗安全。加强感染管理，严格执行消毒隔离、手卫生、抗菌药物合理使用和感染监测等规定，建立感染的风险监测、预警以及多部门协同干预机制，开展感染防控知识的培训和教育，严格执行感染暴发报告制度。加强病历质量管理，建立并实施病历质量管理制度，保障病历书写客观、真实、准确、及时、完整、规范。开展诊疗活动，遵循患者知情同意原则，尊重患者的自主选择权和隐私权，对患者的隐私保密。

四、医疗质量持续改进

医疗质量的管理，只有起点，没有终点，医疗质量的管理是一个持续提升的过程，国家、行业组织及社会公众对医疗机构的质量管理也不断提出新的要求。

医疗机构应当建立全员参与、覆盖临床诊疗服务全过程的医疗质量管理与控制工作长效机制，积极配合国家及各级行政部门开展工作，向行政部门或者质控组织及时、准确地报送医疗质量安全相关数据信息，熟练运用医疗质量管理工具开展医疗质量管理与自我评价，根据行政部门或者质控组织发布的质控指标和标准完善自己的医疗质量管理相关指标体系，及时收集相关信息，形成自己的医疗质量基础数据，促进医疗质量的持续改进。

医疗质量的提升更加注重专科建设和人才培养，加强临床专科服务能力建设，重视专科协同发展，制订专科建设发展规划并组织实施，推行以患者为中心、以疾病为链条的多学科诊疗模式。加强继续医学教育，重视人才培养、临床技术创新性研究和成果转化，提高专科临床服务能力与水平，更能强化和提升医疗机构的服务质量。

质量管理与科室和个人绩效考核是提升医疗质量的重要方法。医疗机构的质量管理组织通过对科室医疗质量管理情况现场检查和抽查，建立机构医疗质量内部公示制度，对科室及个人医疗质量关键指标的完成情况予以内部公示。将科室医疗质量管理情况作为科室负责人综合目标考核以及聘任、晋升、评先评优的重要指标。将科室和医务人员医疗质量管理情况作为医师定期考核、晋升以及科室和医务人员绩效考核的重要依据。

第三节　医疗质量管理核心制度

2016 年，我国颁布施行了《医疗质量管理办法》，进一步建立完善医疗质量管理长效工作机制，明确了医疗质量管理的各项要求，促进医疗质量管理工作步入制度化、法制化管理轨道。其中，将医疗机构及其医务人员应当严格遵守的，对保障医疗质量和患者安全具有重要基础性作用的一系列制度，凝练为 18 项医疗安全核心制度。2018 年，国家卫健委组织相关专家对 18 项医疗安全核心制度的定义、内容和基本要求进行了细化，广泛征求意见，制定并印发了《医疗质量安全核心制度要点》，以更好地指导地方和医疗机构进一步理解和贯彻落实核心制度，保障医疗质量和患者安全。《医疗质量安全核心制度要点》将多年来医疗行业内落实核心制度的共识、行之有效的经验做法进行了精炼概括，对每项核心制度实施的基本原则和关键环节提出了要求，对一些新的管理模式和制度要点进行了固化，对各级各类医疗机构制定和执行本机构的核心制度细则提供了基本遵循和统一的规范要求。

医疗质量安全核心制度是指医疗机构及其医务人员在诊疗活动中应当严格遵守的相

关制度，主要包括首诊负责制度、三级查房制度、会诊制度、分级护理制度、值班和交接班制度、疑难病例讨论制度、急危重患者抢救制度、术前讨论制度、死亡病例讨论制度、查对制度、手术安全核查制度、手术分级管理制度、新技术和新项目准入制度、危急值报告制度、病历管理制度、抗菌药物分级管理制度、临床用血审核制度、信息安全管理制度共 18 项，下面对各项制度的核心要求进行阐述。

一、首诊负责制度

首诊负责制度是指患者的首位接诊医师（首诊医师）在一次就诊过程结束前或由其他医师接诊前，负责该患者全程诊疗管理的制度。首诊责任主体是指医疗活动中承担相应诊疗义务和法律责任的医疗机构、科室或医师。患者完成门急诊挂号并到达诊室后，首先接诊的科室为首诊科室，首位接诊的医师为首诊医师。医务人员对进入本科室区域的患者有接诊的责任。急危重症需抢救的患者的首位接诊医师即为首诊医师，不受其是否挂号，以及挂号与医师、科室或专科不符的限制。

制度要点有以下几个方面。

（1）首诊科室和首诊医师对其所接诊的患者，特别是对急危重患者进行必要的检查、结果汇总，经综合分析后作出初步诊断与处理，并认真书写病历。对诊疗、会诊、转诊、转科、入院、病情告知等医疗工作负责。

（2）对需要留在观察室观察治疗的病人，首诊科室的首诊医师应将病历记录清楚后收入观察室，由观察室医师继续治疗。对需要住院治疗的病人，首诊医师在完成门诊病历记录后开具住院证，收治住院治疗。

（3）复杂病例或诊断未明的病员，首诊科室和首诊医师应承担主要诊治责任，并负责邀请有关科室会诊。诊断明确后及时转入有关科室治疗。

（4）复合伤或涉及多学科的危急重病人，首先由首诊科室负责抢救。首诊科室和首诊医师在抢救的同时，及时邀请有关科室会诊、协同抢救。诊断明确后及时转到主要疾病相关科室继续治疗。

（5）危重、体弱、残疾的病人，若需要进一步检查、转诊、转科、入院治疗，首诊科室和首诊医师负责与有关科室联系并安排医务人员护送、交接病人。

（6）疑似传染病患者，引导至传染性疾病分诊点诊治或转院至指定的传染病诊治医疗机构诊治。

二、三级查房制度

三级医师查房制度是指在科主任领导下的三个不同级别的医师查房制度。科主任可以根据科室 / 病区床位、工作量、医师的专业资质和能力等组建若干个医疗团队，每个团队分为三个级别，可以包括但不限于主任医师或副主任医师—主治医师—住院医师。护理、药师查房参照三级医师查房制度执行。

制度要点有以下几个方面。

（一）查房周期

医疗机构应严格明确查房周期，工作日每天至少查房两次，非工作日每天至少查房一次，三级医师中最高级别的医师每周至少查房两次，中间级别的医师每周至少查房三次。术者必须亲自在术前和术后 24 小时内查房。

（二）查房内容

（1）住院医师查房。巡视所分管的一般患者，对危重、疑难、待诊断、新入院、手术后的患者要求重点查房并随时巡视，发现病情变化及时处理。主动向上级医师汇报经治病人的病情、诊断、治疗等情况。追查各种检查化验报告单，分析检查结果，提出进一步的检查或治疗意见。检查医嘱执行情况，给予必要的临时医嘱并开写次日特殊检查的医嘱。

（2）主治医师查房。对所管病人进行系统查房，了解所管病人的病情变化，确定诊断、治疗方案及手术方式和进一步检查措施，并进行疗效评定。听取责任医师和护士的反映，指导住院医师对所管病人的诊断、治疗分析及计划；详细了解诊疗进度和医嘱执行情况。

（3）科主任（主任医师）查房。审查新入院、疑难危重病人的诊断、治疗计划，决定重大手术及特殊检查治疗。抽查病历、医嘱和其他医疗文件书写质量；考核住院医师对"三基"掌握情况；利用典型、特殊病例进行教学查房。

（三）查房责任

（1）科主任除进行行政管理性查房外，应按相应的技术职称级别和分组进行相应级别医师的医疗查房。

（2）各级医师根据所受聘的医师岗位级别履行相应的职责，下级医师服从上级医师，所有医师服从科主任。

（3）上级医师查房提出来的问题未纠正或解决方案未落实，追究下级医师的责任；未经上级医师审定的诊治计划及医嘱由执行的医师承担责任。

三、会诊制度

会诊是指出于诊疗需要，由本科室以外或本机构以外的医务人员协助提出诊疗意见或提供诊疗服务的活动。按会诊范围，会诊分为机构内会诊和机构外会诊。按病情紧急程度，会诊分为急会诊和普通会诊。机构内急会诊应当在会诊请求发出后十分钟内到位，普通会诊应当在会诊发出后 24 小时内完成。会诊请求人员必须陪同完成会诊。

会诊制度的要点有以下几个方面。

（1）对于诊断不明、治疗效果不佳、病情危重、合并有多专业疾病需会诊者，应及时申请会诊。

（2）科内会诊。本病区或本科内的会诊，经治主治及以上医师提出，科主任或总住院医师组织和召集，主要对本科的疑难病例、危重病例、手术病例、出现严重并发症病例或具有科研教学价值的病例等进行会诊。

（3）急会诊。患者罹患疾病超出本科室诊疗范围和处置能力，可能随时危及生命，需要其他科室医师协助诊疗、参与抢救时，启动急会诊。由患者所在科室电话通知相关科室，受邀科室值班医师应在接到会诊通知后十分钟内到达，受邀科室医师有责任参与对患者的紧急抢救。

（4）普通会诊。患者所患疾病超出所在科室诊疗范围或无法明确诊断时，由患者所在科室邀请相关科室会诊。受邀科室应安排主治及以上级别的医师参加，在收到会诊申请单后 24 小时内完成会诊。

（5）多学科会诊。患者病情疑难复杂且需要多科共同协作者、突发公共卫生事件、重大医疗纠纷或某些特殊患者等应进行全院会诊。多学科会诊由科室主任或医疗组长、主诊医师提出，由医务部同意决定。

（6）院外/远程会诊。医师在诊疗过程中，根据患者的病情需要或者患者要求等原因，需请院外专家/远程会诊时，向患者说明会诊目的，会诊有关费用等情况，征得患者同意，由医务部审批。

四、分级护理制度

分级护理是指患者在住院期间，医护人员根据患者病情和（或）自理能力，将护理分成四个级别，对不同级别的患者实施不同的护理。

制度要点有以下几个方面。

（1）特级护理患者状态。维持生命，实施抢救性治疗的重症监护患者；病情危重，随时可能发生病情变化需要进行监护、抢救的患者；各种复杂或者大手术后、严重创伤或大面积烧伤的患者。

特级护理标准：严密观察患者病情变化，监测生命体征；根据医嘱，正确实施治疗、给药措施；根据患者病情，正确实施基础护理和专科护理；保持患者的舒适和功能体位；协助患者翻身及有效咳嗽，床上移动、做好压疮预防护理；实施床旁交接班。

（2）一级护理患者状态。病情趋向稳定的重症患者；病情不稳定或病情随时可能发生变化的患者；手术后或者治疗期间需要严格卧床的患者；自理能力重度依赖的患者。

一级护理标准：每小时巡视患者，观察患者病情变化；根据患者病情，测量其生命体征；根据医嘱，正确实施治疗、给药措施；根据患者病情，正确实施基础护理和专科护理；提供护理相关的健康指导。

（3）二级护理患者状态。病情趋于稳定或未明确诊断前，仍需观察，且自理能力轻度依赖的患者；病情稳定，仍需卧床，且自理能力轻度依赖的患者；病情稳定或处于康复期，且自理能力中度依赖的患者。

二级护理标准：每两小时巡视患者，观察患者病情变化；根据患者病情，测量生命体征；根据医嘱，正确实施治疗、给药措施；根据患者病情，正确实施护理措施和安全措施；提供护理相关的健康指导。

（4）三级护理患者状态。病情稳定或处于康复期，且自理能力轻度依赖或无需依赖的患者。

三级护理标准：每三小时巡视患者，观察患者病情变化；根据患者病情，测量生命体征，做好患者安全管理；根据医嘱，正确实施治疗、给药措施；提供护理相关的健康指导。

五、值班和交接班制度

值班和交接班制度是指医疗机构及其医务人员通过值班和交接班机制保障患者诊疗过程的连续性，确保医疗质量和医疗安全的制度。值班与交接班的连续性包括医师间、护士间以及医护间的患者诊疗信息的传递，医疗机构设置定期的医护联合交班，实现患者信息的沟通与交流。医疗机构实行医疗机构总值班制度，总值班人员接受相应的培训并经考核合格。除了临床、医技、护理等岗位外，信息系统保障部门与提供水、电、气、消防及其他公用设施应急保障的后勤相关部门也应安排值守。

制度要点有以下几个方面。

（1）医疗机构及科室明确各值班岗位职责、值班人员资质和值班人数，值班表全院公开，涵盖与患者诊疗相关的所有岗位和时间。

（2）值班医务人员中必须有本机构执业的医务人员，非本机构执业医务人员不得单独值班，值班人员不得擅自离岗。

（3）各级值班人员确保通信畅通。

（4）急危重患者和四级手术患者手术当日必须床旁交班。

（5）值班期间所有的诊疗活动必须及时记入病历。

（6）交接班内容专册记录，由交班人员和接班人员共同签字确认。

六、疑难病例讨论制度

疑难病例讨论制度是指为尽早明确诊断或完善诊疗方案，对诊断或治疗存在疑难问题的病例进行讨论的制度。

其制度要点有以下几个方面。

（1）疑难病例是指病情复杂，治疗难度较大的病例，包括但不限于门诊患者就诊 3 次未确定诊断的病例；入院五至七天不能确诊的病例；住院期间不明原因病情恶化或出现严重并发症病例；住院期间经相关检查有重要发现可能导致诊疗方案重大改变的病例；院内感染经积极抢救仍未脱离危险、病情仍不稳定的病例；病情复杂、涉及多个学科或者疗效极差的疑难杂症；病情危重需要多学科协作抢救病例；涉及重大疑难手术或需再次手术治疗病例；住院期间有医疗事故争议倾向以及其他需要讨论的病例。

（2）疑难病例讨论会必须由具备较强临床能力的医师参加，医疗机构及其临床科室应组织足够的人员数量和技术力量保证疑难病例讨论内容的全面性和科学性。

（3）门诊疑难病例讨论，由主治医师以上人员进行诊察，必要时，组织有关专家进行讨论。

（4）科室疑难病例讨论，由主诊医师提出，科主任主持，全科各级人员参加，主诊医师详细介绍病史及各种检查结果，以病例诊断、治疗为重点，进行全面分析和介绍，提出诊疗过程中的困难，其他有关人员按年资由低到高顺序就病例的某些方面，深入分析讨论，形成统一的诊疗方案。

（5）多学科病例讨论（或邀请外院专家参加），几个科室联合或院内疑难病例讨论，由主治科室的科主任向医务部提出，医务部根据具体情况，确定会诊时间，邀请相关科室人员参加，必要时分管院长参加。若病情需要或因患者家属请求，也可邀请院外专家参加。

七、急危重患者抢救制度

急危重患者抢救制度是指为控制病情、挽救生命，对急危重患者进行抢救并对抢救流程进行规范的制度。

其制度要点有以下几个方面。

（1）急危重患者，包括但不限于出现以下情况的患者：病情危重，不立即处置可能存在危及生命或出现重要脏器功能严重损害、生命体征不稳定并有恶化倾向等。

（2）抢救资源配置充足并可以紧急调配，抢救资源包括人员、药品、设备及抢救区域和床位。各医疗区域按照抢救工作需要合理配置抢救资源，当不能满足本区域临时抢救所需时，医务部、行政总值班有权现场紧急调配医疗机构内的抢救资源，任何科室和个人须无条件服从。

（3）建立绿色通道，急危重症患者按照优先处置转运及先救治，后交费的原则救治。

（4）急危重患者抢救工作组织分工，一般由科主任、护士长负责组织和指挥。科主任不在场的情况下由现场级别和年资最高的医师主持抢救。急危重症患者涉及多发性损伤或多脏器病变的，应及时请专科会诊，并由现场最高资质的医师主持多学科会诊。

（5）参加抢救的医护人员必须坚守岗位，听从指挥，根据病情按疾病抢救程序及时给予必要的抢救措施。

（6）参加抢救工作的护理人员要严格执行主持抢救医师的医嘱，随时将医嘱执行情况和病情变化报告主持抢救的医师。执行口头医嘱时应复诵一遍，并与医师核对药品后执行，医师应及时补开医嘱。

（7）抢救过程由责任医师及时、翔实、准确地记录，抢救记录内容包括病情变化情况、抢救时间及措施、参加抢救的医务人员姓名等，抢救时间应具体到分钟。抢救过程中来不及记录的，应在抢救结束后六小时内补记，并加以注明。

八、术前讨论制度

术前讨论是指手术前在上级医师的主持下，对拟实施手术方式和术中可能出现的问题及应对措施进行的讨论。讨论内容包括但不限于术前准备情况、手术指征、手术方案、可能出现的意外及防范措施。住院患者的术前讨论同样包括日间住院手术，在医学影像下的介入诊疗、内镜下的手术等高危有创操作或手术。

其制度要点有以下几个方面。

（1）除以紧急抢救生命为目的的急诊手术外，所有住院患者手术必须实施术前讨论，术者必须参加。

（2）术前讨论与术前家属谈话必须于手术前完成，术前讨论完成后，方可开具手术医嘱，签署手术知情同意书。

（3）术前讨论范围：手术组讨论、医疗组讨论、全科讨论和全院讨论等。

（4）术前讨论内容：患者术前病情及承受能力评估；进一步明确诊断、手术指征与禁忌证、拟行术式及替代治疗方案；手术风险评估，术中可能发生的危险、意外及相应的预防处理措施；术前准备情况；术后并发症、病情观察、注意事项；围手术期护理要求；手术室的配合要求，麻醉方式与麻醉风险等。

（5）术前讨论程序：主管医师介绍患者病情，指出手术的难点和需要解决的问题。各级医师充分发表意见，主持人根据讨论意见进行总结，提出患者手术评估意见，明确首选手术方案及替代方案；对术前准备、术后观察内容和护理重点等提出要求。术前讨论由专人及时详细记载于术前讨论记录中。

九、死亡病例讨论制度

死亡是发生在患者身上的最差诊疗结果，医疗机构应当高度重视，采取措施减少或延迟其发生。死亡病例讨论制度指为全面梳理诊疗过程、总结和积累诊疗经验、不断提升诊疗服务水平，医疗机构定期对院内死亡病例的死亡原因、死亡诊断、诊疗过程进行讨论的制度。

其制度要点有以下几个方面。

（1）死亡病例讨论原则上应当在患者死亡一周（五个工作日）内完成，尸检病例在尸检报告出具后一周内必须再次讨论，特殊病例如死因不明、医疗纠纷、意外死亡和刑事案件应及时讨论。

（2）死亡病例讨论应当在全科范围内进行，由科主任主持，接受了多学科诊治的死亡患者，需要进行多学科讨论，由医务部负责人主持。

（3）死亡病例讨论内容：诊断是否正确，治疗护理是否恰当及时，抢救经过和死亡原因分析，死亡诊断以及经验教训等。

（4）死亡病例讨论记录：个案基本信息、讨论时间、地点、主持人及参加讨论人员姓名、专业技术职称、病例汇报、救治情况、死亡诊断、死亡原因。

（5）死亡病例讨论记录单应指定专人保管，未经同意，科室外任何人员不得查阅或摘录。

十、查对制度

查对制度是指为防止医疗差错，保障医疗安全，医务人员对医疗行为和医疗器械、设施、药品等进行复核查对的制度。医疗机构的查对制度应当涵盖患者身份识别、临床诊疗行为、设备设施运行和医疗环境安全等相关方面。

其制度要点有以下几个方面。

（1）每项医疗行为都必须查对患者身份，建立患者身份识别制度，患者的身份查对不少于两种独立的核对方式，床号不得用于查对；为无名患者进行诊疗活动时，须双人核对；用电子设备辨别患者身份时，仍需口语化查对。

（2）有临床诊疗行为的查对制度，包括但不限于开具和执行医嘱、给药、手术 / 操作、麻醉、输血、检验标本采集、检查、发放营养膳食、接送转运患者、检验检查结果 / 报告等环节。

（3）医疗器械、设施、药品、标本等查对要求按照国家有关规定和标准执行。

十一、手术安全核查制度

手术是有创医疗行为，手术治疗应尽量避免对患者造成不必要的损害。手术安全核查制度是指在麻醉实施前、手术开始前和患者离开手术室前对患者身份、手术部位、手术方式等进行多方参与的核查，以保障患者安全的制度。通过建立手术部位和患者身份核对程序，降低手术、操作部位错误的风险。

其制度要点有以下几个方面。

（1）手术安全核查程序分三步进行：患者麻醉实施前核查、手术和有创操作开始前核查、患者离开手术室前核查。

（2）手术安全核查由巡回护士主持，巡回护士、手术医师、麻醉医师三方共同执行并逐项填写手术安全核查表。

（3）术中用药、输血核查由麻醉医生或手术医生根据情况需要下达医嘱并做好相应记录，由手术室护士与麻醉医生共同核查。

（4）手术科室、麻醉科与手术室的负责人是本科室实施手术安全核查制度的第一责任人。

（5）分娩涉及孕妇和新生儿双方安全，参照手术安全核查管理。

十二、手术分级管理制度

手术分级管理制度是指医疗机构以保障手术质量安全为目的，根据手术风险程度、难易程度、资源消耗程度和伦理风险，对各科室开展的手术进行分级，并对不同级别手术采取相应管理策略的过程。

其制度要点有以下几个方面。

（1）手术分级。一级手术是指风险较低、过程简单、技术难度低的手术；二级手术是指有一定风险、过程复杂程度一般、有一定技术难度的手术；三级手术是指风险较高、过程较复杂、难度较大、资源消耗较多的手术；四级手术是指风险高、过程复杂、难度大、资源消耗多或涉及重大伦理风险的手术。省级以上限制类医疗技术中涉及手术的，按照四级手术进行管理。

手术风险包括麻醉风险、手术主要并发症发生风险、围手术期死亡风险等。

手术难度包括手术复杂程度、患者状态、手术时长、手术医师资质要求以及手术所需人员配置、所需手术器械和装备复杂程度等。

资源消耗程度指手术过程中所使用的医疗资源的种类、数量与稀缺程度。

伦理风险指人的社会伦理关系在手术影响下产生伦理负效应的可能。

（2）医疗机构及医务人员开展手术应当遵循科学、安全、规范、有效、经济、符合伦理的原则。

（3）医疗机构根据功能定位、服务能力水平和诊疗科目制定手术分级管理目录，进行分级管理。

（4）手术分级管理目录纳入院务公开范围，三、四级手术管理目录，主动向社会公开。根据开展手术的效果和手术并发症等情况，动态调整手术分级管理目录。

（5）根据手术级别、专业特点、手术医师专业技术岗位和手术技术临床应用能力及培训情况综合评估后，授予手术医师相应的手术权限。手术授权原则上不与手术医师职称、职务挂钩。

（6）根据手术技术临床应用能力评估，动态调整手术授权。

十三、新技术和新项目准入制度

新技术和新项目是指在医疗机构首次应用于临床的诊断和治疗技术。其主要包括但不限于以下几点：临床上新的诊疗技术方法或手段；常规开展的诊疗项目的新应用；其他可能对人体健康产生影响的、新的侵入性的诊断和治疗等。新技术新项目管理制度是指为保障患者安全，对于本医疗机构首次开展临床应用的医疗技术或诊疗方法实施论证、审核、质控、评估全流程管理的制度。

其制度要点有以下几个方面。

（1）鼓励研究、开发和应用新的医疗技术，禁止使用已明显落后或不再适用、需要淘汰或技术性、安全性、有效性、经济性和社会伦理及法律等方面与保障公民健康不相适应的技术。

（2）有计划地组织开展新技术、新项目的申报工作，拟申报的新技术、新项目必须符合医疗机构执业许可证中登记的诊疗科目。

（3）拟开展的新技术、新项目属常规医疗技术的，由所在科室进行可行性论证，伦理委员会和医疗技术管理委员会审批同意方可开展。拟开展的新技术属限制类技术的，医疗机构内部评审通过后向市级卫健委备案、登记后再向省卫健委备案。

（4）新技术、新项目的临床应用要制定技术规范以及相应的应急预案，消除安全隐患，降低技术风险，防止技术损害和医疗事故发生。

（5）对开展的新技术、新项目进行全程管理，及时发现医疗技术风险，及时采取相应措施，将医疗技术风险降到最低程度。建立完善医疗技术风险预警机制与医疗技术损害处置预案，并组织实施。

（6）医疗新技术开展后，应进行动态评估，医疗安全、有效性好，具有经济和社会效益的新技术、新项目列为常规技术管理。对于医疗技术主要专业技术人员或者关键设备、设施及其他辅助条件发生变化，不能正常临床应用，发生直接相关的严重不良后果，存在医疗质量和医疗安全隐患，临床应用效果不确切、经济效益和社会效益不显著，存在伦理缺陷的医疗技术中止开展。

十四、危急值报告制度

危急值是指检查（检验）结果与正常值偏离较大，提示患者可能处于生命危急状态，临床医护人员根据情况需要给予积极干预措施或治疗。危急值报告制度指对提示患者处于生命危急状态的检查、检验结果建立复核、报告、记录等管理机制，使临床医师对生命处于危险边缘状态的患者采取及时、有效的处理，以保障患者安全的制度。

其制度要点有以下几个方面。

（1）危急值报告。

报告对象：各科室门诊、住院患者，重点是急诊医学科、手术室、各重症监护病房等急危重症患者。

报告科室：医学检验科、心电中心、影像中心、病理科、输血科、超声科、核医学科等医技科室。

报告流程：不同科室分别建立住院和门急诊患者危急值报告具体管理流程和记录规范，确保危急值信息准确，传递及时，信息各环节无缝衔接并可追溯。

（2）制定可能危及患者生命的各项检查、检验结果危急值清单的项目和范围，并根据国家规定和行业规范及时更新。

（3）出现危急值时，出具检查、检验结果报告的部门报出前，应当双人核对并签字确认，夜间或紧急情况下可单人双次核对。

（4）临床科室任何接收到危急值信息的人员应当准确记录、复读、确认危急值结果，并及时通知相关医师。

（5）医技科室设立危急值报告登记本、临床科室设立危急值接收登记本，明确报告接收责任人，报告接收时间及处置时间。

十五、病历管理制度

病历是患者诊疗信息的集中体现，包括门急诊病历和住院病历，病历归档以后形成病案。按照病历记录形式不同，可区分为纸质病历和电子病历，电子病历与纸质病历具有同等效力。病历管理制度是指为准确反映医疗活动全过程，实现医疗服务行为可追溯，维护医患双方合法权益，保障医疗质量和医疗安全，对医疗文书的书写、质控、保存、使用等环节进行管理的制度。

其制度要点有以下几个方面。

（1）病历书写应客观、真实、准确、及时、完整、规范，并明确书写格式、内容和时限。

（2）医疗机构为每位住院患者建立住院病案，为每位门急诊患者建立门急诊病案。患者住院病案和门急诊病案建立唯一的标识号码。

（3）病案回收，一般情况下出院病历 3 个工作日内回收率 ≥ 95%，死亡病历七个工作日内回收率为 100%。

（4）住院病案由医疗机构负责保管，保存时间自患者最后一次住院出院之日起不少于 30 年。门急诊病历纸质病历由患者负责保管，医疗机构建立门急诊电子病历，保存电子版，保存时间自患者最后一次就诊之日起不少于 15 年，特殊病案应由专人专柜保管。

（5）病案管理部门专职人员负责受理符合国家法律法规要求的相关机构和人员复制病案资料的申请。申请人需提供有关证明材料，其他任何部门及个人对患者的病案（病历）资料没有私自复制权。任何人员和机构未经批准，不得将任何病案资料带离患者就诊的医疗机构。

（6）医疗机构建立健全院科两级病历质量控制制度、评价标准及评价组织，依据评价标准定期对病历质量进行检查、评价、反馈，提出整改措施，形成质量评估报告，并作为对医师考核与科室考核的内容，持续改进病历书写质量。

（7）医疗机构按照相关要求，使用规定的疾病分类及手术操作编码字典库，由具备相应能力和资质的专职人员负责住院病案首页的疾病和手术操作编码。

（8）秉承依法统计、实事求是的原则，及时、准确、完整上报各项法定报表，根据医疗机构数据上报或发布的层级及权限要求定期上报或发布统计数据。

（9）病案库房安全管理严格落实库房通风、避光、防盗、防尘、防湿、防蛀、防高温、防火、防水等制度与措施，保证保持库房安全整洁。

十六、抗菌药物分级管理制度

2012年颁布实施的《抗菌药物临床应用管理办法》，根据安全性、疗效、细菌耐药性、价格等因素将抗菌药物分为三级，即非限制使用抗菌药物、限制使用抗菌药物、特殊使用抗菌药物。

其制度要点有以下几个方面。

1. 总体原则

临床选用抗菌药物应根据感染部位、严重程度、致病菌种类及细菌耐药情况、患者病理生理特点、药物价格等因素综合分析考虑，严格使用指征，坚持合理用药，分级使用，严禁滥用。

2. 分级使用

（1）非限制使用抗菌药物是指经临床长期应用证明安全、有效，对细菌耐药性影响较小，价格相对较低的抗菌药物。其适用于轻度与局部感染患者，所有取得抗菌药物处方权的医师可以根据病情需要选用。

（2）限制使用抗菌药物是指经长期临床应用证明安全、有效，对细菌耐药性影响较大或者价格相对较高的抗菌药物。其适用于严重感染、免疫功能低下者合并感染、对非限制级抗菌药物过敏或病原菌只对限制类药物敏感时，由具有相应抗菌药物处方权的中级以上职称的医师根据病情需要使用。

（3）特殊使用抗菌药物是指具有明显或者严重不良反应，不宜随意使用的抗菌药物；抗菌作用较强，抗菌谱广，经常或过度使用会使病原菌过快产生耐药的抗菌药物；疗效、安全性方面的临床资料较少，不优于现用药物的抗菌药物；新上市的，在适应证、疗效、安全性方面尚需进一步考证的、价格昂贵的抗菌药物。严格掌握用药指征，经抗菌药物管理工作组认定的会诊专家会诊同意后，由具有相应抗菌药物处方权的高级专业技术职务任职资格医师使用。使用特殊使用级抗菌药物前应进行认真评估，病历中记录使用抗菌药物的依据，会诊记录须记入病历。

（4）医疗机构分别对医师和药师进行抗菌药物临床应用知识和规范化管理的培训。医师经培训并考核合格后，方可获得相应的处方权。药师经培训并考核合格后，方可获得抗菌药物调剂资格。

3. 分级管理目录

抗菌药物分级管理目录由医疗机构根据《抗菌药物临床应用指导原则》和各省卫健委发布的抗菌药物分级管理目录，结合医疗机构实际情况制定和修订。

十七、临床用血审核制度

输血是指根据患者病情的实际需要,安全有效地输入血液的过程,是临床上一项重要的抢救和治疗措施,同时也存在一定的风险。临床用血审核制度是指在临床用血全过程中,对与临床用血相关的各项程序和环节进行审核和评估,以保障患者临床用血安全的制度。

制度要点有以下几个方面。

(1)临床用血应严格执行《医疗机构临床用血管理办法》和《临床输血技术规范》的有关规定,提倡科学、合理用血,杜绝浪费、滥用血液,确保临床用血的质量和安全。

(2)临床用血前,应当向患者或其家属告知输血目的、可能发生的输血反应和经血液途径感染疾病的可能性,根据《临床输血技术规范》进行相关项目的检验,由医患双方共同签署输血治疗知情同意书并存入病历。

(3)因抢救生命垂危的患者需要紧急输血,且不能取得患者或者其近亲属意见的,经医务部批准后,可以立即实施输血治疗并记入病历。

(4)临床用血要严格执行审核制度:①由主治医师逐项填写输血申请单,标明输血适应证,上级医师核准签名,报输血科备血,并在病程记录中注明用血理由。常规输血需提前一天报输血科;急诊、抢救可当天用血,同时送受血者血样。输血申请单由输血科存档保管。②大量用血要履行报批手续。临床一次红细胞备血用血超过八单位(同时用血液总量超过1600毫升),须同时填写大量/特殊用血审批表,经输血科主任批准,报医务部审批。③输血科人员对《临床输血申请单》认真审核,填写不符合规范要求时,输血科人员有权拒收,并通知主管医师。

十八、信息安全管理制度

信息安全管理制度是指医疗机构按照信息安全管理相关法律法规和技术标准要求,对医疗机构患者诊疗信息的收集、存储、使用、传输、处理、发布等进行全流程系统性保障的制度。

制度要点有以下几个方面。

(1)依法依规建立覆盖医疗机构信息系统及其各子系统患者诊疗信息管理全流程的制度和技术保障体系,成立医疗机构信息安全管理委员会,机构主要负责人是患者诊疗信息安全管理第一责任人,明确管理部门,落实信息安全等级保护等有关要求。

(2)重要卫生信息系统安全保护等级原则上不低于三级,确保实现本机构患者诊疗信息管理全流程的安全性、真实性、连续性、完整性、稳定性、时效性、溯源性。

(3)使用患者诊疗信息应当遵循合法、依规、正当、必要的原则,不得出售或擅自向他人或其他机构提供患者诊疗信息。

(4)明确员工的患者诊疗信息使用权限和相关责任,为员工使用患者诊疗信息提供便利和安全保障。因个人授权信息保管不当造成的不良后果由被授权人承担。

（5）不断提升患者诊疗信息安全防护水平，防止信息泄露、毁损、丢失。定期开展患者诊疗信息安全自查工作，建立患者诊疗信息系统安全事故责任管理、追溯机制。

第四节　医疗质量管理工具

医疗质量管理工具是指为实现医疗质量管理目标和持续改进所采用的措施、方法和手段，如全面质量管理、质量环、品管圈、疾病诊断相关组绩效评价、单病种管理、临床路径管理等。下面结合管理实践对以上管理工具在医疗质量管理中的具体应用进行阐述。

一、全面质量管理

全面质量管理（Total Quality Control，简称 TQC）是以质量为中心，以全员参与为基础，目的在于通过让顾客满意和本组织所有成员及社会受益而达到成功的管理途径。其起源于美国，后来在其他一些工业发达国家开始推行，特别是日本在 20 世纪 60 年代以后推行全面质量管理取得了丰硕的成果。20 世纪 80 年代后期以来，全面质量管理得到了进一步的扩展和深化，逐渐由早期的 TQC（Total Quality Control）演化成为 TQM（Total Quality Management），其含义远远超出了一般意义上的质量管理的领域。20 世纪 70 年代末，我国引进全面质量管理理念，自 20 世纪 90 年代后期医疗卫生领域逐步引进全面质量管理。

全面质量管理概括起来是"三全""四一切"。"三全"是指对全面质量、全部过程和由全体人员参加的管理。"四一切"即一切为用户着想，一切以预防为主，一切用数据说话，一切工作按 PDCA 循环进行。

（一）"三全"

（1）全面质量的管理。传统的医疗质量，往往是指医疗服务本身的质量，即医疗服务的准确性、有效性和安全性。但是服务质量再好，如果服务成本高，看病价格贵，患者同样难以接受。即使服务质量很好，价格也低，还必须解决看病难的问题，不能让患者长时间地等待。因此，医疗机构在抓好服务质量的同时，要降低服务成本、提高服务效率。这些质量的全部内容就是所谓广义的质量概念，即全面质量。

（2）全部过程的管理。对患者的服务是怎样完成的呢？它包括医疗机构一系列活动的整个过程。这个过程包括入院引导、导诊分诊、门诊挂号、门诊就医、医技检查、住院办理、健康宣教、住院治疗、后勤保障、出院随访等，患者对整个服务流程的意见反馈到医疗机构并加以改进，整个过程可看作是一个循环过程。医疗服务质量的提高依赖于整个过程中每个环节的工作质量的提高，因此质量管理必须对整个过程的每个环节都进行管理。

（3）由全体人员参加的管理。医疗机构服务质量的好坏，是许多环节和工作的综合反映。每个环节的每项工作都要涉及人。医疗机构的人员，无论是临床的、职能的，还是后勤的，没有人不与服务质量有着直接或间接的关系。每个人都重视服务质量，都从自己的工作中去发现与服务质量有关的因素，并加以改进，服务质量就会不断提高。因此，质量管理人人有责。只有人人都关心质量，都对质量高度负责，服务质量才能有真正的提高和保证。所以，质量管理必须由全体人员进行管理。

（二）"四一切"

（1）一切为服务对象着想——树立质量第一的思想。医疗服务是为了满足患者的需要，医务人员应把患者看作是自己服务的对象，这也是为人民服务的具体内容。为了保持信誉，必须树立质量第一的思想，在为患者提供高质量医疗服务的同时，还要及时为患者提供健康管理、健康指导等延伸服务。

（2）一切以预防为主——好的医疗服务是设计出来的。患者对医疗机构的要求，最重要的是保证医疗质量，能够看好病。怎样理解保证医疗质量呢？由于医疗质量不是一步形成的，需要各个服务流程的有效衔接才能给患者带来优质的服务，达到患者的最终满意。因此，也就应该对为患者服务的每个流程加以控制，把影响服务质量的因素统统控制起来，采用事前控制的积极预防，这样提供的医疗服务自然是好的。所以说，好的医疗服务是设计出来的。

（3）一切用数据说话——用统计的方法来处理数据。一切用数据说话就是用数据和事实来判断事物，而不是凭印象来判断事物。收集数据要有明确的目的性，为了正确地说明问题，必须积累数据，建立数据档案。收集数据以后，必须进行加工，从庞杂的原始数据中，把包含规律性的东西提示出来。加工整理数据的第一步就是分析，对数据进行分析的基本方法是画出各种统计图表，如排列图、因果图、直方图、管理图、散布图，以及统计分析表等。

（4）一切工作按 PDCA 循环进行。

（三）**全面质量控制的具体实施**

（1）四个阶段：计划、实行、检查和处理。首先制定工作计划，然后实施，并进行检查，对检查出的质量问题提出改进措施。这四个阶段有先后、有联系、头尾相接，每执行一次为一个循环。

（2）八个步骤：找问题、找影响因素、明确重要因素、提出改进措施、执行措施、检查执行情况、对执行好的措施使其标准化、对遗留的问题进行处理。

（3）十四种工具：在计划的执行和检查阶段，为了分析问题、解决问题，利用了十四种工具（方法），即分层法、排列图法、因果分析法、直方图法、控制图法、相关分析图法、检查图法、关系图法、KJ法、系统图法、矩阵图法、矩阵数据分析法、PDPC法和矢线图法。

二、质量环

质量环（PDCA循环）是全面质量管理的思想方法和工作步骤，是由美国的统计质量控制之父休哈特提出的，但是由于美国人戴明博士将之采纳、宣传，使得这个循环得以普及，所以也被称为戴明环。质量环起始于市场营销和市场调研，同样也终于市场营销和市场调研，现被医院管理的各个环节广泛应用，尤其在医疗质量管理中得到广大医务管理者的充分认可。

质量环反映的是一个连续不断、周而复始的过程，通过不断地循环，实现持续的质量改进。任何一个有目的有过程的活动都可按照以下四个阶段进行。

第一阶段是计划，包括方针、目标、活动计划、管理项目等。

第二阶段是实施，即按照计划的要求去干。

第三阶段是检查，检查是否按规定的要求去做，哪些做对了，哪些没有做对，哪些有效果，哪些没有效果，并找出异常情况的原因。

第四阶段是处理，也就是说，要把成功的经验肯定下来，变成标准，以后就按照这个标准去做。

计划、实施、检查、处理这个过程，不断反复进行，一个循环接着另一个循环，每一次循环都赋予了新的内容。

质量环的主要特点有以下几个方面。

（1）质量环中的一系列活动一环扣一环，互相制约，互相依存，互相促进。

（2）质量环不断循环，每经过一次循环，就意味着服务质量的一次提高。

整个医疗质量管理工作要按质量环进行，各部门、各科室直到每名工作人员的工作，也要根据医疗机构的总目标、总要求，具体制定出部门和个人的质量环，形成大环套小环、一环扣一环、小环保大环、推动大循环。质量环作为医疗质量管理的一种科学方法，适用于医疗机构管理的各环节、各方面的质量工作。

三、品管圈

品管圈活动是由日本石川馨博士于1962年所创，国内多称之为质量管理小组。其是由相同、相近或互补性质的工作场所的人们自动自发组成数人一圈的小圈团体，全体合作，集思广益，按照一定的活动程序来解决工作现场、管理、文化等方面所发生的问题及课题，其目的在于提高医疗服务质量和提高工作效率。

品管圈的主要特点有以下几个方面。

（1）品管圈适用于当不知道真正的问题有哪些，甚至不知道主要的问题在哪里时，学会如何分析以找出主要的问题。而且，学会如何列出主要问题可能的清单，再从其中找出真正的问题，然后找出解决的方法。

（2）所有参加者都可以获得以下的好处：参与品管圈会议可以有机会在大众面前讲话；彼此结交更多的朋友，有助于营造工作场所愉快的气氛；更能意识到工作本身的重要性与职责，因而对自己的工作更感到自豪；改善个性，养成专心处理问题的能力。

（3）品管圈源于基层，产生于班组，是在服务岗位上从事各种劳动的员工，围绕医院的方针目标或现场存在的问题而组织起来开展活动的小组，所以必须动员所有员工积极、热情地投入品管圈活动中。

四、疾病诊断相关组绩效评价

疾病诊断相关组是医疗服务领域重要的管理工具，广泛应用于预算、支付、绩效评估、质量控制多个领域。疾病诊断相关组是一种病人分类方案，根据患者的病情和医疗资源相结合的病例组合系统，可以对医疗服务进行客观的评价。它根据病人的年龄、性别、住院天数、临床诊断、病症、手术、疾病严重程度，并发症及转归等因素，把病人分入 500～600 个诊断相关组，在分级上进行科学测算。它的作用是控制费用、保证质量、提高管理水平，如激励医院加强医疗质量管理，迫使医院为获得利润主动降低成本，缩短住院天数，减少诱导性医疗费用支付，有利于费用控制。这也给医院管理带来一场变革，促进了医院质量管理、经济管理、信息管理等学科的发展，涌现出像临床路径、战略成本管理、数字化医院等先进的管理方法。

疾病诊断相关组的主要特点有以下几个方面。

（1）从住院病历覆盖的疾病诊断相关组数评价专科收治患者的病种是否齐全。病例组合指数（CMI）体现收治患者复杂程度，指数预告难度越大，鼓励各医疗机构多收治疑难复杂病例，以提高医疗技术水平。

（2）将费用消耗指数、时间消耗指数与临床路径配套运用。其中，时间消耗指数与平均住院日同时使用，医疗机构根据两个指数，调整完善常见疾病的标准化治疗程序，同时制定住院日标准，规范诊疗行为，减少临床路径变异，降低或控制成本，提高医疗质量。

（3）以住院死亡率为基本数据，根据疾病诊断相关分组对应疾病测算不同疾病危重程度的死亡率，针对中低风险组病例死亡患者，进行详细讨论，总结经验，吸取教训。

DRGs 在实施过程中也出现了一些负面影响。

（1）医院为减少病人的实际住院日，增加门诊服务，随之导致门诊费用上涨，使卫生服务的总费用未得到很好的控制。

（2）医院在诊断过程中，有向收费高的病种诊断攀升的倾向。

（3）可能会诱使医疗服务提供方选择低风险人群入保，推诿疑难重症病人。

（4）存在医院服务质量降低、医疗服务提供方工作积极性下降、阻碍技术进步等问题。

五、单病种管理

单病种质量管理是一种国际上通用的、标准化的、以病种（或手术）为单位而进行的全程医疗质量管理的新方法，它以明确诊断标准的单疾病（或手术）种类为一个质量评价单位，通过对疾病诊疗全过程，包括诊断、检查、治疗、治疗效果以及医疗费用等，实施标准化控制，达到提高医疗质量和促进医疗资源合理利用的目的。具有相同疾病（或手术）诊断名称的一类患者运用相同指标进行医院间的比较，可反映各医院的诊疗能力、技术水平和费用等差异。通过单病种质控，对疾病诊疗进行过程质量控制及终末质量控制，提高医疗诊治技术，评价医师诊疗行为是否规范合理，进行持续改进。

自 2009 年起，卫生部在全国开展了单病种质量管理与控制工作，建立了单病种质量监测平台，首批纳入全国单病种质量管理控制工作的医疗机构为三级医院，病种范围为急性心肌梗死，心力衰竭，肺炎，脑梗死，髋、膝关节置换术，以及冠状动脉旁路移植术 6 个病种。通过持续监测单病种质控指标并发布质控结果，对提升医疗质量精细化、科学化管理水平，保障医疗质量和医疗安全发挥了重要作用。为贯彻落实《医疗质量管理办法》，更好地推动医疗机构持续改进医疗质量，2020 年国家卫健委发布了《关于进一步加强单病种质量管理与控制工作的通知》，进一步加强了单病种的管理，目前纳入国家质量监测的病种有 51 个，单病种（术种）质控指标监测要求按照国家卫健委发布的《单病种质量监测信息项（2020 年版）》及最新规定执行，每个单病种（术种）评价为三条、五个监测指标。

（一）质量控制

病死率：考核年度内符合单病种纳入条件的某病种出院患者死亡人数占同期同病种出院人数的比例。指标导向，逐步降低。

（二）资源消耗

（1）平均住院日：考核年度内符合单病种纳入条件的某病种出院患者平均住院时间。指标导向，逐步降低。

（2）次均费用：考核年度内符合单病种纳入条件的某病种出院患者平均住院费用。指标导向，监测比较。

（三）数据填报

（1）单病种例数：考核年度内符合单病种纳入条件的某病种出院人数之和。指标导向，监测比较。

（2）病例上报率：年度内符合纳入条件的某病种上报至国家单病种质量监测平台的病例数/同期某病种例数。指标导向，逐步提高

医疗机构根据国家层面的单病种管理指标信息，加强单病种质量管理与控制工作，建立本院单病种管理的指标和质量参考标准体系，按照相关要求，及时、全面、准确上报国家单病种质量管理与控制平台数据，促进医疗质量精细化管理。

六、临床路径管理

临床路径是指针对某一疾病建立一套标准化治疗模式与治疗程序，是一个有关临床治疗的综合模式，以循证医学证据和指南为指导来促进治疗组织和疾病管理的方法，最终起到规范医疗行为、减少变异、降低成本、提高质量的作用。20 世纪 80 年代后期，美国政府为了遏制医疗费用的不合理增长，提高卫生资源利用率，医疗保险支付由传统的后付制改为按疾病诊断相关组支付。医院出于自身效益的考虑，将临床路径应用于护理管理，作为缩短住院日的手段。1985 年，美国新英格兰医疗中心率先实施临床路径，并成功降低了高涨的医疗费用。临床路径由此受到美国医学界的重视并不断发展，逐渐成为既能贯彻医院质量管理标准又能节约资源的医疗标准化模式。2009 年，卫生部印发了《临床路径管理指导原则（试行）》的通知，在全国范围内至少遴选 50 家试点医院，承担 22 个专业、112 个病种的临床路径管理试点工作，作为公立医院改革的重要内容。

采用临床路径后，可以避免传统路径使同一疾病在不同地区、不同医院、不同的治疗组或者不同医师个人间出现不同的治疗治疗方案，避免了其随意性，提高了费用、预后等的可评估性。临床路径通过设立并制订针对某个可预测治疗结果的病人群体或某项临床症状的特殊文件、教育方案、患者调查、焦点问题探讨、独立观察、标准化规范等，规范医疗行为，提高医疗执行效率，降低成本，提高质量。

虽然实施临床路径的初衷是为了适应医疗保险支付制度的变革，但随着临床路径的不断发展，其目的逐渐外延，作用不断扩展，目前已成为一种有效的医院质量管理工具和疾病诊疗及评估标准。

（一）临床路径的目的

（1）寻找符合成本—效益的最佳治疗护理模式。

（2）缩短患者住院天数。

（3）将诊疗、护理标准化。

（4）可确定病种的标准住院天数和检查项目。

（5）提高服务质量和患者满意度。

（6）协调各部门通过临床路径保持一致性，提高效率。

（7）降低医疗成本和住院费用。

（二）临床路径的作用

（1）对于医务人员来说，由于有了统一的临床路径，通过有计划的标准医疗和护理，可以减轻医生、护士的工作量，并且可以减少出现失误。

（2）可以明确医生、护士以及相关人员的责任，如果治疗或护理偏离标准时易于发现，并可以及早处理。由于各种处理措施是依据临床路径制定的，可以使医务人员在医疗、护理过程中的协调性增强。

（3）对于患者来说，通过了解治疗计划，可对自己的疾病治疗有相应的心理准备，减少入院后的不安感，并且可以增强患者的自身管理意识，使治疗效果更好。

（4）可以增加患者同医务人员的沟通，提高患者对医生、护士的信任感；由于可以大致预计出院时间，因此患者可以对费用进行预测。

（5）对医院来说，实行临床路径便于医院对资料进行归纳整理，这对于改进诊疗方法，提高医疗水平都是十分必要的。

实践证明，临床路径可以有效减少医疗资源的浪费，降低医疗成本，减少住院天数，同时保证治疗效果，增加患者满意度。

第四章　护理与护理质量管理

第一节　护理管理概述

一、护理管理的概念

护理管理是指运用管理学的理论和方法，对护理工作的诸要素进行科学的计划、组织、指挥、协调和控制，以提高护理服务质量和工作效率为目的的活动过程。世界卫生组织对护理管理的定义：护理管理是为了提高人们的健康水平，系统地利用护士的潜在能力和其他相关人员、设备、环境和社会活动的过程。

二、护理管理的特点

随着社会的发展，护理管理范围从过去的医院护理管理延伸到社区、家庭、学校、企业等护理需求的管理，对护理实践、护理教育、护理科研等内容有了进一步的扩展，使护理管理的内涵得到进一步丰富，其特点主要有以下几个方面。

广泛性：主要体现在管理范围广泛，参与管理的人员众多。护理管理涉及学科多、内容广、范围大，是一项复杂的系统工程，包括组织管理、人员管理、业务技术管理、物资管理、科研管理、教学管理等领域。

综合性：护理管理是对管理理论和护理实践加以综合应用的过程。护理管理涵盖了临床护理、健康教育、科研教学等方面，需要综合运用多学科的知识和技术，与多个部门密切配合，不断吸取现代科技与医学科学发展的新理论、新知识，提高护理质量和效率。

实践性：护理管理的目的是运用科学的管理方法来解决实际的临床护理管理问题。护理管理需要将理论知识与实际情况相结合，通过实践不断探索和总结经验，以提高管理效果，从而创造最佳的社会效益和经济效益。

专业性：护理工作具有较强的专业科学性、专业服务性、专业技术性，护理管理者需要结合护理专业的特点进行有针对性的管理和指导，以便有效地管理和领导护理团队。

三、护理组织管理体系

在医院的管理系统中，护理部是医院护理工作专业管理职能部门，它需要与医院行政、医务、科教及后勤等多部门相互配合共同完成医院的医疗、护理、预防、教学、科研等工作。因此，医院要有完善的护理管理组织体系，实施垂直管理，达到职责明确、责权统一、监督有力，保证医院质量管理实现总体目标。二级和二级以上的医院应设护理部，实行院长（或副院长）领导下的护理部主任负责制。三级医院实行护理部主任—科护士长—护士长三级管理；二级医院实行总护士长—护士长二级管理。医院应当通过公开竞聘，选拔符合条件的护理人员从事各级护理管理工作。

三级护理管理组织结构：300 张病床以上有条件的三级医院设专职护理副院长，可兼任护理部主任，另设副主任一至二名，可设干事一名；500 张病床以上的三级医院设护理部主任 1 名，副主任一至三名，病区、门急诊、手术室根据工作任务及范围可设科护士长及护士长。

二级护理管理组织结构：二级医院设总护士长一名，可设干事一名。病房、门急诊、手术室、消毒供应中心设护士长。

第二节　护理人员管理

一、护理人员配置

护理人员的配置应遵循以下原则。

（1）功能需要的原则。护理人员的配置应根据医院的性质、规模、功能、任务和发展趋势，科学地、合理地设置护理岗位，明确岗位职责和任职条件，以保证各项护理任务的顺利完成及护理质量的持续提高。

（2）结构合理的原则。护理人员的配置不仅要根据工作性质、专业特点、教学及科研任务的需求考虑人员数量，还需考虑人员群体的结构比例。在编制结构中应体现不同资历、不同职称、不同层级及学历结构符合要求的护士的合理编配，优化人力资源配置，保持合理的梯队结构，充分发挥不同层次护理人员的潜能，以保证护理服务质量，提高工作效率和护理人员对工作的满意度。

（3）优化组合的原则。对于不同层次结构的护理人员，在编制管理上要进行人才组织结构优化，配置合理，人尽其才，才尽其用，充分发挥个人潜能，做到优势互补，以最小的投入达到最大效益，发挥人力资源的经济效能。

（4）经济效能的原则。医院管理体制的改革和自身发展，要求护理管理者对人力、物力、财力、时间、信息等资源进行有效核算、监测和控制，因而编设和使用护理人员时，应在保证优质、高效的基础上减少人力成本的投入。

（5）动态调整的原则。随着护理专业的发展、服务对象的变化以及医院功能的拓展，对护理人员编制、动态管理提出了新的要求。护理管理者要有预见能力，重视和落实在编人员的继续教育，使护理人员的素质适应社会需要，使护理人员能出能进、能上能下、合理流动，不断进行动态调整。

二、护理人员绩效考核

护理人员绩效考核是指护理管理者或相关人员通过一定的方式对护理人员的工作成效进行考核评价的过程，其考核结果可作为续聘、晋升、分配、奖惩等人力资源管理决策的主要依据。由于人的行为受到诸多因素的影响，因此，建立客观、公正、系统的绩效考核体系，是新时期护理管理者面临的一大挑战。

（一）绩效考核的内容

1. 德

德即政治素质、思想品德、工作作风和职业道德等。其具体包括良好的职业道德、团结同事、关爱病人、爱岗敬业、遵守各项规章制度、坚持党的方针和政策等。

2. 能

能是指具备本职工作要求的知识技能和处理实际问题的能力。其具体包括专业理论、专业技能、健康教育能力、沟通能力、应急能力、临床教学与科研能力等。

3. 勤

勤是指工作态度、岗位职责完成情况、出勤及劳动纪律等。

4. 绩

绩是指工作效率、效益以及成果、奖励及贡献等。

（二）绩效考核的方法

表格评定法是绩效考核中最常见的一种方法。此方法是把一系列的绩效因素（如工作质量、业务能力、团结协作、出勤率、护理不良事件等）罗列出来，制成表格，最后可用优、良、中、差来表示。

评语法是用陈述性文字对护理人员的行为特征，如对工作态度、劳动纪律、业务能力、医德医风等方面做出评价，包括被考核者的自我鉴定和考核者的评语。

绩效评价表法是将考核内容按德、能、勤、绩的具体标准规定分值，以分值的多少计算考核结果。

关键事件法是指护理管理者将护理人员的某种行为对组织产生积极或消极影响的重大事件记录下来，作为考核护理人员绩效的内容，操作时应贯穿考核过程的始终，以做出全面的评价。

专家评定法即外请专家与本单位的护理管理者共同考评，采用此方法时护理专家既能检查、指导工作，又可交流工作经验，且比较公正、专业。

三、护理人员职业发展规划

职业发展是指组织在发展中要根据内外环境变化，对员工的职业需求进行动态调整，以使每个员工的能力和志趣都能与组织的需求相吻合。护理人员职业发展规划包括自我评估、内外环境分析、职业发展途径选择、设置个人职业生涯目标、行动计划与措施、评估与调整等主要活动。

自我评估：护理人员职业发展规划的自我评估是对个人职业发展方面的相关因素进行全面、深入、客观的认识与分析的过程。评估的内容主要有个人的职业价值观、个人做人做事的基本原则和追求的价值目标、分析个人已掌握的专业知识与技能、个人的人格特点、兴趣等相关因素。通过评估，了解自己的职业发展优势与局限，在此基础上形成自己的职业发展定位，对自己所适合的职业生涯目标，如专科护士、护理教师、护理管理人员等做出合理的抉择。

内外环境分析：环境为每个人提供了活动的空间、发展的条件和成功的机遇。护理人员在制订职业发展规划时，要分析组织发展战略、护理人力资源需求、护理队伍组织结构、护理人员升迁政策等。只有确认自己发展的机遇与空间，才能把握自己的目标与方向。

职业发展途径选择：护理人员职业发展途径选择是以个人评估和环境评估的结果为决策依据的。发展方向不同，其发展要求与路径也就不同。

设置个人职业生涯目标：确定了职业发展途径后，就需要设置职业生涯目标。目标设置的基本要求是适合个人自身特点、满足组织和社会需求、目标的高低幅度适当、目标要具体、同一时期不要设置过多目标等。

行动计划与措施：职业目标的实现依赖于个人积极具体的行为和有效的策略与措施。护理人员实现目标的行为包括个人在护理工作中的表现与业绩，超越现实护理工作以外的个人发展前瞻性准备。护理人员实现目标的策略包括有效平衡职业发展目标与个人生活目标、家庭目标等其他目标之间的关系。

评估与调整：在实现职业生涯目标的过程中，由于内外环境等诸多因素的变化，可能会对目标的实现带来不同程度的阻碍，这就需要个人根据实际情况，及时调整自我认识和对职业目标的重新界定。

第三节　护理质量管理

护理质量管理是指按照护理质量形成的过程和规律，对构成护理质量的各要素进行计划、组织、协调和控制，以保证护理服务达到规定的标准，满足和超越服务对象需要的活动过程。

一、护理质量管理原则

1. 以患者为中心的原则

患者是医疗护理服务的中心，是医院赖以生存和发展的基础。无论是临床护理工作流程设计、优化，护理标准制定，还是日常服务活动的评价等管理活动，都必须建立尊重患者人格、满足患者需求、提供专业化服务、保障患者安全的文化与制度。

2. 预防为主的原则

护理质量的优劣直接关系到人类的健康，关系到服务对象的生活质量和生命。因此，"第一次就把工作做好"是护理质量管理的关键，对形成护理质量的要素、过程和结果的风险进行识别，建立应急预案，采取预防措施，降低护理质量缺陷的发生。行之有效的护理质量管理，必须实行预防为主的方针，把质量管理的重点从事后把关转变为事前预防，做到防患于未然。

3. 全员参与的原则

人是组织之本，只有各级护理人员的充分参与，才能充分发挥他们的主观能动性和创造性，为组织带来效益。护理质量管理不仅需要管理者的正确领导，更需要层层管理，人人负责。

4. 基于事实的原则

有效的决策必须以充分的数据和真实的信息为基础，信息和数据是判断质量和认识质量的重要依据。在评价护理质量时，应将客观事实和数据结合起来综合判断，以准确反映护理质量水平，增强对各种意见、决定的评审和改变能力。

5. 持续改进的原则

持续改进是指在现有服务水平上不断提高服务质量及管理体系有效性和效率的循环活动，是全面质量管理的精髓和核心。持续改进没有终点，只有不断进取、不断创新，在原有质量基础上不断定位更高标准，才能使护理质量始终处在一个良好的循环轨道。

6. 标准化原则

质量标准化是护理质量管理的基础工作，只有建立健全质量管理制度才能使各级护理人员有章可循。护理质量标准化包括建立各项规章制度、各级人员岗位职责、各种操作规程以及各类工作质量标准等。

7. 双赢原则

护理只有与医疗、医技、后勤等多部门在双赢的基础上共同合作，才能为病人提供更好的服务。

8. 系统管理原则

医院是一个系统，由不同的部门和诸多过程组成，它们是相互影响、相互关联的。只有将护理质量管理体系作为一个大系统，对组成管理体系中的各个要素加以理解、识别和管理，才能实现护理质量管理的目标要求。

二、护理质量管理内容

建立完善的质量管理体系是开展质量管理、实现质量方针和质量目标的重要保证。护理部应下设护理持续质量改进委员会（质量管理组），委员会成员由护理院长、护理部主任、科护士长、病房护士长及护理骨干等组成，形成持续质量改进网络结构，对全院护理质量进行全员、全过程监控。

（1）制定护理质量目标。护理质量目标应与医院质量方针、目标一致。质量目标必须满足以下要求：①切实可行。②在规定时间内可以达到。③可测量或可定性。④目标之间按优先次序排列，不可以相互矛盾。⑤护理管理者应该随时根据政策、法规和竞争环境等方面的变化修订其质量目标。

（2）制定护理质量标准。护理质量标准包括与护理工作相关的执行标准、流程、制度、规范等。制定护理质量标准的原则：①可衡量性原则。没有数据就没有质量的概念，因此在制定护理质量标准时，要尽量用数据来表达，对一些定性标准也尽量将其转化为可计量的指标。②科学性原则。制定护理质量标准不仅要符合法律法规和规章制度要求，而且要能够满足病人的需要，有利于规范护士行为、提高护理质量和医院管理水平，有利于护理人才队伍的培养，促进护理学科的发展。③先进性原则。护理工作对象是病人，任何疏忽、失误或处理不当，都会给病人造成不良影响或严重后果。因此，要总结国内外护理工作正反两方面的经验和教训，在充分循证的基础上，按照质量标准形成的规律制定标准。④实用性原则。从客观实际出发，掌握目前医院护理质量水平与国内外护理质量水平的差距，依据现有人员、技术、物资、设备、时间等条件，制定质量标准和具体指标，制定标准时应基于事实，略高于事实，即标准应是经过努力才能达到的。⑤严肃性和相对稳定性原则。在制定各项质量标准时要有科学的依据和群众基础，一经审定，必须严肃认真地执行，凡强制性、指令性标准应真正成为质量管理法规，其他规范性标准也应发挥其规范指导作用。同时，应保持各项标准的相对稳定性，不可随意更改。

（3）进行护理质量培训。质量培训是质量管理的一项重要工作，是为提高护理人员的质量意识，传授质量管理的思想、理论、方法和手段等科学知识，获得保证服务质量的技能，而对不同年资、不同专业背景的护士进行专业能力的培训。质量培训的方法可依据培训对象、培训内容而定，可采用集中理论培训、远程视频会议、观摩交流、现场指导等多种形式增强培训效果。

（4）实施全面质量管理。全面质量管理是对影响护理质量的各要素、各过程进行全面的监控，保证护理工作按标准的流程和规范进行，及时发现可能存在的隐患，并采取纠正措施。其范围主要包括护理人员素质、护理技术管理、专科护理质量、护理服务质量、环境质量、各项护理指标的管理、设备管理、护理信息管理等。

（5）进行护理质量评价。护理质量评价是验证护理质量管理效果的必要手段，护理质量管理组应设专人负责质量评价。根据评价时间和内容分为定期评价和不定期评价，根据评价主体不同分为医院外部评价、上级评价、同级评价、自我评价和服务对象评价。多维度的评价更能客观、全面衡量质量管理的效果。

三、护理质量管理方法

随着护理专业的发展，护理管理者不断借鉴和应用现代化、企业化管理模式，不断衍生和研发适用性更强的管理工具，使得护理质量管理从方法上更加科学化、规范化和精细化。常用的护理质量管理方法有 PDCA 循环、根本原因分析法（RCA）、追踪法等。

（一）PDCA 循环

PDCA 循环由计划、实施、检查、处理四个阶段组成。它是全面质量管理所应遵循的科学管理工作程序，反映质量管理的客观规律，可以使管理人员的思想方法和工作步骤更加条理化、系统化、科学化。

PDCA 包括的阶段和各阶段的步骤有以下几个方面。

（1）计划阶段：包括制定质量方针、目标、措施和管理项目等计划活动。这一阶段包括以下四个步骤：①分析质量现状，找出存在的质量问题，并对问题进行归类、整理。②分析产生质量问题的原因或影响因素，对上一个步骤列出的问题进行详细分析，找出各种问题存在的原因以及影响护理质量的主要因素和次要因素。③找出影响质量的主要因素，根据工作任务，结合具体实际情况，对各种资料及问题进行分类，确定本次循环的质量管理目标。④针对影响质量的主要原因研究对策，制定相应的管理或技术措施，提出改进行动计划，并预测实际效果。计划要详尽、指标要具体、责任要明确、奖惩要分明。

（2）实施阶段：按照预定的质量计划、目标、措施及分工要求付诸实际行动。同时，按照要求将工作落实到各个部门和人员，按时、按量、按质地完成任务。

（3）检查阶段：根据计划要求把执行结果与预定的目标对比，检查拟定计划目标的执行情况。在检查阶段，应对每项阶段性实施结果进行全面检查、衡量和考查所取得的效果，注意发现新问题，总结成功的经验，找出失败的教训并分析原因，以指导下一阶段的工作。

（4）处置阶段：对检查结果进行分析、评价和总结。其具体分为两个步骤进行：首先把成果和经验纳入有关标准和规范之中，巩固已取得的成绩，进行总结和记录，失败的教训也要总结，防止不良结果再次发生；然后把没有解决的质量问题或新发现的质量问题转入下一个 PDCA 循环，为制订下一轮计划提供资料。

（二）根本原因分析法（RCA）

根本原因分析法（Root Cause Analysis，简称 RCA），是一个系统化的问题处理过程，包括确定和分析问题原因，找出问题解决方法，采取问题预防措施，主要用于系统及流程的问题探讨。RCA 是一种回溯性失误分析方法，常用于医疗不良事件分析。

RCA 步骤包括以下四个阶段。

第一阶段——进行 RCA 前的准备：主要包括组成团队、情境简述、收集事件相关信息。事件相关信息包括与事件当事人的谈话记录、病历记录、检验报告、与病人护理及病情相关的文件等。此外，相关使用器材的状况或物品、物证也应一并收集。

第二阶段——找出近端原因：以更细节、具体的方式叙述事情的发生始末。画出时间线及流程图，确认事件发生的先后顺序，并列出可能造成事件的护理程序及执行过程是否符合规范的情况，医院也许有制定与此事件有关的护理流程和指引，收集测量资料以分析近端原因，针对近端原因及时采取干预措施。

第三阶段——确定根本原因：列出与事件相关的组织及系统分类，从系统因子中筛选出根本原因。确定根本原因时可询问：①当此原因不存在时，问题还会存在吗？②原因被矫正或排除后，此问题还会因相同因子而再发生吗？③原因矫正或排除后还会导致类似事件发生吗？答"不会"者为根本原因，答"会"者为近端（促成）原因。确认根本原因之间的关系，避免只排除其中一个根本原因，而其他原因仍相互作用造成不同类型但程度相当的事件的发生。

第四阶段——制订改善计划和措施：首先找出降低风险的策略，采取整改措施。采取整改措施的成员包括原小组成员，也可纳入相关方面的专家；拟定的解决方案经常是需要跨部门且是多学科的。从可能性、风险性、护士接受程度、成本等多角度评估所拟定的整改措施，然后设计整改行动，遵循 PDCA 循环原则执行，并适时评价改善措施的成果。

（三）追踪法（TM）

追踪法（Tracer Methodology，简称 TM）是美国医院认证联合委员会在医院质量论证中常用的一种方法，是过程质量管理的一种手段。追踪法包括个案追踪和系统追踪。

个案追踪法：是观察患者的整个诊疗过程，按照事先设计的表格，认真记录每个环节的衔接和对患者的处置，然后评价各个工作环节及衔接是否规范合理，包括资料数据使用、患者移动、治疗护理过程及院内感染控制等。

系统追踪法：集中考察医院的某个系统、功能模块甚至具体环节，其主要内容包括但不限于评价有关环节的表现，特别是相关环节的整合与协调；评价各职能部门和科室之间的沟通；发现相关环节中潜在的问题；与追踪环节相关人员的讨论，获取信息。

（1）追踪法的步骤。实施追踪法的基本步骤包括三个方面：首先，检查者以面谈及查阅文件的方式，了解医院是否开展和如何进行系统性的风险管理；其次，以患者个体和个案追踪的方式，实地访查一线工作人员以及医院各部门的医疗服务质量，了解医疗服务流程的落实程度；最后，检查者以会议形式讨论和交换检查结果，并根据发现的问题进行系统追踪，提出改进意见。

（2）追踪目标患者的选择。追踪法的核心是"以患者为中心"，强调患者安全及医疗服务质量持续改进。追踪目标患者的选择是实施追踪法的前提和基础，一般应根据以下标准选择：①医疗机构诊治的前五大类患者。②跨越多个服务项目的患者。③转院患者。④当天或第二天即将出院的患者。⑤如进行系统追踪，则选择与该系统相关的患者。

（3）追踪法检查的主要内容。医院在评审过程中将个案追踪法和系统追踪法同时进行，个案追踪法重点关注沟通与协调情况，系统追踪法重点关注落实与执行情况。

四、护理质量指标管理及应用

科学、合理、可测的护理质量指标是有效评价护理质量的主要工具。在向管理目标前进的过程中，管理者通过指标监测，可以及时了解前行的方向是否与目标保持一致。统一的医院护理质量指标既可以判断护理质量的优劣，又可以鉴别护理工作中存在的差距和问题，从而加以改进，推动护理质量的不断提高。

护理质量管理敏感性指标的筛选原则：敏感指标筛选首先要突出护理工作特点，否则难以筛选出对护理工作特异性高、有指导意义的指标；其次，要突出质量管理的要求；再次，要突出少而精的特点，即能够为护理质量管理带来"以点及面"的效果。为了达到指标管理同质化，每个指标都应该明确定义、计算公式、意义、采集方法等，只有采用相同方法和途径采集的数据才能做后期同质化比较和分析。

护理质量敏感的指标应用应在国家敏感指标的指导下，各级护理管理者均应建立相应的护理质量敏感指标，并逐级开展敏感指标监测、上报、分析和反馈。在客观的指标数据基础上，发挥敏感指标的测量、横评、指引作用：①通过日常数据收集直观掌握本单位护理质量的现状，通过数据分布与趋势分析结果，进行自身历史性、阶段性质量纵向变化趋势的比较。②根据本医疗机构或病房的质量排序位点，与国家、地区或标杆质量水平进行同行间横向比较，判断质量可提升和改善的空间。③探索某项护理措施与病人结局的因果关系，进而确定影响质量的因素，提前预防和改善。④通过长期数据监测总结质量管理内部规律，从而进行预防性改进和干预。

五、护理质量管理评价工具及应用

护理质量管理评价是护理质量管理的重要手段，贯穿于护理过程的始终，是一项系统工程。护理质量评价可以客观地反映护理质量和效果，分析发生问题的原因，寻找改进的机会，进行持续改进，不断提高护理质量。

护理质量评价的内容包括基础质量评价、环节质量评价和终末质量评价三大部分。

（1）基础质量评价。基础质量是指提供护理工作的基础条件的质量，是构成护理工作质量的基本要素，也称要素质量。基础质量评价的主要内容是护理工作的各基本要素，内容包括组织机构、人员（编制人数、职称、学历构成、在职教育情况等）、技术（业务功能、业务项目、组织分工、技术合格程度等）、物资（药品、仪器、设备、器材、器械的装备水平和设备管理情况等）、环境（建筑设施、医疗护理活动空间、环境管理等）、时间（排班、值班、传呼系统等）、信息（管理条例、规章制度、统计资料等）等。

（2）环节质量评价。环节质量即护理过程质量，也称过程质量。它是指各种要素通过组织管理形成的各项工作能力、服务项目及其工作程序或工序的质量，包括从就诊、入院、诊断、治疗、护理到出院各个阶段各项护理工作的质量。环节质量既包括护理工作和护理服务的质量，也包括护理人员与其他相关人员协同工作的质量以及护理管理工作的质量。环节质量评价可采用全面检查与抽样检查相结合，定期检查与不定期检查相结合的方式。

（3）终末质量评价。终末质量即护理的最终结果，即服务对象所得到的护理效果的综合质量。临床护理常以病人的行为、健康状况是否改善，知识、技能是否增加，满意度如何等作为终末质量的评价范畴。终末质量评价主要以数据为依据综合评价护理终末效果的优劣，属于事后检查。

第四节 护理教育培训

一、护理人员培训

（一）培训的定义及目的

（1）培训的定义：培训就是向新员工或现有员工传授其完成本职工作所必需的相关知识、技能、价值观念、行为规范的过程，是对员工进行的有计划、有步骤的培养和训练。

（2）护理人员培训目的：①提升护理人员的职业道德和服务意识，使护理人员具备良好的职业道德，树立以病人为中心的服务理念，提供优质的护理服务。②培养护理人员的专业知识和技能，使护理人员掌握护理基础理论、专业知识和专科护理常规，熟练运用护理技术操作，提高护理质量。③提高护理人员的工作能力，使护理人员具备较强的临床实践能力、沟通协调能力和应急处理能力，能够胜任临床护理工作。④培养护理人员的团队协作能力，在团队协作中能职责明确，有效配合，提升工作效率。⑤满足护理人员职业发展的需求，为护理人员提供职业发展的机会和平台，满足护理人员在不同阶段的需求，提升护理人员的职业满意度。⑥提高病人对护理工作的满意度，提高护理人员的专业素质和服务水平，从而提高病人对护理工作的满意度。

（二）培训的原则及方法

1. 培训原则

（1）理论联系实际。护理人员的培训要从护理人员的知识结构、能力结构、年龄情况和岗位的实际需要出发，注重将培训结果向生产力转化的实际效果。

（2）文化与专业并重。在专业培训的同时，应注重护理文化的建设。通过护理文化建设使护理人员从思想认识、工作态度、文化知识、人生观、价值观等方面达到组织文化的要求。

（3）基础与专科结合。以基本知识、基本理论、基本技能为基石，强化专科理论和技能，促进专科护理人才队伍建设。

2. 培训方法

（1）讲授法。这是最基本的培训方法，培训师通过语言表达，系统地向学员传授知识，期望学员能记住其中的重要观念与特定知识。

（2）演示法。培训师将某项技能的操作方法向学员进行演示，以便使学员从操作方法上掌握。

（3）角色扮演法。培训师安排学员模拟实际工作场景，通过模拟操作，让学员从实践中掌握知识和技能。

（4）工作轮换法。这是一种在职培训的方法，让学员在预定的时期内变换工作岗位，以便他们能够了解和掌握不同岗位的技能和知识。

（5）在线培训。随着科技的发展，越来越多的培训通过互联网进行，包括视频讲座、网络课程等。

（6）实地培训。这种培训方式主要是在医院等实际工作环境中进行，包括临床实习、实操训练等。

（7）混合式培训。结合线上和线下培训的优势，增强培训效果。

（三）培训的程序及效果

1. 培训需求调查

（1）通过问卷调查、访谈、观察、能力测评和患者满意度调查等方式，发现护理人员在专业知识、技能和服务意识等方面存在的问题。

（2）对收集到的问题进行整理、分类和排序，撰写培训需求分析报告。

2. 制订培训方案

（1）基于培训需求分析报告，拟定护理人员培训方案，包括培训目的、目标、对象、讲师、地点、内容和费用等。

（2）确保培训方案全面且具有针对性。

（3）上级主管部门审核并监督执行，确保培训方案的执行力度。

3. 开发培训课程

（1）由培训师设计和开发培训课件、讲义，作为护理人员学习的教材。

（2）建立护理人员的培训课程体系和培训方式。

4. 组织培训实施

（1）按照培训方案组织护理人员进行培训学习。

（2）采用多种培训方式，如自学、课堂学习、网络学习、行动学习、工作训练和小组学习等。

（3）在培训过程中增加培训师与护理人员的互动和奖励，提升培训效果。

5. 培训效果转化

（1）培训后，培训管理人员与护理人员主管共同促进参训人员将所学知识和技能应用到实际工作中。

（2）通过实践和反馈，持续优化培训方案和课程，增强培训效果。

二、专科护士培训

专科护士是指在某一特殊或专门的护理领域具有较高水平和专长的专家型临床护士。

（一）专科护士的职能和作用

（1）专业护理实践：对各种常见病和多发病的病人进行专科护理，包括但不限于执行医嘱、实施护理计划、进行临床评估以及提供心理护理等。熟练掌握护理程序，能够为患者提供高质量、有针对性的护理服务。

（2）技术操作与监督：精通各项护理技术操作，如呼吸机的使用与管理、各种引流管的护理、患者生命体征的监测等，并且能够监督和指导其他护理人员的技术操作，确保护理安全。

（3）教育与培训：参与护理人员的教育和培训工作，通过教学、指导和新护士的培训，传播专业知识，提高整个护理团队的专业水平。

（4）护理管理：参与制定专科护理工作指引、修订护理记录表格、规范护理程序等，以提高护理工作的效率和效果。

（5）跨专业合作：与其他医疗专业人员如医生、康复师、营养师等合作，提供以患者为中心的综合性医疗服务。与社区工作者合作，确保患者出院后的连续性护理。

（6）科研与循证护理：开展本专业领域的护理研究，通过循证护理实践，识别有效的护理策略，推动护理质量的持续改进。

（二）专科护士培养过程

专科护士的培养是一个系统化、专业化的过程，旨在通过教育和实践，培养护士在某一特定领域具备深厚的专业知识、技能和素养，以满足患者在该领域内的健康需求。

1. 基础教育和培训

学历教育：护士首先需要完成护理专业的学历教育，通常是三年的护理大专教育或四年的护理本科教育。

基础护理实践：护士需要在临床进行一段时间的基础护理实践，以积累实际工作经验。

2. 专业知识和技能的深化

专科理论学习：护士需要通过继续教育或研究生教育等方式，学习特定领域的理论知识，如重症监护、糖尿病护理、血液透析等。

实践能力培养：在具有专科资质的医疗机构进行实践，通过参与临床工作，提高专科护理技能。

3. 专科资质认证

培训：护士需参加由医院或专业机构提供的专科护士培训项目。

考核：完成培训后，护士需通过理论考试和临床实践考核，以证明其专科护理能力。

4. 持续专业发展

继续教育：专科护士需要定期参加继续教育，更新知识和技能。

专业交流：参与专业组织、学术会议，交流工作经验，提升专业水平。

科研和循证实践：鼓励专科护士参与科研活动，将研究成果应用于临床，提高护理质量。

5. 师资队伍和教学方法的优化

专业师资队伍：建立专业的师资队伍，为专科护士培养提供高质量的教学。

教学方法：运用多种教学方法，如模拟训练、案例教学等，提高护士的分析和解决问题的能力。

6. 角色定位和核心能力

角色定位：明确专科护士在医疗团队中的角色，如咨询者、指导者等。

核心能力：培养护士的专业判断、临床决策、患者教育等核心能力。

在培养过程中，还需关注护士的职业发展规划，为其提供个性化的发展指导和组织支持。通过上述培养过程，专科护士能够为患者提供更加专业、精细化的护理服务，提高自身护理质量和患者满意度。

三、护理人员继续教育

护理人员继续教育是护理人员完成规范化培训之后，以学习新理论、新知识、新技术和新方法为主的一种终身性护理教育。其教育形式灵活多样，主要有学术会议、专题讲座、疑难病例护理讨论、技术操作示教、发表论文或著作、网络学习等，一般以短期和业余学习为主。

（1）学分授予。依据《继续医学教育学分授予试行办法》实行学分制管理，分为Ⅰ类和Ⅱ类学分。①Ⅰ类学分项目：国家卫健委审批认可的国家教育项目，省、市审批认可的继续教育项目，国家卫健委继续教育委员会专项立案的继续教育项目。②Ⅱ类学分项目：自学项目，其他形式的继续教育项目。

（2）学分制管理。护理人员每年参加经认可的继续教育活动不得少于25学分，其中Ⅰ类学分不少于15学分，Ⅱ类学分不少于10学分。护理人员在任期间，须遵循规定，每年累积达到继续教育所要求的最低学分，方可进行下一次注册、续聘或晋升至更高一级的专业技术职务。

第五节 护理科研创新

一、护理科研概述

护理科研是指护理人员通过科学的方法，对护理实践中的问题进行探究和解决，以提高护理质量，促进护理学科的发展。它是科学研究的一个重要分支。

1. 护理科研的特点

（1）目的性。

（2）科学性。

（3）客观性。

（4）可重复性。

（5）可推广性。

2. 护理科研的目的

（1）推动护理理论的发展。

（2）培养护理科研人才。

（3）提高护理服务质量。

（4）促进学科交流合作。

3. 护理科研的步骤

（1）选题。选题是科研的第一步，要明确研究问题，确立研究目标。选题应充分考虑和事先做好调查、阅读相关资料、了解课题背景和研究方向等。

（2）查阅文献。查阅与选题相关的文献，了解前人的研究成果和研究进展，为研究设计提供理论依据。

（3）确认研究的变量。明确研究对象所具备的特性或属性，即研究所要解释、探讨、描述或检验的因素，也称为研究因素。

（4）假设形成。对已确立的研究问题提出一个预期性的研究结果，根据假设确定研究对象、方法和观察指标等，获得试验结果用来验证或否定假设，并对提出的问题进行解释和回答。

（5）科研设计。设计研究工作的总体方案，包括研究对象、研究内容、研究方法、研究所需的人力、物力等。研究设计应与研究问题和目标相一致，并考虑到其可行性、资源和时间等因素。

（6）数据收集。根据研究设计进行数据收集，要尽可能广泛，数据真实，保证结果的真实性。

（7）数据分析。对收集到的数据进行整理和分析，得出结论，验证假设。

（8）撰写论文。将研究成果总结成论文，为护理实践提供科学依据。

（9）伦理审查。在进行护理科研过程中，要遵循伦理原则，保护研究对象的权益，通过伦理审查，确保研究的安全性和合规性。

（10）循环反馈。根据研究成果和论文发表后的反馈，不断完善研究设计和方法，提高护理科研的质量。

二、护理科研设计

护理科研设计是指在护理研究项目中明确定义研究问题、方法和计划的过程。它是护理科研的基础，涵盖了研究问题的提出、研究设计的选择、数据收集和分析方法的确定以及伦理和资源管理等方面，具体包括以下内容。

（1）明确研究问题和目标。确立研究问题时，应考虑到问题的创新性、可行性及其对护理学科的贡献。研究目标应具体、量化，并能够指导研究全过程，确保每一步都紧密围绕目标进行。

（2）选择研究设计。研究设计的选择应基于研究问题的特性，同时兼顾研究的内部和外部效度。同时，应选择最适合回答研究问题的设计，如对于因果关系的探究，可以选择随机对照试验，而对于现象的理解则更适合使用现象学研究方法。

（3）确定研究对象和样本。研究对象的选择应符合研究问题的要求，样本的选取则需考虑到样本的代表性和容量。同时，应使用恰当的抽样方法，并确保样本能够充分反映研究总体。

（4）制定数据收集计划。数据收集计划应详尽无遗，明确每个数据点的收集方法、时间和地点等。同时，应确保数据收集的工具和流程具有标准化和可靠性。

（5）选择数据分析方法。数据分析方法应与数据类型和研究问题相匹配。同时，应选择能够有效处理研究数据的统计方法或分析技术，并确保分析的严谨性。

（6）伦理和资源管理。研究过程中必须遵守伦理准则，保护研究对象的隐私和权益。同时，应合理安排和使用资源，确保研究的高效。

（7）制订研究计划和进度安排。详细的研究计划和进度安排可以保证研究的有序进行。同时，应制订明确的时间表，分配责任，并定期检查进度。

（8）预试验。预试验是检验研究设计可行性的重要步骤，可以发现研究过程中的潜在问题，及时进行调整。

（9）评估和调整。研究过程中的持续评估和调整是保证研究质量的关键。同时，应建立有效的监测机制，对研究进展和结果进行定期评估，及时调整研究策略。

（10）假设和研究框架。构建清晰的假设和研究框架有助于明确研究思路和方向。研究框架应逻辑严密，明确变量之间的假设关系。

三、护理论文撰写

护理论文是护理人员对护理实践、护理管理、护理教育、护理科研等方面进行总结、分析和探讨的一种学术性文章。撰写护理论文有助于提高护理人员的专业素质，促进护理学科的发展。

（一）论文的结构组成

题目：题目是论文的核心，应简洁明了地反映论文内容。一个好的题目通常包括研究对象、研究方法和研究结果三个要素。

作者及单位：列出参与研究并实质性贡献的作者姓名及其所属单位。按照贡献大小顺序排列，单位需注明省市、邮编。

摘要：摘要是论文的高度概括，通常包括研究目的、方法、主要结果和结论四个方面。摘要需简洁明了，字数在 200 字左右。

关键词：列出几个与论文主题密切相关的关键词，便于检索系统索引和读者寻找相关文献。

引言：介绍研究的背景、目的、意义以及研究假设或问题。

文献综述：对相关研究进行回顾，分析现有研究的不足和本研究的创新点。

方法：详细说明研究的设计、对象、干预措施、数据收集和分析方法等。

结果：报告研究数据的分析结果，通常包括文字描述、表格和图形。

讨论：对结果进行解释，比较预期与实际结果的差异，分析原因，讨论研究的局限性，提出建议。

结论：总结研究的主要发现，强调研究的贡献和实际应用价值。

致谢：感谢对研究有贡献的个人或机构。

参考文献：列出论文中引用的所有文献，确保信息的准确性和完整性。

（二）撰写护理论文的注意事项

选题恰当：选择一个具有学术价值和现实意义的课题，避免选题过于宽泛或过于狭窄，确保选题与导师的研究兴趣和方向相符合。

结构清晰：确保论文结构合理，逻辑严密。

遵循学术规范：在撰写论文过程中，注意遵循学术规范，如引用规则、参考文献格式等。

避免抄袭和剽窃：严禁抄袭、剽窃他人作品。尊重原创，保证学术诚信。

第六节 护理团队建设

一、护理团队概述

护理团队是由一组具有共同目标的护士和其他医疗工作者组成的团队。这个共同目标通常是提供高质量的护理服务，确保患者的安全和满意度。护理团队中的成员具备各自的专业知识和技能，通过协作、沟通和互补，为患者提供全面、高效的护理服务。

1. 护理团队的主要特点

（1）共同目标。团队成员都致力于为患者提供高质量的护理服务，确保患者的安全和满意度。

（2）专业素养。团队成员具备专业的护理知识和技能，能够为患者提供全面的护理服务。

（3）协作与互补。团队成员之间通过有效沟通和协作，发挥各自的优势，实现优势互补，提高护理服务的效率和质量。

（4）持续学习与创新。护理团队注重成员的专业成长，通过不断学习新知识、新技能以及开展护理科研活动，提高护理服务质量。

（5）团队精神。护理团队成员之间建立起信任、支持、合作和关怀的关系，形成积极向上的团队氛围。

2. 团队成员角色与职责

（1）护士长。负责护理团队的整体运营，监督并指导护士的工作，处理患者投诉，与其他医疗团队协调合作。

（2）注册护士。负责执行各项护理操作，监测患者健康状况，为患者提供健康教育，参与研究和实践护理技术。

（3）助理护士。在注册护士的指导下，协助完成基础护理工作，如更换床单、协助患者洗澡等。

（4）实习护士。在注册护士和助理护士的指导下，进行实践操作，学习并掌握护理技能。

（5）志愿者。在护士的指导下，参与非护理工作，如患者活动组织、物资管理等。

二、护理团队建设

（一）护理团队建设目标

（1）提升护理人员的专业技能和知识水平。

（2）建立高效的沟通机制，提高团队协作效率。

（3）培养护理人员的创新思维，为患者提供优质的护理服务。

（4）促进护理团队的健康发展，提高患者满意度。

（二）护理团队建设的关键要素

1. 明确团队目标

一个明确的团队目标能够为团队成员提供方向和动力，使他们更加清晰地知道自己的工作重点和任务。在制定团队目标时，需要考虑到医院的整体目标和患者的需求，确保团队目标与医院战略相一致。同时，团队目标应该具有可衡量性和可达成性，以便于评估团队的绩效和成果。

2. 建立信任和合作

信任是团队合作的基础，只有建立了信任，团队成员才能够更好地协作和沟通。为了建立信任，团队成员需要相互尊重、理解和支持，共同面对工作中的挑战和困难。同时，合作也是非常重要的，团队成员需要相互协作、分享知识和经验，以达到共同的目标。

3. 培养共同价值观

共同的价值观是团队合作的重要保障，只有形成了共同的价值观，团队成员才能够更加团结一致、积极向上。在培养共同价值观时，需要注重以下几个方面。

（1）尊重。尊重他人的意见、经验和文化背景，避免歧视和偏见。

（2）诚信。保持诚实和透明，遵守承诺和诺言。

（3）责任。承担自己的职责和义务，不推卸责任和抱怨。

（4）创新。鼓励创新和变革，不断学习和进步。

4. 提升团队技能

护理团队需要具备丰富的专业知识和技能，才能够提供高质量的医疗护理服务。因此，提升团队技能是非常重要的，可以通过培训、实践和经验分享等方式来提高团队成员的专业技能和知识水平。同时，也可以鼓励团队成员参加学术会议、研讨会等活动，以扩展视野和知识面。

5. 有效沟通与协作

有效的沟通和协作是团队合作的关键要素之一。在护理团队中，需要建立良好的沟通渠道和协作机制，以确保信息畅通、任务明确、协作顺畅。可以通过定期召开会议、建立沟通平台等方式来促进沟通和协作。同时，也需要注重沟通技巧和表达方式，避免误解和冲突。

6. 激励与认可

激励和认可是提高团队成员积极性和工作动力的有效手段。可以通过设立奖励机制、给予表彰和认可等方式来激励团队成员的工作热情和积极性。同时，也需要关注团队成员的个人成长和发展需求，为他们提供更多的发展机会和支持。

7. 应对挑战与压力

在工作中，护理团队会面临各种挑战和压力。为了应对这些挑战和压力，需要建立良好的应对机制和心理支持体系，可以通过开展心理辅导、组织团建活动等方式来缓解压力和提高应对能力。同时，也需要注重团队成员之间的情感支持和互助精神的培养。

8. 持续改进与发展

持续改进和发展是护理团队建设的永恒主题。为了不断提高护理团队的工作效率和服务质量，需要不断总结经验教训、发现问题并及时改进，可以通过定期评估团队绩效、收集反馈意见等方式来发现问题并采取改进措施。同时，也需要注重培养团队成员的持续学习和发展意识，以推动整个团队的进步和发展。

第五章　医院药事与药品管理

第一节　医院药事概述

一、医院药事的概念与重要性

医院药事，作为医疗体系中的关键组成部分，贯穿了药品从采购到使用的每个环节，包括了药品的精心选购、安全存储、准确分发、规范使用以及使用后的效果监测和全方位的信息管理。这些环节相互关联，共同构成了医院药事这一庞大而复杂的系统。

药品作为医疗治疗的重要手段，其质量、安全和有效性直接关系到患者的生命健康。医院药事的重要性不言而喻。它不仅仅是医院日常运营中的一环，更是患者治疗效果和生命安全的守护者。在药品的采购环节，医院药事部门需严格把关，确保所购药品的质量可靠、来源正规。在储存环节，需按照药品的特性和要求进行分类存储，确保药品在有效期内保持其应有的效能。在分发和使用环节，更需精确无误，确保患者能够及时、准确地获得所需药品。医院药事还承担着药品使用后的效果监测职责。通过对患者用药后的反应和效果进行持续跟踪和监测，医院药事部门能够及时发现并解决潜在的问题，确保患者的用药安全。

医院药事在医疗体系中的核心地位不仅体现在其保障患者健康和生命安全的重要作用上，还体现在其对医院声誉和患者满意度的影响上。一家药品管理规范、用药安全可靠的医院，必然能够赢得患者的信任和好评，从而提升医院的声誉和竞争力。而且，医院药事还与医疗团队的协作密不可分。医生、护士和药师等医疗人员需紧密合作，共同确保患者的用药安全和治疗效果。药师作为医院药事的重要执行者，需具备专业的药学知识和丰富的实践经验，为医疗团队提供准确的药品信息和专业的用药建议。

随着医疗技术的不断发展和创新，医院药事也面临着新的挑战和机遇。新药的研发和上市为患者的治疗提供了更多的选择和希望；同时，新药的使用和管理也对医院药事提出了更高的要求。医院药事部门需不断学习和更新知识，紧跟医疗发展的步伐，为患者提供更优质、更安全的药品服务。

医院药事还需关注患者的用药教育和指导。许多患者对药品的使用方法和注意事项了解不足，导致用药不当或产生不良反应。医院药事部门需加强与患者的沟通和交流，提供详细的用药指导和教育，帮助患者正确使用药品。

在全球化的大背景下，医院药事还需关注国际药品市场的动态和变化。随着国际贸易和交流的日益频繁，越来越多的进口药品进入国内市场。这些进口药品在质量、疗效和价格等方面可能存在差异，因此医院药事部门需加强与国际同行的交流和合作，了解国际药品市场的最新动态和趋势，为医院的药品采购和管理提供有力支持。

医院药事作为医疗体系中的核心组成部分，承载着保障患者健康、提升医疗服务质量的重要使命。通过规范的药品管理、精确的药品分发、有效的药品监测和全方位的信息管理，医院药事部门能够为患者提供安全、有效、及时的药品服务，为患者的康复和健康保驾护航。医院药事部门还需不断学习和创新，紧跟医疗发展的步伐，为构建更加完善、高效的医疗体系贡献力量。

二、医院药事的发展历程

医院药事的发展历史悠久。最初医者肩负着治病救人的重任，同时也亲手负责药品的采集与运用。在遥远的古代，药事管理尚未形成专门的体系，更多的是医者技艺的一部分，朴实而直观。伴随着医学与药学两大领域的不断革新与深化，医院药事逐渐迈向专业化的道路。药师，这个昔日或许并不显眼的角色，已渐渐成为医疗团队中不可或缺的一员。他们承担起药品采购、精细储存以及准确分发等一系列重要任务，用专业与精细呵护着每位患者的生命健康。

科技的飞速发展给医院药事管理带来了前所未有的变革。如今的医院药事，早已不再局限于简单的药品流通与使用，而是成了一个系统化、规范化的庞大体系。从药品的采购计划、质量控制，到精细化的储存管理、分发流程，再到患者的使用指导、药物监测，每个环节都浸润着药师们的心血与智慧。未来，随着科技的不断进步和医疗需求的日益增长，医院药事将继续与时俱进，不断开创新的辉煌。

在大数据时代，如何有效整合和利用海量的药品信息，为患者提供更加精准、个性化的药物治疗方案，已经成为医院药事管理的新课题。

现代医院药事管理更是站在了一个全新的高度，随着临床药学研究的不断深入，药师在临床用药决策中的地位也日益凸显。他们积极参与临床查房、会诊以及药物治疗方案的制定过程，与医生、护士等其他医疗团队成员紧密协作，通过深入挖掘和分析药品数据，为医生提供更加科学的用药建议，为患者带来更加安全、有效的治疗效果。在这个过程中，药师不仅要精通药品的药理作用、适应证与禁忌证等专业知识，更要具备临床思维能力和沟通协调能力，以更好地融入临床治疗团队。

药师还承担着药物不良反应监测与报告的重要职责。他们通过收集、整理和分析药物不良反应数据，及时发现潜在的药物安全隐患，并向上级部门报告。这不仅可以保障患者的用药安全，还有助于促进药品质量的持续改进和提高。

在未来的发展中，医院药事管理要求能够继续利用大数据和信息技术，深化专业化发展。通过不断完善药品供应链管理、加强药师队伍建设、提升药师专业能力与服务水平等措施，推动医院药事管理迈向更高的发展阶段。

三、医院药事的主要任务与职责

医院药事管理是医疗体系中的核心组成部分，它承载着确保药品从采购到患者使用整个流程的安全、有效与高效的重任。药品作为治疗疾病、维护健康的关键手段，其质量直接关系到患者的生命安全和治疗效果。医院药事部门所承担的任务与职责极为重要且多样。

（1）药品采购与质量控制方面：医院药事部门需要根据临床需求、患者数量以及疾病种类等因素，科学合理地制订采购计划。这不仅要考虑药品的疗效和安全性，还要兼顾其经济性，确保医院能够在有限的预算内为患者提供最优的药品。与供应商的沟通与协调也是药事部门的重要工作，他们需要确保药品供应的及时性和稳定性，防止因缺货或延迟供货而影响患者的治疗。同时，医院药事部门需要按照国家相关法规和标准，对药品的质量进行严格把关，确保每份药品都符合质量要求，这包括对药品的外观、性状、含量、纯度等方面进行检查和检验，以及对药品的生产厂家、供应商等进行质量审计和评估。只有经过严格质量控制的药品，才能被允许进入医院并用于患者的治疗。

（2）药品的储存与分发方面：药品作为一种特殊的商品，其储存条件十分严格，是医院药事管理的关键环节。药品需要存在适宜的温度、湿度和光照条件下，以确保药品在储存期间不发生变质或失效。药品的分发也需要遵循严格的流程，确保每份药品都能准确无误地送到患者手中。为了实现这一目标，医院药事部门需要建立一套完善的药品储存与分发制度，并配备专业的设备和人员，对药品进行全程监控和管理。

（3）药品使用监测方面：医院药事部门扮演着"守护者"的角色，他们需要对药品的用量、用法以及不良反应进行指导和监测，向患者及其家属提供有关药品的正确使用方法、注意事项、不良反应等方面的知识，帮助患者正确使用药品，提高用药的依从性和治疗效果。药事部门还需要设立专门的咨询窗口或热线电话，解答患者在用药过程中遇到的问题和困惑，提供个性化的用药指导和服务，确保每位患者都能得到合理、安全、有效的药物治疗。这不仅要求药事部门具备丰富的药学知识和临床经验，还需要他们具备敏锐的洞察力和责任心，能够及时发现并解决潜在的问题。

（4）药品信息管理方面：随着医疗信息化的发展，药品信息管理已经成为医院药事管理的重要组成部分。药事部门需要建立完善的药品信息数据库，对药品的名称、规格、剂型、生产厂家、批准文号等基本信息进行统一管理。他们还需要对药品的采购、入库、出库、使用等流程进行信息化改造，实现药品信息的实时共享和查询，提高药品管理的效率和准确性。

（5）药品研究与开发方面：临床药师要与临床科室、科研机构等紧密合作，共同开展新药的临床试验和研究，推动药学领域的创新进步。这不仅有助于提高医院的科研水平和综合实力，还能为患者提供更多、更好的治疗选择。

第二节　药品管理基础

一、药品分类与命名

药品分类与药品命名是药品管理的两大核心内容，这两个方面构成了药品管理知识体系的基础，对于医药专业的学生以及从事药品研发、生产和销售的专业人士来说，十分重要且具有实际应用价值。

关于药品分类，其背后的理念是根据药品的多种特性，如作用机制、治疗用途以及剂型等，进行系统的归类。这种分类方式有助于我们建立起对药品的全面认识，从而更准确地理解每种药品的特性和作用。举例来说，通过将药品划分为抗生素类、抗病毒类、抗肿瘤类、心血管系统类、神经系统类、消化系统类等，我们可以在众多药品中迅速找到所需药品，提高用药的精准性和效率。药品分类也有助于确保医疗实践中的用药安全。不同类型的药品在治疗上有着各自独特的作用机制和疗效，只有正确分类，医生才能根据患者的病情和需要，选择最合适的药品进行治疗。通过分类管理，还能有效防止药品间的不良作用，避免潜在的用药风险。

药品命名不仅仅是一个简单的命名过程，更是涉及医疗安全和法规要求的重要环节。在国际层面，国际非专利药品名称的制定，为药品命名提供了全球统一的标准和规范，确保了药品名称的准确性和无歧义性。而在国家层面，各国也会根据自身的药品管理体系和法规要求，制定相应的药品命名标准。药品的商品名同样受到严格的管理和法规约束。商品名作为药品在市场上的标识，不仅需要符合相关法规的规定，避免误导消费者，还需要具有一定的辨识度和记忆性，以方便患者和医务人员的使用。正确的药品命名能够保障用药的安全有效，同时也有助于提高医疗服务的整体质量。

通过对药品分类与命名的深入理解和实践，可以建立起扎实的药品管理基础知识。这不仅有助于我们更好地理解每种药品的特性和作用，提高用药的精准性和效率，还能确保医疗实践中的用药安全，避免潜在的用药风险。规范的药品管理还能提升医疗服务的整体质量，增强患者对医疗服务的信任度和满意度。

随着医疗科技的不断进步和药品研发的日新月异，药品分类与命名也面临着新的挑战和发展机遇。在未来，我们需要持续关注药品管理领域的最新动态和发展趋势，不断更新和扩充自己的知识储备，以适应不断变化的市场需求和社会环境。

药品管理不仅涉及药学领域的知识和技能，还需要与医学、法学、经济学等学科进行交叉和融合。通过跨学科的学习和合作，我们可以从更广阔的视角来审视药品管理问题，提出更具创新性和实用性的解决方案。

二、药品的采购与储存

药品管理作为医疗体系中的核心环节，关乎患者的生命安全和医疗质量。在药品的采购与储存两大关键环节，医院必须秉持严谨、细致的态度，确保每个环节都符合法规要求，为患者提供安全、有效的药物治疗。

在采购环节，医院应紧密结合临床需求和药品库存实际，科学制订采购计划。这就要求药品管理部门与临床科室保持密切沟通，实时掌握药品消耗动态，避免药品短缺或过剩。医院应建立严格的供应商评估机制，对药品供应商的资质、信誉、产品质量进行全面审查，确保采购的药品来源正规、质量可靠。在采购过程中，医院还应遵循公开、公平、公正的原则，通过合理的议价和比价，降低采购成本，减轻患者负担。

储存环节同样不容忽视。医院应构建完善的药品储存管理制度，确保药品在储存期间保持其应有的疗效和安全性。这包括严格控制药品的储存环境，如温度、湿度、光照等，以及定期对药品进行盘点和检查，防止药品过期、变质或损坏。医院还应加强对特殊药品的管理，如麻醉药品、精神药品等，实行专人专管、专柜存放、专用账册记录，确保特殊药品的安全使用。

除做好上述基础性工作外，医院还应注重提升药品管理人员的专业素养和责任意识。通过定期培训和考核，使药品管理人员熟练掌握药品管理的相关知识和技能，提高药品管理的科学性和规范性。医院应建立和健全药品管理责任制，明确各级人员的职责和权限，确保药品管理工作有序进行。在实际操作中，应关注药品采购与储存中的一些关键问题和注意事项。例如，在制订采购计划时，应充分考虑药品的采购周期、库存周转率等因素，确保采购计划的合理性和可行性。在评估药品供应商时，应注重对其质量管理体系、供货能力、售后服务等方面进行综合考察。在储存药品时，应注意药品的分类存放和标识管理，避免药品混淆或误用。通过建立药品管理信息系统，利用大数据分析和人工智能技术，对药品消耗趋势进行预测和分析，为医院制订更为精准的采购计划和库存管理策略提供有力支持，实现药品采购、入库、出库、使用等各环节的信息共享和实时监控，提高药品管理的透明度和可追溯性。

三、药品的配送与使用

药品的配送与使用是医疗体系中的重要环节之一。药品配送，作为药品从生产到患者手中的"桥梁"，其安全性与效率性不容忽视，医院在这方面扮演着举足轻重的角色。为了确保药品在配送过程中的安全，医院必须建立起一套完备的配送制度，这套制度不仅要确保药品从采购到患者手中的每个环节都能够得到有效的监控，还要防范药品在配送过程中可能出现的各种质量问题和损失风险。这意味着医院需要对药品的供应商进行严格的筛选和审核，确保他们具备合格的资质和信誉。医院还需要对药品的储存、运输和分发等环节进行细致入微的管理，确保药品在这些环节中不会受到任何不良因素的影响。

当药品顺利配送到医院后，接下来的使用环节同样至关重要。在这个环节中，医院需要制定出一套严格的使用规范和操作流程。这些规范和流程不仅要确保医生、护士和药师等医疗人员能够各司其职，还要确保药品的准确、安全、有效使用。医生在开具处方时，必须根据患者的病情和药品的适应证进行谨慎的考虑和选择。护士在执行医嘱时，必须严格按照规定的剂量和时间进行药品的配制和给药。药师在审核处方时，则需要对处方的合理性和安全性进行全面的把关，确保药品在使用过程中能够发挥出最大的疗效，同时将不良反应和副作用降到最低。

在医疗体系中，药品管理是一项复杂而艰巨的任务。它涉及药品的采购、储存、配送、使用等多个环节，每个环节都可能出现各种问题和挑战。随着医疗技术的不断发展和进步，药品的种类和数量也在不断增加，需要时刻保持警惕和敏锐，及时了解和掌握最新的药品信息和管理技术，以便更好地应对各种可能出现的问题和挑战。

第三节　医院药事与药品管理的关系

一、药事管理在医院运营中的作用

在现代医院的运营体系中，药事管理的重要性日益凸显，它不仅是医院内部管理的关键组成部分，更是确保患者用药安全、优化药品资源配置、提升医院经济效益的重要力量。药事管理贯穿于药品从采购到患者使用的全过程，每个环节都需经过严格的监管和精细的把控，以确保患者能够获得安全、有效、经济的药物治疗。

（1）药事管理在优化药品资源配置方面发挥着不可替代的作用。在医院运营过程中，药品的采购和库存管理是一项极其复杂的任务。如何根据临床需求合理采购药品、如何科学储存和管理药品、如何确保药品的及时供应，这些都是药事管理需要面对和解决的问题。通过制订合理的药品采购计划和库存管理策略，药事管理实现了药品资源的最大化利用，避免了药品的浪费和短缺，为医院的高效运营提供了有力支持。

（2）药事管理在提升医院经济效益方面也发挥着重要作用。在医疗市场竞争日益激烈的今天，医院的经济效益直接关系到其生存和发展。药事管理通过科学合理的药品采购和库存管理，降低了医院的运营成本，提高了药品的周转率和使用效率，为医院创造了可观的经济效益。药事管理还通过加强药品的合理使用和监管，减少了不必要的药品浪费和滥用，进一步降低了患者的医疗费用，提高了医院的社会效益。

药事管理需要不断创新和发展，紧跟时代的步伐，为医院的运营和患者的健康提供更加优质、高效的服务。随着医疗技术的不断发展和进步，药事管理也面临着新的挑战和机遇。新的药品和治疗方法不断涌现，为临床提供了更多的选择和手段，也对药事管理提出了更高的要求。另外，信息技术的快速发展也为药事管理提供了新的工具和平台，使其能够更加高效、精准地进行药品管理和监管，为构建和谐医患关系、促进医疗卫生事业的健康发展做出更大的贡献。

二、药品管理对医疗质量的影响

在现代医疗体系中，药品管理与医疗质量之间的联系紧密而深远。药品，作为治疗疾病、恢复健康的关键要素，其管理的专业性和高效性无疑对患者的诊疗体验和康复效果产生着直接且重大的影响。

药品管理对于提高诊断准确性具有显著作用。在医疗流程中，准确的诊断是有效治疗的前提，而药品管理在这一环节中扮演着重要角色。通过确保药品信息的准确无误和及时更新，医生能够获取到最新、最全面的药物信息，从而根据患者的病情和体质，制订更加精准的治疗方案。这不仅提高了诊断的准确性，也为患者后续的治疗奠定了坚实基础。

药品管理在促进患者康复方面也发挥着不可替代的作用。规范合理的用药是保障治疗效果、加速患者康复的关键。药品管理人员通过严格把控药品的采购、储存、配送和使用等环节，确保患者能够及时获得所需药物，并严格按照医嘱进行规范用药。这不仅能够保证药物的有效性，减少因用药不当导致的不良反应和并发症，还能够提高患者的治疗依从性，从而加速患者的康复进程。

药品管理在降低医疗纠纷风险方面也具有重要作用。在医疗活动中，因药品使用不当或管理不善而引发的医疗纠纷时有发生。这不仅给医院带来了经济损失和声誉损害，更对患者的身心健康造成了严重影响。而通过加强药品管理，可以最大程度地减少药品使用过程中的失误和纷争。例如，通过完善药品信息系统、提高药师的专业素养、加强患者用药教育等措施，可以有效避免因药品信息错误、用药不当或沟通不畅等问题引发的医疗纠纷。这不仅保障了医院的正常运营秩序，也为患者提供了一个更加安全、可靠的医疗环境。

药品管理在应对突发公共卫生事件中也发挥着举足轻重的作用。在新冠疫情等突发公共卫生事件发生时，药品的供应和管理面临着前所未有的挑战。而通过加强药品管理，可以确保药品的及时供应和合理使用，为疫情防控提供有力支持。例如，在疫情防控期间，药品管理人员通过加强与供应商、物流公司的沟通协调，确保了抗病毒药物、抗生素等关键药品的及时到货和分发；通过制订灵活的药品调配方案、优化药品使用流程等措施，确保了患者的用药需求得到满足。这些举措不仅为疫情防控工作提供了有力保障，也展现了药品管理在应对突发公共卫生事件中的重要作用。

药品管理对医疗质量的影响是多方面的、深远的。它不仅提高了诊断的准确性、促进了患者的康复、降低了医疗纠纷的风险，还为医院和患者带来了更多的经济效益和社会效益。我们必须高度重视药品管理工作，不断完善药品管理制度和流程，提升药品管理人员的专业素养和管理能力，以确保药品管理的专业性、规范性和高效性。这样，我们才能为患者提供更加优质、安全的医疗服务，推动医疗事业的持续健康发展。

三、药事管理与药品管理的协同发展

医院药事与药品管理之间的紧密联系和协同发展已成为提升医疗服务质量、确保患者用药安全的关键环节。医院药事管理与药品管理之间的沟通协作，无疑是保障药品使用安全性和有效性的基石。在日常工作中，药事部门与药品管理部门需要保持密切的交流与合作，共同对药品的采购、储存、配送、使用等环节进行严格的监控和管理。这种跨部门的协作模式，能够确保药品在流通过程中的质量稳定，防止因药品管理不善而导致的用药错误或药品过期等问题，从而为患者提供更为安全、有效的医疗服务。

实现药事管理与药品管理的协同发展，仅靠技术层面的支持是远远不够的。加强药

事管理与药品管理的培训与教育，提升医务人员对这两个领域的认识和理解，同样是推动协同发展的重要环节。医院应该定期组织相关的培训活动，邀请行业内的专家学者进行授课，让医务人员了解最新的药品管理理念和操作规范，增强他们的药品管理意识和能力。医院还应该建立完善的激励机制，鼓励医务人员积极参与药品管理相关的工作和研究，从而在医院内部形成良好的药品管理氛围。

医院药事与药品管理的协同发展是一个系统性、复杂性的工程，需要医院从多个方面入手，采取综合措施进行推进。通过强化沟通协作、推动信息化建设、加强培训与教育以及开展合作与交流等途径，医院可以逐步构建起科学、规范、高效的药品管理体系，为患者提供更为优质、安全的医疗服务。这也将为医院的可持续发展和医疗行业的不断进步奠定坚实的基础。在未来的发展中，我们期待看到更多的医院在药事管理与药品管理领域取得显著的成果和突破，为人类的健康事业做出更大的贡献。

第四节　药品质量与安全管理

一、药品质量控制的重要性

药品质量与安全管理在医疗领域的重要性不言而喻，它关乎患者的生命健康、医院的声誉以及医疗服务的整体质量。在这个体系中，药品质量控制扮演着举足轻重的角色。优质的药品质量控制是确保患者用药安全的基础，因此我们必须将药品质量控制作为保障患者用药安全的首要任务，最大限度地降低药品质量问题的风险。药品作为医院诊疗的重要手段之一，其质量优劣直接关系到医院的医疗水平和声誉。如果医院使用的药品存在质量问题，那么医院的声誉将受到严重损害，患者对医院的信任度也会大幅下降。优质的药品质量控制是医院维护声誉、赢得患者信任的关键所在。

药品质量控制还能促进合理用药，提高药物治疗效果。在医疗实践中，医生需要根据患者的病情和体质等因素，合理选择和使用药品。如果药品质量不可靠，那么医生的用药行为就会受到很大限制，甚至可能导致治疗失败。而通过加强药品质量控制，我们可以确保医生使用的药品是安全、有效的，从而为患者提供更加合理、个性化的治疗方案。这样不仅能够提高患者的治愈率和生活质量，还能够降低药物不良反应的发生率，减轻患者的痛苦和经济负担。

药品质量控制是医疗领域不可或缺的重要环节。我们必须高度重视药品质量控制工作，不断完善相关制度和措施，确保每片药、每粒丸都安全、有效、可靠。这样，我们才能为患者提供更加优质、安全的医疗服务，为构建健康中国贡献自己的力量。

二、药品不良反应的监测与处理

医院在药品不良反应监测与处理方面所承担的责任重大而艰巨，这不仅是一项技术性工作，更是一项关乎患者生命安全和医疗质量的重要任务。医院必须高度重视这项工作，投入足够的人力和物力资源，建立完善的制度和流程。医生是药品使用的直接执行者，更是药品不良反应监测的敏感触角。医生对于药品不良反应的认知水平和应对能力，直接关系到患者的安全与健康。医院应当加大对医生的培训力度，通过系统的课程设置和实战演练，提升医生对药品不良反应的识别、评估和处理能力。这样，当面对突发的不良反应事件时，医生能够迅速作出准确判断，采取有效的干预措施，将潜在的风险化解于萌芽状态。一旦遇到不良反应事件，医院必须立即启动应急响应机制。

随着医疗技术的不断进步和临床经验的不断积累，医院还应当积极探索药品不良反应监测与处理的新方法、新技术。例如，可以利用大数据和人工智能技术，对海量的药品使用数据进行分析和挖掘，发现不良反应的潜在规律和风险因素。通过这些技术手段的应用，医院可以更加精准地预测和应对药品不良反应事件，从而进一步提升患者的用药安全和医疗质量。

为了提升药品不良反应监测与处理工作的效率和效果，医院还应当加强与相关部门和机构的合作与交流。可以与药品监管部门、科研机构、制药企业等建立紧密的合作关系，共同开展药品不良反应的研究和应对工作。通过资源共享和优势互补，可以推动药品不良反应监测与处理工作的不断进步和发展，为患者的用药安全和医疗质量提供更加坚实的保障。

三、药品安全管理的措施与策略

药品安全与质量管理涉及从药品采购到患者使用的全过程。在这一复杂而又至关重要的链条中，每个步骤都需要得到精细化的管理和严格的监控。从源头上看，医院必须建立一套健全的药品采购制度。这不仅仅是为了保证药品的及时供应，更是为了从第一道关口就严格把控药品的质量。医院在与药品供应商的合作过程中，应坚持对供应商进行全面、深入的审核，这包括对其资质、信誉、药品生产质量管理体系以及供货能力等多方面的评估。而且，这种审核不能是一次性的，而应当是一个持续性的过程，医院需要定期对供应商进行复评，以确保其始终符合医院的采购标准。

采购来的药品如何在医院内部进行管理和储存，同样是影响药品质量和安全的关键因素。药品的储存条件直接决定了其有效性和稳定性。医院应当根据不同类型的药品，提供符合其储存要求的环境，如适当的温度、湿度以及避光等条件。库存管理也是一项极其重要的工作，医院必须确保库存药品的数量准确无误，避免因库存不足导致的用药中断，也要防止库存积压导致的药品过期或变质。

在对药品进行分类管理时，医院需要根据药品的药理性质、适应证、用法用量等因素进行科学、合理的分类。这样做的目的是更好地指导临床用药，确保医师在开具处方时能够选择最适合患者的药品，从而减少不合理用药或滥用药的情况。对药品的分类管理也有助于医院更有效地进行库存管理，提高药品的周转率和使用效率。

医院还需要建立一套完善的药品使用管理制度。这套制度应覆盖医师开具处方的规范、药师审核处方的流程、护士执行医嘱的操作标准以及患者用药教育的内容等多个方面。通过这样的制度，医院可以形成一个多层次的药品使用安全防护网，最大程度地减少用药错误或不当用药的风险。

医院还需要充分利用现代科技手段，如电子处方系统、智能药品管理系统等，对药品的使用情况进行预警、实时监测和管理。通过这些系统，医院可以及时发现并解决潜在的用药问题，如药物相互作用、超剂量用药、用药时间错误等，从而进一步提升药品使用的安全性和有效性。

第五节　药品管理信息化建设

一、药品管理信息系统的构建与应用

在现代医疗体系的管理中，药品作为治疗与康复的关键要素，其管理的精细化、信息化程度直接关系到医疗服务的质量和效率。特别是在当前信息化技术迅猛发展的背景下，药品管理信息系统的构建与应用显得尤为重要。这一系统不仅仅是单纯的技术应用，更是对药品管理流程的全面优化与升级。

一个优秀的药品管理信息系统，首先体现在其架构设计的稳定性与可扩展性上。稳定性意味着系统能够在各种复杂环境下保持正常运行，确保药品信息的准确无误；而可扩展性则是为了应对未来业务的增长和技术的发展，使得系统能够灵活地进行功能的增加或升级，而无需进行大规模的重构。这种设计思路充分考虑了医疗机构长期发展的需求，避免了频繁的系统更换带来的成本浪费和时间消耗。

数据集成与共享是药品管理信息系统的另一大特色。在医疗体系内，药品信息与诊断、治疗、费用等多个环节紧密相连，如果这些数据不能有效地集成和共享，就可能导致信息孤岛，影响决策的准确性和效率。通过采用标准化的数据接口和协议，实现了与其他医疗信息系统的无缝对接。这不仅提升了数据的利用效率，还大大减少了人工操作带来的错误和延误。

在药品采购与库存管理这一关键领域，从采购计划的制定开始，系统根据历史数据、库存状况以及临床需求等多个因素，智能地生成采购建议，帮助采购人员做出更加合理的决策。采购计划的审批流程也得到优化，提高了工作效率。在采购执行环节，可以实时监控订单的状态，确保药品能够按时到货。而在库存管理方面，可实时更新库存数据，提供了精准的库存预警机制，确保药品供应的及时性和准确性。这种全流程的管理方式，不仅减少了药品过期、浪费的情况，还避免了因库存不足导致的临床用药中断的风险。

药品使用的监控与追溯也是该信息化关注的重点。通过实时监控药品的使用情况，系统能够及时发现异常用药行为，如超剂量使用、非适应证用药等，从而及时进行干预，保障患者的用药安全。一旦出现药品质量问题或不良反应事件，相关部门可以迅速定位问题药品的来源和流向，及时采取措施，最大程度地减少损害。

药品管理信息系统的构建与应用是对传统药品管理模式的一次深刻变革。它不仅提高了药品管理的效率和准确性，还通过数据集成与共享为医疗机构带来了更加全面、及时的决策支持，强化药品使用的监控与追溯，有力地保障了用药安全，提升了医疗服务的质量。

二、药品管理信息化建设的挑战与对策

在药品管理的信息化建设中，不可避免地要面对一系列挑战。这些挑战并非孤立存在，而是相互交织。

数据安全与隐私保护是药品信息化建设首要考虑的问题。药品管理涉及的数据不仅关乎个人的健康安全，更牵涉到医疗机构的信誉和法律责任。在信息化建设中，必须将系统安全防护置于首位，通过多重加密、访问控制等手段，确保数据的完整性和保密性。同时，还需要建立完善的数据管理制度和应急响应机制，以应对可能出现的数据泄露和滥用风险。

技术更新与维护是药品信息化建设的另一大挑战。随着科技的飞速发展，新的技术和解决方案不断涌现。为了保持药品管理系统的先进性和稳定性，必须持续关注技术动态，及时采纳新技术，对系统进行升级和维护。这不仅要求有足够的技术储备和创新能力，还需要有敏锐的市场洞察力和快速反应能力。

人员培训与素质提升也是信息化建设中不可或缺的一环。再好的系统也需要人来操作和管理。必须重视对医务人员的培训工作，提升他们对信息化建设的认知和参与度。通过定期的培训、交流和考核，医务人员能够熟练掌握药品管理系统的操作技能，理解信息化建设的重要性和意义，从而更好地服务于患者和医疗机构。

跨部门协作与沟通是确保药品管理信息化建设顺利推进的关键因素。药品管理涉及多个部门和环节，任何一个环节的失误都可能导致整个系统的崩溃。必须打破部门壁垒，

加强跨部门之间的协作与沟通。通过建立有效的协调机制和信息共享平台，使各部门能够及时了解彼此的工作进展和需求，共同解决遇到的问题和困难。

三、药品管理信息化建设的未来趋势

药品管理信息化建设正站在一个崭新的历史起点上，其未来的发展趋势已然清晰可见。在这个日新月异的信息化时代，智能化管理正逐渐成为药品管理的核心驱动力。借助人工智能和大数据的翅膀，药品管理将实现更为精准的决策和高效的操作，从而大幅度提升管理的效率和质量。

在药品管理系统中，人工智能将发挥至关重要的作用。通过对海量数据的深度学习和分析，人工智能能够准确预测药品的需求和供应情况，为药品的采购、存储和分发提供有力支持。借助自动化操作技术，药品的入库、出库和盘点等烦琐工作将实现自动化，极大地减轻医务人员的负担。

在药品管理系统中，移动化应用也将大放异彩。随着移动设备和互联网技术的飞速发展，医务人员将能够随时随地查询和更新药品管理信息。这种便捷的信息获取方式将极大地提高医务人员的工作效率，同时也为药品的安全和有效使用提供了有力保障。

云计算技术的广泛应用将为药品管理带来另一场革命。通过云计算，药品管理信息将实现集中存储和共享，打破了传统信息孤岛的局限。这不仅降低了系统建设和维护的成本，还提高了信息的可用性和可靠性。更重要的是，云计算为药品管理提供了一个强大的数据处理平台，使得大规模的数据分析和挖掘成为可能。

在药品管理信息化建设的道路上，标准化和规范化也是不可或缺的要素。随着医药行业的不断发展，为了实现药品信息的准确传递和高效管理，必须建立一套统一的标准和规范，这将有助于提高药品管理信息的准确性和可比性，为医药行业的健康发展提供有力支撑。相信在不久的将来，我们将看到一个更加智能、高效、便捷的药品管理体系在医药行业中熠熠生辉，为人类的健康事业贡献更大的力量。

第六节 医院药事与药品管理的法律法规

一、药品管理相关法律法规概述

　　医院药事与药品管理涉及众多法律法规，它们共同构建了国家药品监管的坚实基石，从药品的注册、生产、经营到使用，每一环节都受到这些法规的严格规范。其中，《药品管理法》如同这一领域的宪法，为所有相关活动设定了基本遵循。它明确了药品管理的目的、原则、制度以及各类主体的权利义务，是确保药品质量、保障公众用药安全的核心法律。

　　医院药事与药品管理还涉及众多其他相关法律法规，它们共同构成了一个完整的管理体系。这些法规不仅为药品的监管提供了法律依据，也为医院的药事管理指明了方向。医院作为药品使用的重要场所，其药事管理水平直接关系到患者的用药安全和治疗效果。医院必须严格遵守这些法律法规，建立健全的药事管理制度，确保药品的合理使用和患者的用药安全。

　　在药品采购环节，医院需要遵循公开、公平、公正的原则，选择质量可靠、价格合理的药品供应商。医院还需要建立完善的药品验收制度，对采购的药品进行严格的质量检查，防止不合格药品进入医院。

　　在药品储存环节，医院需要按照药品的性质和储存要求进行分类储存，确保药品的质量稳定。医院还需要定期对药品进行养护和检查，及时发现和处理问题药品。

　　在药品配送和使用环节，医院需要建立完善的配送制度和使用规范，确保药品能够准确、及时地送达患者手中。

　　在药品监管环节，医院还需要加强对患者用药的指导、检查和监督，防止因用药不当而导致的安全问题。

　　在药品信息管理方面，医院需要建立完善的药品信息系统，实现药品信息的共享和管理，提高药品管理的效率和质量。

　　医院药事与药品管理是一项复杂而重要的工作，涉及多个环节和多个主体。只有严格遵守相关法律法规，建立健全的管理制度，加强人员培训和教育，才能实现药品的全面管理和监督，确保患者的用药安全和治疗效果。

二、医院药事管理主要相关法律法规

　　在医院药事管理的宏大体系中，法律法规扮演着不可或缺的角色，指引着医务人员在复杂的药事工作中航行。

　　《医疗机构药事管理规定》为医疗机构的药事管理确立了方向。它详细规定了医疗

机构在药事管理方面的组织架构、职责与权利，使得医院在药品采购、储存、分发、使用等各个环节都能有章可循，确保了药事工作的有序进行。

《处方管理办法》则时刻提醒着医务人员在开具处方时要遵循的原则和注意事项。它对患者用药的合理性与安全性提出了严格要求，从医生开具处方到药师审核处方，再到患者取药，每一步都有明确的规定。这不仅保障了患者的用药权益，也提升了医务人员在处方开具与审核方面的专业素养。

《抗菌药物临床应用管理办法》则是针对当前抗菌药物滥用这一严峻问题而制定的一项重要法规，明确了抗菌药物的使用原则、使用权限以及使用监测等多项重要内容。这使得医务人员在临床使用抗菌药物时能够有法可依，有效地遏制了抗菌药物的滥用现象，保障了患者的用药安全。

药品管理的相关规定很多，包括了从药品购置到患者服务各个环节的内容，医务人员首先要自觉学法、尊法、用法，确保依法从事药事和药品管理工作，提高药品管理工作的规范化、专业化水平，为患者提供更加优质、安全的药事服务。医院必须建立一套完善的内部管理制度，这套制度要细化到每个环节，每个岗位，甚至每名员工。这样做的目的很明确，就是要让医院的每位工作人员都清楚地知道自己在药事管理中所承担的责任与义务，确保不会出现违规操作。总的来说，法律法规是医院药事工作的重要基石，医院应该继续加强对这些法律法规的学习和执行力度，为医院的药事管理工作注入新的动力和活力。

对于医院来说，其自身的努力固然重要，但外部的监督同样不可或缺。这里所说的外部监督主要来自卫生行政部门。作为主管部门，卫生行政部门应该加大对医院的监督检查力度，定期对医院的药事管理情况进行全面检查，及时发现问题并要求医院整改。对于发现的违规行为，卫生行政部门也应该依法依规进行处罚，以此来起到震慑和警示作用。需要注意的是，监督检查和处罚只是手段，目的还是要引导医院走向规范化、法治化的轨道。

第六章　医院教学与科技管理

医疗、教学、科研是医院发展的三驾马车，是专科建设的基石。医疗是医院生存之本，科研之源泉，教学之基础；医学研究是提高临床诊疗水平之手段和方法，更是专科建设之关键；教学为医疗和科研提供源源不断的人才，也是专科持续发展的保障。医疗、教学和科研相辅相成、循序渐进，推动医院的稳步发展。

第一节　医学教育

长期积累起来的医疗经验需要传承，就产生了医学教育。医学教育是有计划、有组织地培养医药卫生人才的教育活动。

一、我国医学教育历史

我国医学教育的历史源远流长，起初是以师带徒的形式，随着知识量的扩大和对医务人员需要量的增加，学校形式的医学教育应运而生。我国古代医学教育最早发源于南北朝时期，公元443年刘宋王朝设立了官方的医学教育机构，但在当时还属少见，大部分仍是传统保守的师徒模式或家族继承模式。公元624年，唐代设立了太医署，成为当时规模较大、组织健全的学校式医学教育。为了培养更多的医学人才，宋代设立太医局，扩增医学教学的程度，成为当时医学的最高学府。

清代以来西学东渐，西方医学传入中国，外国教会在各地陆续办起医院，进而招收学徒，创办医学校，西方新医学教育引入中国。1866年，美国教会在广州创办了博济医学校；1881年清政府在天津开设医学馆，1903年在北京京师大学堂内增设医学馆。这以后，全国各地建立了许多医学院校。

中华人民共和国成立后，基本上确立了中等、高等、研究生和进修教育等形式的教育结构，形成了一套完整的、多层次的医学教育体系。在发展现代医学教育的同时，又奠定了中医药教育基础，发展了边疆和少数民族地区的医学教育。

二、国外医学教育

现今，国外医学教育都有不同的模式和特点，但大部分均注重理论与实践的结合、学校教育与学校后教育相结合的教育模式。

（一）美国的医学教育

美国实行本科后教育和精英教育，特别重视学生实践能力的培养，学制为四年，课程设置分为基础课、临床课两大模块，临床课只有实习没有见习。前两年以基础课为主，临床实践课采用讲座、小组讨论等教学方式，介绍医疗体系、疾病预防、医学伦理等相关知识；后两年以临床课为主，临床实践在教学医院中进行，临床实践重视以患者为中心的理念。

（二）英国的医学教育

英国高等医学教育学制为五年，毕业后经过一年实习期后具有行医资格，成为专科医生前还必须接受再培训。其提倡早期接触临床，临床阶段与基础理论学习阶段之间没有明显界限，倡导以学生为中心，强调培养学生的创造力。

（三）澳大利亚的医学教育

澳大利亚的医学教育强调促进健康、疾病预防、治疗和康复等方面的教育，注意学生独立创新精神的培养，医学专业学制为六年，分为基础学科的教学、辅助临床学科的教学、临床实习三个阶段，强调学生综合能力的培养，在加强医学专业知识教育的同时，强调人文社会科学的教育和医学复合型人才的培养。

（四）法国的医学教育

法国的医学教育属于精英教育，学习难度大、竞争性强、淘汰率高、注重临床、注重自学能力培养、注重理论与实践相结合。其学制为 9~11 年，分为三个阶段：第一阶段为期两年，第二阶段为期四年，第三阶段分为三年的全科学习教育和四至五年的专科医学教育。第一、第二阶段开设基础课、基础医学课程、临床基础医学课程等公共课程，第三阶段全日制在医院从事临床工作并行使住院医师职能。

（五）德国的医学教育

德国医学教育治学严谨、注重能力培养，办学质量高，实行精英教育，包括实习在内至少 6 年，实行弹性学制，分为基础、临床和实习 3 个阶段。第一阶段深入了解器官系统的结构、功能；第二阶段将生命过程各时期生理变化与疾病发生、发展、转归有关的学科知识互相衔接；第三阶段安排一年的临床实习。其强调学生主观能动性的发挥，注重理论与实践的结合、自然科学与社会科学的交叉渗透。

（六）日本的医学教育

日本医学教育本科学制为六年，核心内容是临床实习，实习分为临床基本功训练、内科系统、外科系统、急救医学等内容。在教育医学生积极参与临床诊疗实践的同时，重视学生形成良好的人格与稳定的心理，具有过硬的医学、医疗知识与技术，养成终身学习的习惯是日本医学教育的目标。

三、我国现行医学教育模式

我国现行医学教育是终身教育，分为医学院校教育、毕业后教育和继续医学教育。

医学院校教育教授医学生医学、自然科学、社会科学的基本知识和临床技能，培养医学生的全面能力。高等医学教育包括本、专科教育和研究生教育。附属医院和教学医院承担医学院校基础教育中的临床教育（实践理论授课、临床见习、实习）。

毕业后教育包括住院医师培训、专科医师培训、全科医师培训等，要求医学生从医学院校毕业后，在所学得的基本知识和技能的基础上，接受专业化培训，将所学知识运用于医疗实践，使所学知识和技能朝着某一专业方向深化，并能深入到更深层次。

继续医学教育，是在完成毕业后教育以后，为跟上医学科学的发展，继续不断掌握新知识、新技术的终身过程，贯穿医务工作者职业生涯的始终。继续医学教育已经成为医疗卫生单位增强核心竞争力和卫生技术人员提高能力素质的重要途径和手段，在卫生人才队伍建设中发挥了重要作用。

这三种性质不同的教育阶段紧密衔接，形成了连续统一的医学教育过程。

第二节　医院教学管理

大型公立医院，尤其是附属医院、教学医院一般承担着医学院校教育的见习、实习阶段，以及毕业后的教育和继续医学教育的任务，是我国医学教育的主要承载者，在医学教育中起着至关重要的作用，教学管理是医院管理的重要组成部分。

一、教学管理组织

医院教学管理委员会是医院的教学管理组织，由医院领导，相关部门负责人，内、外大科负责人，康复、影像、检验等科室负责人及资深兼职教师代表组成。委员会设主任委员一人，由院长担任，设副主任委员一人，由分管教学的副院长担任。同时，成立专门的教学管理科室科教科或教育科，具体负责日常教学管理工作。各临床、护理、医技科室根据教学需要成立教研室，教研室主任一般由承担教学任务较多科室的科室负责人担任。各科室设立教学秘书，具体负责本专业的教学工作。承担住院医师规范化培训和专科医师规范化培训的基地医院，还设有基地负责人。

（一）教学管理委员会职责

教学管理委员会在院长的直接领导下，对医院教学工作安排、协调、督导、检查、评价和指导，具体包括以下内容。

（1）对医院教学管理、教学改革、学科建设等重大问题进行协调、决策。

（2）指导开展教学研究和教学改革工作，研究、推广教学改革经验，提出重大教学改革方案。

（3）指导建立和完善各类、各层次教学评价制度和教学质量监控体系，审议各类教学评估指标体系，参与各种教学评估活动，对提高教学质量提出指导性意见。

（二）科教科或教育科职责

科教科或教育科受医院与医学院校的双重领导，具体负责以下内容。

（1）在教学管理委员会和分管院长的领导下，负责医院全部教学工作。

（2）制订医院教学工作的发展规划、计划，并组织实施。

（3）落实医院的各项教学任务（理论教学、见习教学、实习教学）并督导检查。

（4）组织安排医院兼职教师的遴选及培训。

（5）完成教学资料、档案等的收集工作，协助医学院校完成医院教学工作量的统计、审核工作。

（6）组织及指导各科室进行临床教学法的研究，并把优秀经验推广全院，申报教学成果。指导各科室进行教学、教材、信息化教学等的教学改革。

（7）根据本院实际情况，补充制定教学工作规章制度，并对执行情况进行检查。

（8）负责学生学习、生活的日常管理。

（三）临床医技科室专职教学秘书职责

教学秘书是科室落实医学院校、医院教学管理相关政策措施和要求的执行者，是协助科室主任进行科室教学工作管理的直接责任人，其职责有如下几个方面。

（1）在科主任的直接领导下组织本科室的教学工作。

（2）协助科主任建立和健全教学制度。

（3）统筹安排落实本科室的教学任务，组织实施本科室的理论教学、见习、实习教学。

二、实践理论课教学管理

实践理论课教学是高等院校教学活动的重要环节，为加强理论与实践相结合，部分医学院校在课程安排上把与临床比较密切的课程聘请临床医生担任或直接把学生放到附属、教学医院进行。实践理论课与学校基础理论课相近，管理模式也与学校授课具有相似的方式方法。

实践理论课授课管理要求根据学校教学计划安排，教研室开课前提前确定任课教师，根据课程的计划学时填写《教学进度表》《教学任务审批表》，制订集体备课计划，并组织集体备课，布置教学任务，定期组织任课教师相互听课、观摩教学。任课教师应按照教学进度表授课，对已下达的教学任务和排定的课程表，没特殊情况不得随意更改，也不得随意增减教学学时，按照课程标准的要求和教学进度安排，认真备课，撰写教案和讲稿。课堂教学要求准确把握教学内容的重点和难点，理论阐述准确，思路清晰，条理分明，论证严密，逻辑性强。教学方法要能够调动学生学习兴趣，活跃课堂学习气氛，讲课要重点突出，层次分明。在完成课程标准所规定内容的前提下，任课教师可结合自身的经验和优势，广泛收集有关教学参考资料，介绍本学科的现状和最新发展成果，更新教学内容，注重学生思维能力、实践能力和创新精神的培养。

三、见习教学管理

临床见习教学是医学教育的重要环节，是从基础理论向临床实习过渡的桥梁，是培养和提高学生临床思维的重要途径。通过见习典型病例的症状体征，加深对理论知识的理解、掌握，初步培养临床思维方法和分析问题、解决问题的能力，了解、熟悉常见病、多发病的诊疗，为实习打下基础。

医院见习教学管理要求每学期开学前由科教科根据教学计划安排见习轮转分组，确定见习小组人数，各学科见习总学时应满足课程标准中的要求，根据理论课教学进度安排见习科室和见习内容，尽量做到随堂见习。由具有执业医师资格、高年资住院医师及以上职称的教师根据见习教学进度选取症状及体征典型、能够配合、病情稳定的确诊病例，提前取得患者同意，准备病历及相关辅助检查材料。教师应熟悉患者病情，提前书写临床见习教案。学生对见习相关理论知识进行预习、复习，准备好见习所需要的物品。

根据医院教学习惯不同，可采用不同的见习带教模式，普遍常见的见习带教过程一般采用三段式教学。

第一阶段，教学地点为教学办公室，由教师介绍见习的病种、教学目的、重点、难点，简单复习和提问相关基础理论知识，介绍见习注意事项，根据需要将学生分组。

第二阶段，教学地点为病房，所有人员均戴帽子、口罩，按顺序进入病房，教师做患者和学生之间的相互介绍。学生采集病史，洗手后做全面体格检查，教师及时在床旁纠正学生问诊和查体中的不足之处，并进行正确示范。若分多组，教师应来回巡视各组情况。教师在带教过程中应注意培养学生的人文关怀及沟通交流能力。

第三阶段，教学地点为教学办公室，学生汇报患者的病史特点、阳性体征，教师调取患者相关的辅助检查资料，由教师引导学生对诊断、诊断依据、鉴别诊断及诊疗计划等问题进行讨论。教师总结本次见习，对学生的学习态度、基础知识掌握及临床思维进行点评，提出改进意见，可布置作业或思考题。

四、实习教学管理

临床实习是通过医疗实践，使医学生接受全心全意为患者服务的思想教育，树立高尚的医务道德风尚，实践、巩固和深化所学理论知识，学习和掌握各科诊疗技术，培养严谨、科学的医疗作风，从而实现由医学生向临床医生的过渡和转化。实习教学包括实习学生基础理论在临床的应用、基本操作的训练和带教老师对学生的全方位培训。

实习教学管理要求实习学生进入医院后，首先进行岗前培训，一般包括医德医风和安全教育、相关规章制度、实习纪律等学习，进行病史采集、系统查体、医疗文书书写、常用诊断性穿刺、外科基本操作、无菌术和相关基础护理等培训。实习期间，实习科室带教老师每周应组织一次业务讲座，以本科室常见病的治疗进展和疑难病的鉴别诊断为主，至少每周组织一次教学查房，由主治以上职称人员主持，严格按照教学查房程序进行，教学中注重师生互动，规范学生采集病史和系统查体，培养学生医疗思维和解决医疗问题的能力，注重人文关怀。定期组织教学病例讨论，选择有针对性的病例，主持教师提前做好准备，实习学生做好预习和资料搜集，简明扼要地汇报病例，讨论过程中教师应注意总结，结束时要有点评。同时，实习过程中还应注意进行技能操作培训和医疗文书书写培训。

五、住院医师规范化培训管理

住院医师规范化培训是毕业后医学教育的主要形式，是临床医师培养的必经阶段，培训对象为拟从事临床医疗工作的医学专业本科及以上学历毕业生或已从事临床医疗工作并取得执业医师资格证书、需要接受培训的人员。其目标是为各级医疗机构培养具有良好的职业道德、扎实的医学理论知识和临床技能，能独立处理本专科常见病、多发病诊疗工作的合格临床医师。培训对象以住院医师的身份，在上级医师的指导下，接受以提高临床实践能力为主的三年培训。

住院医师规范化培训主要培养住院医师的政治思想、临床能力、专业理论、专业外语、科研和教学能力等。业务培训以临床实践为主，专业理论和外语以自学为主。政治思想培训要求坚持四项基本原则，热爱祖国，遵纪守法，贯彻执行党的卫生工作方针，具有良好的医德医风，爱岗敬业，全心全意为人民服务。专业理论培训要求掌握本学科的基础理论，熟悉有关学科的基础理论，具有较系统的学科知识，理解国内外本学科的新进展，并能用以指导实际工作。临床能力培训要求具有本学科较丰富的临床经验和较强临床思维能力，较熟练地掌握本学科的临床技能，能独立处理本学科常见病及某些疑难病症，能对下级医师进行业务指导。科研教学能力要求能担任指导本科生学习和进修医师的教学工作，初步掌握临床科研措施，能紧密结合临床实践，写出具有一定水平的学术论文。专业外语则以自学为主，能比较熟练地阅读本学科的外文书刊，并且有一定的听、说、写能力。

六、专科医师培训管理

专科医师规范化培训也是毕业后医学教育的重要组成部分，是在住院医师规范化培训基础上，继续培养能够独立、规范地从事疾病专科诊疗工作临床医师的必经途径。我国在 2006 年提出进行专科医师规范化培训试点工作，2015 年我国颁布了《关于开展专科医师规范化试点的指导意见》，提出自 2016 年遴选有条件的专科启动试点工作，力争到 2020 年在全国范围内初步建立专科医师规范化培训制度，形成较为完善可行的组织管理体系、培训体系和有效的政策支撑体系，形成完整的毕业后医学教育制度，培养一批高素质的合格临床专科医师。

专科医师培训目标是在住院医师规范化培训的基础上，为医疗卫生机构培养具有良好的职业道德、扎实的医学理论知识和临床技能、缜密的临床思维、能独立规范地承担本专科常见多发疾病和疑难重症诊疗工作的高素质临床专科医师。其主要体现在职业素养、专科诊疗能力、沟通合作能力和教学科研能力四个方面。职业素养，要求热爱祖国，热爱医学事业，自觉遵守各项卫生法律法规和规章制度；具有良好的人文素养，弘扬敬佑生命、救死扶伤、甘于奉献、大爱无疆的职业精神，坚持以病人为中心的理念；真诚守信、廉洁公正、精进审慎，为患者提供高质量的医疗卫生服务。专科诊疗能力，要求熟练掌握本专科及相关专科临床医学理论知识和临床诊疗要点，具有疾病预防的观念和科学的临床思维能力，能做出合理医疗决策、规范完成本专科临床技术操作，能解决本专科常见多发疾病和疑难重症的诊疗问题。沟通合作能力，要求具备良好的人际沟通能力，能与患者及其家属进行有效沟通制订适宜的诊疗方案；能与其他医务人员团结合作，协调和利用各种卫生资源。教学科研能力，要求追求卓越，具备自主学习和不断提升的能力，能够胜任指导下级医师的临床教学工作，掌握临床研究基本理论和方法，能承担临床研究工作。

专科医师规范化培训以培育岗位胜任力为核心，分为理论学习和临床实践。理论学习分为公共理论学习和专业理论学习。公共理论包括医德医风、政策法规、相关人文社科知识等，重点学习相关卫生法律法规、规章制度和标准，医学伦理学、医学心理学、医患沟通，重点和区域性传染病防治、突发公共卫生事件预防控制和突发事件紧急医疗救援、预防医学、循证医学，临床教学、临床科研的有关知识。专业理论包括本专科和相关专科的临床医学理论知识，能将其融会贯通并正确运用于临床诊疗实践。临床实践要求在上级医师的指导下，在临床实践中学习本专科和相关专科常见多发疾病以及疑难重症的病因、发病机制、临床表现、诊断与鉴别诊断、处理方法和临床路径；指导下级医师制订专科诊疗方案，承担会诊与住院总医师工作。

专科培训理论学习以有计划的自学为主，集中面授、远程教学、学术讲座等方式为辅。临床实践能力培训，主要以在本专科和相关科室临床岗位轮转的方式进行。培训对象通过参加临床诊疗实践以及基地组织的模拟培训、技能操作专项训练、教学查房等多种临床教学实践活动，完成培训任务。科研能力培训主要是在专科基地统筹安排下，学习有关科研理论知识和技能，参加课题研究，培养临床研究思维和论文撰写能力。

七、继续医学教育管理

继续医学教育是继毕业后的医学教育，以学习新理论、新知识、新技术、新方法为主的一种终身教育。其目的是使卫生技术人员在整个职业生涯中，保持高尚的职业道德，不断提高专业工作能力和业务水平，提高服务质量，以适应医学科学技术和卫生事业的发展。从教育的职能上看，继续医学教育属于成人教育的范畴，是专业教育的继续、补充和完善。

继续医学教育的内容，以现代医学科学技术发展中的新理论、新知识、新技术和新方法为重点，注意先进性、针对性和实用性，重视卫生技术人员创造力的开发和创造性思维的培养。继续医学教育形式多种多样，根据学习对象、学习条件、学习内容等具体情况，采用培训班、进修班、研修班、学术讲座、学术会议、业务考察和有计划、有组织、有考核的自学等多种方式组织实施。继续医学教育包括在职人员的学历教育、非学历补课教育、更换岗位的岗位培训教育以及知识更新性质的医学教育。继续医学教育的对象是医疗机构内从事卫生技术工作的人员。参加继续医学教育是卫生技术人员应享有的权利和应履行的义务，医疗机构应为卫生技术人员参加继续医学教育提供必要的条件。卫生技术人员接受继续医学教育的基本情况是年度考核的重要内容，继续医学教育合格是卫生技术人员聘任、技术职务晋升和执业再注册的必备条件。

全国继续医学教育委员会制定了《继续医学教育学分授予与管理办法》，规定继续医学教育实行学分制管理。参加继续医学教育的医务人员每年参加继续医学教育所得学分不低于 25 学分，其中 I 类学分 5~10 学分，II 类学分 15~20 学分。省、自治区、直辖市级医疗卫生单位的继续医学教育对象五年内通过参加国家级继续医学教育项目获得的学分数不得低于 10 学分。继续医学教育对象每年获得的远程继续医学教育学分数不超过 10 学分。

继续医学教育学分为 I 类学分和 II 类学分两类。I 类学分项目为国家级继续医学教育项目、省级继续医学教育项目、中华医学会、中华口腔医学会、中华预防医学会、中华护理学会、中国医院协会、中国医师协会（以下简称指定社团组织）所属各学术团体申报的非国家级继续医学教育项目，是在分别经以上学（协）会组织评审并批准后，由全国继续医学教育委员会统一公布的项目。为适应基层卫生专业技术人员培训、卫生突发事件应急培训以及面向全体在职卫生人员开展的培训需要（如职业道德法规教育），参加由国家卫健委或省（自治区、直辖市）卫健委组织和批准的推广项目（包括现代远程教育项目）以及自学、发表论文、科研立项、单位组织的学术活动等其他形式的继续医学教育活动，授予 II 类学分。

医务人员继续医学教育的学分由项目主办单位授予，医疗机构成立主管职能部门，具体负责组织本院卫生技术人员的继续医学教育活动，并制订继续教育计划、实施办法，按照有关规定每年对相关人员的继续教育学分进行录入及统计考核。

第三节　医院科技工作管理

医疗卫生事业的发展离不开科学技术的进步。医院科技工作管理以防病治病为中心，以促进医疗事业的发展，为人民的健康服务。医疗科技发展的三个中心环节是知识更新、技术流动和成果转化。

2009 年，中共中央、国务院颁布的《关于深化医药卫生体制改革的意见》提出，要推进医药卫生科技进步，为人民群众健康提供技术保障。加大医学科研投入，深化医药卫生科技体制和机构改革，整合优势医学科研资源，加快实施医药科技重大专项，鼓励自主创新，加强对重大疾病防治技术和新药研制关键技术等的研究，在医学基础和应用研究、高技术研究、中医和中西医结合研究等方面力求新的突破，开发生产适合我国国情的医疗器械，广泛开展国际卫生科技合作与交流。

2016 年，《"健康中国 2030"规划纲要》提出，构建国家医学科技创新体系，推进医学科技进步，推进国家科技重大专项、国家重点研发计划重点专项等科技计划，增强重大疾病防治和健康产业发展的科技支撑能力，提高科技创新对医药工业的增长贡献率和成果转化率。

一、科技工作管理组织

医学科技工作以人的健康为研究对象，同时涉及医疗技术临床应用与医学伦理问题，需要严格管理。医疗机构一般设有学术管理委员会和医学伦理管理委员会，科研工作的开展需要经过这两个委员会的同时认可。如果涉及医疗技术的临床应用，还应经过医疗技术临床应用管理委员会的审核。

医院学术管理委员会是医院科技工作咨询和学术成果鉴定管理的工作组织，负责研究制订学术管理计划和实施方案，确定业务建设目标；审议医院重点专科、重点专业建设规划方案，从学术角度审定医院的专业设置、调整、发展规划，为医院的决策提供学术依据；审议医院重点专科建设、重点专业建设的有关申报材料，对已立项的重点专科、重点专业建设进行指导和年度检查；对医务人员提出的年度或阶段性的科研计划的可行性和学术价值进行审议，对医院申报的年度或阶段性科研成果的学术水平与价值做出评估。

医学伦理管理委员会是医院医学伦理管理组织，一般由医、护、药、医技人员以及医院管理工作者、法律工作者组成。医学伦理管理委员会以维护人的健康利益、促进医学科学进步、增强以病人为中心的服务意识为工作目标，兼顾医患双方的利益，促进医院生命伦理学的实施与发展。对涉及人体或人体标本的项目进行伦理审查和批准；评价、论证医院开展的涉及人体实验的科学研究课题的理论依据，贯彻知情同意原则，审查知情同意文件，对研究课题提出伦理决策的指导性建议。

二、科研管理

科研管理是医院根据科技发展计划的要求和科研开展的基本规律，通过科研课题的申请、开题、实施、科研资料的记录、整理和归档、课题验收和鉴定、成果奖励、成果转化等程序，促进科研课题的规范化。

科研申请。科室或科研项目负责人在每年年底进行科研计划申请，填写《拟开展科研计划申请书》，科研申请应该制订详细的科研计划和可行性论证，科研计划的内容一般包括科研课题基本信息（项目名称、课题经费、起始年月、研究领域、研究类别、申报学科、试验设施）、人员情况（课题负责人资质、课题组人员资质），合作单位信息，研究课题摘要，国内外研究综述，主要研究内容，主要创新点、先进性，研究方法和技术路线，主要技术指标，工作基础条件，市场需求及产业前景，项目完成时的预期结果。

科研申请审核。科研申请提出后，需要经过医院对科研项目的审核。科研审核需要经过医院学术管理委员会审核和医学伦理管理委员会审核，如果涉及科研使用临床技术应用于患者身上，还要经过医院医疗技术临床应用管理委员会审核。医院学术管理委员会对科研项目审核的重点是对医务人员提出的年度或阶段性科研计划的可行性和学术价值进行审议；医院医学伦理管理委员会对涉及人体或人体标本的项目进行伦理审查和批准，评价、论证医院开展的涉及人体实验的科学研究课题的理论依据，贯彻知情同意原则，审查知情同意文件，对研究课题提出伦理决策的指导性建议。医疗技术管理委员会进行科研审核的要点是科研中应用于临床的医疗技术是否符合医疗机构执业范围，是否符合诊疗规范，是否具有安全性。

科研成果鉴定。医学科研中形成的新见解、发现的规律及影响其相互关系的新手段或新技术方案均可称为医学科技成果。有形的科技成果有新药品、新生物制品、新医疗器械、新材料等；无形的科技成果有专利、论文、专著、新颁布实施的卫生标准。政府有关管理部门组织的对某项科学研究结论进行严格的科学审查，从科学意义、学术水平、成熟程度、实用价值等作出实求是的学术评价，形成鉴定证书的过程就是科技成果鉴定。不同级别的成果由不同级别的组织鉴定。根据级别的不同，鉴定组织可分为国家级鉴定组织、省级鉴定组织、地市级鉴定组织、各级部门鉴定组织。鉴定形式主要有检测鉴定（检验、测试），会议鉴定（现场考察、测试、答辩）和书面审查等。鉴定申请人可根据科研课题任务的来源和隶属关系申请，隶属关系不明确的可向所属的科技行政管理部门或行业主管部门申请。

鉴定程序。项目负责人提出成果鉴定申请，同时提交有关材料后，由所在医疗机构进行初审。主管部门对申报的成果材料进行复审。复审合格的科研成果，由成果鉴定委员会组织鉴定，作出鉴定结论，并发给科技成果鉴定证书。

科技成果奖励。国家、地方各级政府、社会各界鼓励医学科技的发展，奖励在医学科技活动中作出突出贡献的医疗机构和医务人员，根据医学科研的立项与管辖关系，设立了不同层次的科研奖励。国家设立国家科学技术奖励委员会，负责国家科学技术奖的评审工作，设立国家最高科学技术奖、国家自然科学奖、国家技术发明奖、国家科学技术进步奖和国际科学技术合作奖五项国家级科学技术奖。科技部根据国务院《国家科学技术奖励条例》发布了《省部级科学技术奖励管理办法》，规定省、自治区、直辖市人民政府可以设立一项省级科学技术奖，奖励在科学研究、技术创新与开发、推广应用先进科学技术成果以及实现高新技术产业化等方面取得重大成果或作出突出贡献的个人和组织，省、自治区、直辖市人民政府所属部门不再设立科学技术奖。国家机构以外的社会组织或者个人利用非国家财政性经费，在国内面向社会设立的经常性的科学技术奖，是我国科技奖励体系的重要组成部分，实行管理登记制度。中华医学科技奖是为了奖励在医学科学技术进步活动中作出突出贡献的个人和集体而设立的。中华医学科技奖包括自然科学、技术发明、科学技术进步、国际科学技术合作等奖励内容。

科研经费管理。医疗机构支持专业技术人员积极开展科研活动，除获得各级科研立项资金外，医疗机构都另行配套一定比例的资金。科研经费的使用坚持目标相关性、政策相符性和经济合理性原则，严格遵守财务制度，实事求是地使用。科研经费的开支范围是科研项目组织实施过程中发生的、与科研活动直接相关的各项费用的支出，一般包括设备费、材料费、受试者费用、测试化验加工费、差旅费、会议费、知识产权事务费、材料整理费、劳务费、管理费、其他费用。财务部门根据科研项目计划书、任务书、合同或协议，将科研经费转入科研账户，根据相关规定确定管理费的提留比例。对于准备结题的科研项目，项目负责人应全面清理经费收支和应收应付等款项，并根据经费预算和开支情况如实填写经费决算报表，并对决算报表的真实性负责。

三、医学论文管理

医学论文属于科技论文，主要是报道医学研究和技术开发创新性工作成果的文章，是阐述原始研究结果并公开发表的书面报告。医学论文采用医学技术语言和医学逻辑思维方式，按照一定的写作格式撰写，并经过正式严格审查后发表。撰写医学论文的目的是展示自己的研究成果，与同行进行切磋，在讨论和辩论中探讨医学真相。

医学论文的撰写和发表有着创新、科学、准确、学术、规范、可读等特点和要求。

创新，指医学论文是新的医学研究成果或创新见解和知识的科学记录或者是已知原理应用于实践的新进展，创新性或新意是写作与发表每篇医学论文的必备条件。科学，则主要包括两方面：一是指医学论文的内容是科学技术研究的成果；二是指医学论文表达形式具有特有的科学方式和实事求是的科学精神。医学论文要求结构严谨、思维逻辑合理、材料真实、方法准确可靠、观点正确无误。准确，主要是指医学论文的实验过程、实验结果具有可重复性，数据精确，不能出现据估计、据观察等模棱两可的言辞。学术，是医学论文同其他医学文章的基本区别，医学论文应具备一定的学术价值，主要包括两个方面：对实验、观察得到的结果，能够从理论的高度分析和总结，形成一定的科学见解；对自己提出的医学见解或问题，能用事实和理论进行合理的论证、分析或说明，能将实践上升为理论。规范，指医学论文必须按一定格式和要求进行规范写作。医学论文的参考文献著录应规范，文字表达应规范，语言和技术细节应采用国际或国内通用的名词术语、数字、符号、计量单位等。可读，指的是论文必须具有可读性，文字通顺，结构清晰，词汇专业，严谨易懂，使读者在短时间内理解作者所要表达的观点和结论，并留下深刻的印象。

医学论文按照不同的分类方式，可分为不同的类别。按医学论文的写作目的和作用，一般可分为科技论文（也称科学论文或学术论文）、学位论文（学士、硕士、博士学位论文）、科技报告（可行性、开题、进展、实验、考察）、专题研究、研究简报和快报、综述与评论。按论文发挥的作用，可分为理论型论文、技术型论文、学位论文。按研究的方式和论述的内容，可分为实（试）验研究报告、理论推导、理论分析、设计计算、专题论述、综合论述等。

论文查重又称学术不端检测，是监督学术不端行为，对学术的严肃性进行规制和对剽窃行为的抑制行为。撰写医学论文需要参考大量的资料和文献，最后提出论题，所以引用一些参考文献与资料都很正常。论文查重用于评估论文中引用到的数据在整篇论文中占据比例的高低，避免因各种不当引用而导致论文的重复率太高。在大型数据库的支持下，医疗机构可以轻松通过查重软件查出医学论文引用的文献，目前，市场上有很多检测系统来对论文进行查重，而且权重比较高的检测系统也不少，知网、万方、维普都有单独的检测系统与数据库，区别在于数据库的大小以及收录文章的数量多少。

四、科研成果转化管理

科技成果是通过科学研究与技术开发所产生的具有实用价值的成果，分为个人科技成果和职务科技成果。个人科技成果是指研究者利用自己的物质技术条件完成的科技成果，个人技术成果归个人所有；职务科技成果是指执行医疗机构的工作任务或者主要是利用医疗机构的物质技术条件所完成的科技成果，职务科技成果归单位所有。科技成果转化是为了提高生产力水平而对科技成果所进行的后续试验、开发、应用、推广直至形成新技术、新工艺、新材料、新产品以及发展新产业的活动。

科技成果持有者可以采用多种方式进行科技成果转化,常见的有自行投资实施转化,向他人转让该科技成果,许可他人使用该科技成果,以该科技成果作为合作条件与他人共同实施转化,以该科技成果作价投资、折算股份或者出资比例的方式。

科技成果研发的目的是提高社会生产力,国家和医疗机构积极鼓励转化,但应当加强科技成果转化的管理,通过医疗机构负责技术转移工作或者委托独立的科技成果转化服务机构开展技术转移。对持有的科技成果,可以自主决定转让、许可或者作价投资,但应当通过协议定价、在技术交易市场挂牌交易、拍卖等方式确定价格。通过协议定价的,应当在本单位公示科技成果名称和拟交易价格。医疗机构取得的职务科技成果,完成人和参加人在不变更职务科技成果权属的前提下,可以根据与本单位的协议进行该项科技成果的转化,并享有协议规定的权益。同时,科技成果完成人或者课题负责人,不得阻碍职务科技成果的转化,不得将职务科技成果及其技术资料和数据占为己有,侵犯单位的合法权益。

科研成果转化实行保密机制,医疗机构与其他单位合作进行科技成果转化,合作各方应当就保守技术秘密达成协议,当事人不得违反协议或者违反权利人有关保守技术秘密的要求,披露或允许他人使用该技术。

职务科技成果转化后,医疗机构对完成、转化该项科技成果做出重要贡献的人员给予奖励和报酬,规定或者与科技人员约定奖励和报酬的方式、数额和时限。对完成、转化职务科技成果做出重要贡献的人员给予奖励和报酬的支出计入当年医疗机构工资总额,但不受当年工资总额限制,不纳入工资总额基数。

第四节　科研诚信管理

科研诚信是科技创新的基石。近年来，我国科研诚信建设在工作机制、制度规范、教育引导、监督惩戒等方面取得了显著成效，但整体上仍存在短板和薄弱环节，违背科研诚信要求的行为时有发生。为进一步加强科研诚信建设、营造诚实守信的科研环境，2014年，国家卫生和计划生育委员会制定了《医学科研诚信和相关行为规范》，2018年中共中央办公厅国务院办公厅印发《关于进一步加强科研诚信建设的若干意见》加强科研诚信的管理。

一、医疗机构科研诚信管理

医疗机构作为科研诚信管理的责任主体，首先要自觉遵守有关法律法规中的诚信规范，加强科研诚信制度建设，履行法人职责，自觉抵制、杜绝科研不端行为。将科研诚信教育纳入医务人员、科研人员职业培训体系和研究生教育体系，完善教育内容及手段，树立崇尚科研诚信的良好风气与文化。建立受理举报科研不端行为的专门渠道，对举报人的个人信息及举报内容列入密件管理，保护举报人。组织申请科研项目和推荐申报科学技术成果奖励，责成申报人恪守科研诚信，安排签署科研诚信承诺书并公示有关信息。调查处理医疗机构科研不端行为，配合、协助有关部门调查本机构科研不端行为，对查实的科研不端行为的责任人进行不良信用记录，并作为职务晋升、职称评定、成果奖励等方面的重要影响因素。对涉及传染病、生物安全等领域的研究及论文、成果进行审查，评估其对社会及公共卫生安全的潜在影响，承担相应责任。加强科研反腐，行政和业务负责人及科研管理人员率先垂范，严格遵守科研诚信管理规定，不得利用职务之便获取他人科研成果和谋取不当利益。

二、医学科研人员科研诚信管理

医学科研人员是医学科研的承担者和直接责任人，在科研活动中需严格遵守诚信管理要求。进行项目申请等科研与学术活动提供相关信息时，要确保所提供的学历、工作经历、发表论文、出版专著、获奖证明、引用论文、专利证明等相关信息真实准确。在项目验收、成果登记及申报奖励时应提供真实、完整的材料（包括发表论文、文献引用、第三方评价证明等）。与他人进行科研合作时应认真履行诚信义务或合同约定，发表论文、出版著作、申报专利和奖项等时应根据合作各方的贡献合理署名。尊重受试者权益，保护受试者的隐私和秘密。在科研活动中遵循涉及人的生物医学研究伦理审查办法的相关规定，自觉接受伦理审查和监督；采集人体的样本、数据和资料时应客观、全面、准确，对涉及秘密和个人隐私的，树立保密意识并依据有关规定采取保密措施；涉及人体或动物的研究，应如实书写病历，诚实记录研究结果，包括不良反应和不良事件，也应依照相关规定及时报告严重的不良反应和不良事件信息；动物实验应自觉遵守《实验动物管理条例》，严格选用符合要求的合格动物进行实验，保障动物福利，善待动物。研究结束后，对于人体或动物样本、数据或资料的储存、分享和销毁应遵循相应的科研管理规定。尊重科研行为，对科研工作保持敬畏心。导师或科研课题负责人，指导学生或带领课题组成员开展科研活动时应高度负责，严格把关，对研究和撰写科研论文中出现的不端行为承担责任。引用他人已发表的研究观点、数据、图像、结果或其他研究资料时，应注明出处，引文、注释和参考文献的标注应符合学术规范。使用他人尚未公开发表的设计思路、学术观点、实验数据、图表、研究结果和结论，应获得本人的书面知情同意，同时要公开致谢或说明。发表论文或出版学术著作，应遵守学术论文投稿、著作出版的有关规定。如未实际参加研究或论文、论著写作，不得在他人发表的学术论文或著作中署名。开展学术交流、应邀审阅他人投寄的学术论文或课题申报书，应尊重和保护他人知识产权，遵守科技保密规则。发表医学科研论文涉及的原始图片、数据（包括计算机数据库）、记录及样本，应按照科技档案管理有关规定妥善保存。对已发表医学研究成果中出现的错误和失误，应以适当的方式公开承认并予以更正。

推进科研诚信建设制度化是落实社会信用体系建设的总体要求，是优化科技创新环境的重点，医院机构在科技工作管理中不断健全完善科研诚信工作机制，坚持预防与惩治并举、自律与监督并重，无禁区、全覆盖、零容忍，严肃查处违背科研诚信要求的行为，着力打造共建共享共治的科研诚信建设新格局，是医疗机构科技工作的核心基础。

第五节　临床重点专科建设与管理

临床重点专科建设是医院发展的灵魂，是医疗机构医疗、教学、科研能力的集中体现，对医疗机构的发展具有决定性的作用。政府和医疗机构鼓励发展趋势好的或者本地区需要的专科重点发展。2021年国务院办公厅颁布的《关于推动公立医院高质量发展的意见》提出，进一步提升医疗服务能力，切实加强临床专科能力建设，引导医院加强内涵建设。2021年国家卫健委《"十四五"临床专科能力建设规划》指出，临床专科能力建设是国家卫生健康事业发展的重要内容之一，对加强医疗机构内涵建设，引导医疗机构发展方向，促进医疗机构实现"三个转变，三个提高"，推动医疗卫生服务体系高质量发展具有重要意义。

"十四五"期间，国家建设累计不少于750个国家级临床重点专科，省级累计支持不少于5000个省级临床重点专科，市（县）级累计支持至少10000个地市级和县级临床重点专科。通过临床重点专科建设，形成网格化临床专科服务体系，大幅提升常见疾病的诊疗能力，推动公立医院的高质量发展。

一、临床重点专科建设目标

医疗机构临床重点专科建设，首先根据自身功能定位和实际情况，结合区域医疗需求，确定专科能力建设方向，制订临床专科能力建设规划，加大重点专科投入，加强人才队伍建设，提升医疗技术能力和医疗质量水平，培育优势专科。围绕人民群众医疗服务需求较多，危害人民群众健康较大的重大、疑难疾病，不断拓展诊疗方法，提升医疗技术能力和诊疗效果，形成技术优势。基层公立医院在确保依法执业，保证患者安全和符合医学伦理要求的基础上，鼓励开展具备专科特色和核心竞争力的新技术、新项目，重点发展内镜、宫腔镜、腹腔镜、介入、穿刺、局部微创治疗和改良外科手术方式在内的微创技术发展。大型公立医院坚持技术创新的发展思路，加强临床诊疗技术创新、应用研究和成果转化，特别是再生医学、精准医疗、生物医学新技术等前沿热点领域的研究，争取在关键领域实现重大突破。医疗机构在推进专科建设过程中，积极吸纳先进的诊疗理念，多学科诊疗MDT、快速康复、中西医结合等新诊疗模式，全力推动专科医疗服务能力的高质量发展，保障人民群众的健康权益。推进智慧医疗体系建设，推动人工智能、传感技术在医疗行业的探索实践，"互联网＋"医疗服务新模式在远程诊疗服务中的应用，以及手术机器人、3D打印、新医学材料应用、计算机智能辅助诊疗的突破。医疗质量是专科建设的生命线，医疗质量安全管理工作与专科能力建设工作相融合，采用医疗质量管理工具进行科学管理，加强质控指标应用和医疗质量安全数据收集、分析、反馈。以医疗质量安全情况为循证依据，开展针对性改进。按照自主培养为主，培养与引进结合的原则，加强专科人才队伍建设，建立人才长效培养机制，形成包括学科带头人才、技术骨干、中坚力量与青年医师等不同层级的专科人才梯队。注重医学交叉领域、再生医学、中西医结合等复合型创新团队的建设，既保证其均衡发展，又保证特色专科的重点突破。

二、临床重点专科遴选指标

国家卫生健康委《"十四五"临床专科能力建设规划》将国家临床重点专科建设项目遴选指标体系分为 5 个维度、27 个指标，省、市县级重点专科遴选与建设考评基本按照国家指标体系进行。该指标体系考虑地方投入和政策保障，加大政府财政部门对医疗机构建设的投入。在医院管理方面，要求医院组织管理体系健全、完整，运行良好，把专科建设情况列入中长期发展规划，资金管理制度完善。医院对专科建设高度支持，有切实可行的扶持政策或措施，对专科建设提供足够的软件、硬件支持。专科自身建设一般需要三个到五个亚专科支持，常规医疗技术的应用和专科新技术、新项目的应用与研究具有独到的技术特色。住院患者医疗服务能力主要考评专科近三年收治患者的 DRGs 组数、病例组合指数（CMI），外科还需要有三、四级手术占比和微创手术占比的考评。住院患者医疗服务效率主要考评专科近三年住院患者的费用消耗指数以及时间消耗指数。住院患者医疗质量安全考评专科近三年中低风险组死亡率、急危重病例救治能力、本专业重点病种（单病种）医疗质量管理情况。技术突破与创新考评近三年完成的科研项目数以及有希望近期取得突破性进展的医疗技术研究项目。重点专科评定要求专科人才结构合理，能够同时满足临床医疗、教学、科研需求，梯队结构合理，体现老中青结合，亚专科学科带头人及骨干业务能力、教学能力、科研能力强。在专业影响力方面，医疗辐射能力强，考评指标为近三年出院患者中本区域外患者比例和接受下级医院急危重症和疑难病患者转诊数量。声誉和影响力大，则考评近五年专科内学科带头人、业务骨干等牵头或参与制定本区域内诊疗规范、指南等的数量，承担本区域内质控中心工作个数，现任或曾任本专科区域内主要学术组织常委或编委以上的数量。

第七章　医院公共卫生与感染管理

第一节　医院公共卫生管理

一、医院公共卫生管理体系

医院是重大疾病和传染病及部分突发公共卫生事件早发现、早报告、早处置的前沿阵地，是公共卫生体系的重要组成部分。各级各类医院应当成立由主要负责人或班子成员担任组长的公共卫生与疾病预防控制工作领导小组，将公共卫生工作纳入医疗机构重要业务工作，协调各相关科室落实公共卫生与疾病预防控制工作。

（一）组织架构

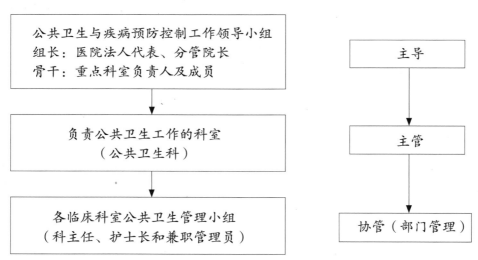

图 7-1　医院公共卫生管理体系的组织架构

（二）防治体系

（1）传染病防治及突发公共卫生事件应急处置体系包括：①预警监测：建立信息报告和症状监测机制。②早期诊断：建立预检分诊、会诊制度，规范诊疗流程。③医疗救治：完善医疗救治体系，建立专家组、救治团队。④应急处置：规范处置流程、应急预案、演练等。

（2）慢病防治体系包括：①早期筛查：建立重点慢性病筛查机制，重点慢性病机会性筛查。②早诊早治：早期诊断和治疗，规范诊疗方案。③监测报告：肿瘤、急性心脑疾病、伤害等监测报告。④健康管理：延伸至院外，建立全生命周期管理体系。

（3）工作保障体系包括：①人员保障：队伍建设、技能培训等。②技术保障：信息化支撑、大数据应用、智慧化手段等。③物资保障：建立急救药品、医疗器械、交通通信设备及防护物资等的管理制度和运行模式等。

（三）考核体系

（1）上级部门对医院的考核包括：①年度事业单位绩效考核，具体条款为落实公共卫生任务情况，包括传染病监测报告（传染病报告、多点触发传染病监测系统建设应用）、传染病防控（重点传染病防控，感染性疾病科和发热、肠道门诊设置，传染病防控培训演练）、慢性病防控（死因、肿瘤和心脑血管事件监测，重点慢性病机会性筛查指导）、公共卫生服务项目开展、医防融合（与辖区内疾病预防控制中心开展合作）、公共卫生科建设等情况。②年度执法检查。③医院等级复审。④卫生行政部门和疾控中心考核等。

（2）院内监督考核包括：①纳入医院质量控制目标的，对临床、门诊科室的综合目标管理考核。②公共卫生工作主管部门的院内监督考核，包括现场督导、线上督导，日督导、月督导、不定期督导等。

二、医院传染病管理

传染病防控是公共卫生工作的重中之重，同样，医院传染病管理也是医院公共卫生工作的重中之重。

（一）医院传染病信息报告管理

医院报告的传染病范围包括《中华人民共和国传染病防治法》规定报告的传染病，国家卫生健康行政部门列入乙类、丙类传染病管理的其他传染病和按照甲类管理开展应急监测报告的其他传染病，省政府按照乙类、丙类管理的其他地方性和其他暴发、流行传染病或不明原因的临床症候群等怀疑具有传染性的疾病，不明原因肺炎病例和不明原因死亡病例等重点监测疾病。

医院接诊患者的首诊医师或其他执行职务的医务人员为传染病责任报告人，就发现的传染病病例填写《传染病报告卡》。医院应备有符合要求的门诊日志、检验和影像部门登记簿、出入院登记簿、传染病报告卡及传染病登记簿，由责任人员认真、规范地填写，做好疫情登记工作。《传染病报告卡》及传染病报告记录应保存3年。

医院发现甲类传染病和乙类传染病中的新型冠状病毒感染、肺炭疽、传染性非典型肺炎的病人、疑似病人或无症状感染者时，以及发现其他传染病和不明原因疾病暴发时，应于 2 小时内将传染病报告卡通过网络报告。对其他乙类和丙类传染病病人、疑似病人和规定报告的传染病病原携带者，应于 24 小时内进行网络报告。

符合突发公共卫生事件报告标准的传染病暴发疫情，医院应按照《突发公共卫生事件信息报告管理规范》要求进行报告。

医院传染病报告管理人员负责对每日（包括法定节假日）收到的传染病报告卡进行错项、漏项、逻辑错误等审核检查，对有疑问的报告卡应及时向填卡人核实。对医院报告的信息进行查重，对重复报告信息进行删除。发现本年度内有漏报的传染病病例时，应及时补报。当报告的病例发生诊断变更、已报告病例因该病死亡或填卡错误、疑似病例排除或确诊的，应及时对传染病报告卡进行订正报告。

医院应按照谁主管、谁负责、谁使用、谁负责的原则，由专人负责传染病信息安全，定期排查信息安全隐患。加强病例隐私加密常态化管理，在满足工作需要的前提下缩小隐私开放范围。将数据资料做好备份和储存。数字证书持有人保管好 CA 证书和登录密码，严禁多人使用同一账户。调离相关岗位用户的直报系统账号、VPN 账号及 CA 证书要及时注销。

医院法定传染病信息报告质量评价指标有：①法定传染病报告率。②法定传染病报告及时率。③纸质（电子）传染病报告卡填写完整率。④纸质报告卡填写准确率。⑤网络报告信息一致率。⑥报告卡有效证件号填写率等。

（二）医院传染病诊疗管理

医院要建立传染病预检分诊制度，设立预检分诊点。预检分诊点应当标识明确，相对独立，通风良好，具有消毒隔离条件和必要的防护用品，在显著位置设置引导标识，指引发热、腹泻等患者到感染性疾病科就诊。

二级以上综合医院应设置感染性疾病科和功能相对独立的传染病专用门诊及独立的感染性疾病病区。传染病专用门诊应包括发热门诊、腹泻病（肠道）门诊等。三级综合医院还应设置符合要求的呼吸道传染病病区。乡镇卫生院应当根据当地规划设置发热门诊和腹泻病（肠道）门诊。不设置发热门诊的乡镇卫生院应积极设置发热哨点诊室。

发生重大传染病疫情时，医院根据所承担任务，按照要求设置相应的门诊、病区，并配备足够的工作人员。医院应严格落实疫情报告制度和首诊负责制，发现可疑患者要尽快明确诊断并对症治疗。具备救治能力的医院不得拒绝救治或接收转诊患者。不具备传染病救治能力的医院，应及时将患者转诊到具备救治能力的医院，并将病历资料复印件转至相应医院。

传染病定点医院应组建由相关专业骨干组成的救治团队，建立快速诊治绿色通道，并与上级医院建立可视化远程会诊联运机制，提升诊疗能力，尽可能减少重症和死亡病例，提高救治成功率。

传染病定点医院和监测"哨点"医院应储备足够的传染病实验室检测试剂,对接诊病例及时开展实验室检测以明确诊断,并按照要求采集相应标本及时送至本级或上级疾控中心进行进一步检测。

医院应严格执行有关技术操作规范和标准,有效预防和控制院内感染,防止传染病医源性传播。

(三)医院传染病疫情处置管理

医院应制定应对不同传染病疫情的应急预案,与公共卫生机构建立联动机制。应急预案应包括应急队伍组建、人员培训、应急装备以及传染病病人和感染者的接诊、隔离治疗、转送等内容。每年至少针对一项预案开展全流程应急演练,根据演练情况对预案进行评估更新。

医院应对全院医务人员和新上岗人员进行传染病防治法和相关专业知识等的培训。要组建突发传染病疫情处置队伍,按要求对应急人员进行应急专业知识培训。

医院应做好传染病疫情处置物资储备,包括常用急救药品、医疗器械、交通通信设备及防护物资等,做到储备齐全、数量充足。

医院应根据应急预案做好传染病疫情应急处置,对于重症和普通病人进行分级管理,对疑似病人及时排除或确诊;对传染病患者提供医疗救护和现场救援,对就诊患者进行规范登记,并保存书写详细、完整的病历记录;协助疾病预防控制机构人员进行标本采集、流行病学调查等工作。

对甲类传染病和乙类传染病中按照甲类管理的传染病患者或者疑似患者,医院应依法采取隔离或控制措施,并按照规定对患者的陪同人员和其他密切接触人员采取医学观察和其他必要的预防措施。

医院对传播风险大、危害严重的重点传染病患者,在积极处置的同时,要及时向当地卫生健康行政部门及疾病预防控制机构报告。

三、医院慢性非传染性疾病管理

近年来,恶性肿瘤、心脑血管疾病等慢性非传染性疾病对人类健康的影响日益上升,连续完整地收集恶性肿瘤、心脑血管急性事件和伤害病例等报告信息,定期分析监测结果已经成为公共卫生工作的重要内容。同时加强慢性非传染性疾病管理也是医院公共卫生工作的重要内容。

医院对来本院就诊的全部恶性肿瘤(包括白血病)和中枢神经系统良性及良恶未定肿瘤均应进行登记报告。同一患者先后出现多种原发报告病种都应填报,且每病一卡。临床医生在确诊肿瘤新发病例后填写报告卡并报医院公共卫生与疾病预防控制主管部门。

医院应对冠心病急性发作和脑卒中发作的新发病例或本院当年首诊的确诊病例进行登记报告。对同时患两种以上心脑血管疾病患者,分别按病种进行填报卡片。临床医生应在确诊心脑血管疾病七日内填写报告卡，报医院公共卫生与疾病预防控制主管部门。急性心肌梗死、脑卒中发病的填报期限为急性发病后 28 日，若 28 日后再次急性发作，应按新发病例填报卡片并报送。

医院应对接诊的因伤导致住院、因伤死亡未住院患者或急诊观察超过 24 小时的病例进行登记报告。同一患者先后出现多次伤害，应分别填报。临床医生在确诊住院伤害新发病例后填写报告卡，并于七日内报医院公共卫生与疾病预防控制主管部门。

医院公共卫生与疾病预防控制主管部门收到恶性肿瘤、脑卒中和冠心病等相关报告卡后应及时进行审核，剔除重复报告卡，七日内录入慢病监测信息管理系统，同时每月定时将上月报告卡送当地疾病预防控制机构。医院公共卫生与疾病预防控制主管部门还应定期到相关科室核对报告卡登记信息和居民死亡医学证明书，及时发现漏报病例并进行补报。

医院应建立死因登记管理制度，组织做好居民死亡医学证明（推断）书的发放、填写、报告、编码、核对、订正、查漏补报以及死亡个案资料的收集与保存等工作，定期组织开展培训和漏报调查。对在医院发生的死亡个案，医务人员应按要求填写居民死亡医学证明书。医院应指定专人每天收集本单位的居民死亡医学证明书，并进行网络报告。

（一）医院肿瘤登记工作管理

（1）组织管理主要包括三个方面：一是成立肿瘤报告工作管理班子；二是建立健全常规制度，包括例会制度、肿瘤登记报告管理制度、肿瘤信息核实补充制度、档案管理制度、培训工作制度、定期考核评比通报制度等；三是肿瘤登记相关资料要齐全，包括肿瘤登记册（含急诊、门诊、住院、保健科、病案室等）、院内报告卡的发放记录、与肿瘤登记处的报告卡交接记录等。

（2）报告质量主要从以下几个方面进行控制：一是定期开展院内肿瘤报告补漏工作；二是肿瘤报告卡的填写质量，包括完整卡片数 / 填卡完整率（％）、首次诊断日期填写准确数 / 准确率（％）、卡片填写准确数 / 填卡准确率（％）等；三是肿瘤报告卡与数据库的一致数 / 性（％）、病理组织学诊断卡片数 / 所占比例（％）等。

（3）培训与督导包括接受县级以上肿瘤登记处培训、技术指导或督导以及医院内部开展对临床医生的业务培训等。

（二）医院心脑血管登记工作管理

（1）组织管理主要包括三个方面，一是成立心脑血管报告工作管理班子；二是建立健全常规制度，包括例会制度、心脑血管登记报告管理制度、心脑血管信息核实补充制度、档案管理制度、培训工作制度、定期考核评比通报制度等；三是心脑血管登记相关资料要齐全，包括心脑血管登记册（含急诊、门诊、住院、保健科、病案室等）、院内报告卡的发放记录、与心脑血管登记处的报告卡交接记录等。

（2）报告质量主要从以下几个方面进行控制，一是定期开展院内心脑血管报告补漏工作；二是控制漏报率，包括脑卒中院内漏报数/漏报率（%）、冠心病院内漏报数/漏报率（%）等；三是控制心脑血管报告卡的填写质量，包括脑卒中完整卡片数/填卡完整率（%）、脑卒中卡片填写准确数/填卡准确率（%）、冠心病完整卡片数/填卡完整率（%）、冠心病卡片填写准确数/填卡准确率（%）、脑卒中诊断符合率（%）、冠心病诊断符合率（%）等。

（3）培训与督导包括接受县级以上心脑血管登记处的培训、技术指导或督导以及医院内部开展对临床医生的业务培训等。

（三）医院伤害住院病例报告工作管理

（1）组织管理主要包括三个方面，一是成立伤害住院病例报告工作管理班子；二是建立健全常规制度，包括例会制度、伤害住院病例报告管理制度、伤害住院病例信息核实补充制度、档案管理制度、培训工作制度、定期考核评比通报制度等；三是伤害住院病例报告相关资料要齐全，包括伤害住院病例登记册（含急诊、门诊、住院、保健科、病案室等）、院内报告卡的发放记录、与伤害住院病例登记处报告卡的交接记录等。

（2）报告质量主要从以下几个方面进行控制，一是定期开展院内伤害住院病例报告补漏工作；二是控制漏报率，主要控制指标为院内漏报率（%）；三是控制伤害住院病例报告卡的填写质量，包括填卡完整率（%）、填卡准确率（%）、ICECI 编码准确性（%）、存在逻辑性错误卡片所占的比例（%）、无身份证号码患者所占比例（%）等。

（3）培训与督导包括接受伤害住院病例监测点开展的培训、技术指导或督导以及医院内部开展对临床医生的业务培训等。

（四）医院死因监测工作管理

（1）组织管理主要包括四个方面，一是成立死因监测工作管理小组；二是建立健全常规制度，包括死因登记报告管理制度、档案管理制度、培训工作制度、死亡病例自查与奖惩制度、死亡病例网络直报制度等；三是死亡登记相关资料要齐全，包括死亡登记册（含急诊、住院、保健科、病案室等）、与疾控中心的死亡证明交接记录等。

（2）报告质量主要从以下几个方面进行控制，一是定期开展院内死亡病例报告补漏工作；二是报告的完整性，主要控制指标为漏报卡片数/漏报率（%）、根本死因准确卡片数/根本死因判定准确率（%）、死亡医学证明书与网络报告一致数/比例（%）、网络直报报告及时数/比例（%）、不明原因死亡卡片数/比例（%）；三是死亡医学证明书的填写质量，包括完整卡片数/填卡完整率（%）、卡片填写准确数/填卡准确率（%）。

（3）培训与督导包括接受疾控部门的培训、技术指导或督导以及医院内部开展对临床医生的业务培训等。

（4）医院信息系统的支持包括医院 His 系统与慢病系统对接、His 医生平台模块自动加载电子报告卡、公共卫生科端口自动推送至省平台、公共卫生科端口具备实时质控统计功能等。

四、医院健康教育管理

健康教育对促进形成健康生活方式和理性的医疗服务利用行为、增进国民健康具有重要作用，在推进健康中国建设中，要将健康教育放在优先位置。在整个健康教育工作中，医院健康教育基于其特殊的位置和先天条件，使其成为最直接、最有效的工作方式。当前，健康教育服务作为国家基本公共卫生服务项目之一，已在基层医疗机构普及开展。

（一）医院健康教育管理组织

医院应健全院、科、病室三级健康教育网络，设有专（兼）职健康教育人员，配备相应的健康教育设施，针对医务人员进行健康教育理论与健康知识传播技巧的培训，提高医护人员开展卫生防病知识的积极性和主动性。

在实际工作中，由于医院健康教育工作面多量广，很难由某一独立职能部门自行完成各方面的工作，积极探索各种形式的领导和执行团队就显得尤为必要。例如，天津某医院由医院科研处、党委宣传部门、护理部等部门共同构成了医院健康教育体系的管理、宣传、组织的行政团队。科研处组织具有科普宣教实力的医师团队，宣传部门调动的宣发团队以及护理部管理的护理宣教团队共同组成了体系的执行团队。

近年来，随着医院公共卫生和疾病预防控制工作的重要性日益提高，二级以上医院已普遍成立了单独的公共卫生科，健康教育与健康促进也成为医院公共卫生与疾病预防控制工作的应有内容，医院公共卫生科也是医院健康教育工作的重要参与力量。

（二）医院健康教育的主要内容

医院健康教育的主要内容包括：①门诊患者健康教育，包括一般卫生常识、生活方式方面的指导；医务人员在诊疗过程中应对患者进行相关疾病知识的宣教，提高患者自我保健意识；常见病、多发病、季节性传染病的防治知识，简单的急救知识等。②住院患者健康教育，包括入院患者教育，如医院规章制度、安全教育、病室环境、主管医生及责任护士等；住院期间相关疾病知识教育及检查、治疗、用药、饮食指导等；围术期教育，术前准备、术后注意事项、疼痛管理、康复指导等；出院指导，出院带药用法、注意事项、复查时间、功能锻炼等。③社区居民健康教育，通过宣传教育，提高群众健康意识、自我保健意识，强化社区居民群众良好卫生行为养成，以改变不良行为和生活方式为内容，开展社区健康知识宣传。针对常见病、慢性病、重点管理疾病的防治知识等，引导居民养成正确的健康行为和生活方式。

（三）医院健康教育的主要形式

医院各专业科室应将健康教育纳入门诊及住院诊疗各环节，在提供诊疗服务及回访等过程中，为患者提供多种个性化健康处方，对患者及其家属开展针对性的健康教育和康复指导。

医院公共场地应设置固定的健康教育宣传栏，在候诊区或其他公共场地配备健康教育视频播放设备，有条件的应设置健康教育室，采取设立健康咨询台、发放宣传折页、举办健康知识讲座等多种形式，针对流行的传染病、常见慢性病等开展卫生防病知识宣传，主动向就诊者及家属宣传健康知识，提供健康指导。

第二节　医院感染管理

一、医院感染管理组织体系

医院感染预防与控制是医院在依法开展诊疗执业活动、提供医疗服务中必须开展的工作，是医院的基本职责。医院做好医院感染预防与控制工作，必须建立体系完善、功能完善、职责明确、运转高效的医院感染防控组织体系。根据《医院感染管理办法》有关规定，医院感染管理组织体系有如下组成部分。

（一）医院感染管理委员会

医院感染管理委员会由医院感染管理部门、医务部门、护理部门、临床科室、消毒供应室、手术室、临床检验部门、药事管理部门、设备管理部门、后勤管理部门及其他部门的主要负责人组成，主任委员由医院院长或主管医疗工作的副院长担任。

（二）医院感染管理科

100张以上床位的医院应设立医院感染管理科。对于感染管理专职人员的配备，一般要求按照国家相关要求配备，专业结构合理，满足工作需求。原则上，100张以下病床配备两名专职感控人员；100～500张病床配备不少于四名专职感控人员；500张以上病床，按照每增加150～200张病床增配一名专职感控人员。专职感控人员中医师占比不低于30%，护士占比不高于40%，其他人员占比不高于30%。

（三）科室医院感染管理小组

科室医院感染管理小组一般由科主任、护士长和兼职感控医师、感控护士组成，在科主任领导下开展工作。各科室应当至少指定一名医务人员，作为本科室的兼职感控人员。病床数多于50张的科室，应当每50张床至少配备一名兼职感控人员。

二、医院感染的预防与控制

（1）医院应根据国家法律法规、标准要求制定并及时修订完善医院感染管理和控制制度并落实。建立医院感染多部门协调机制，及时解决感染预防与控制工作中的实际问题。科室要定期自查，对存在的问题有分析、有整改。其主管职能部门要定期督导、检查、反馈，并检查整改落实情况。

（2）医院应结合本地区就诊人群特点和本院条件制定医院感染事件防控应急预案并组织实施。对预案有培训及演练，有总结与整改。

（3）医院应制定全员医院感染防控知识与技能培训计划并落实，包括但不限于手卫生、标准预防、应急方案教育等。医院员工（含外聘人员）掌握有关预防与控制医院感染的基础卫生学和消毒隔离知识，且在工作中正确运用。

（4）开展医院感染监测工作是做好感控管理科学化、精准化的基础与前提。医院应当采取全院综合性监测和目标性监测，长期、系统、连续地收集、分析医院感染的发生、分布及其影响因素等相关数据，建立有效的医院感染监测与通报制度，及时将监测结果反馈科室和报送有关部门，为医院感染的预防和控制提供科学依据。医院要明确各级医院感染防控组织的职责分工，设计科学规范的监测方案，分析监测结果，并对监测和报告制度的执行情况进行定期监督、检查，针对检查中发现的问题，提出整改措施并督促临床科室整改到位。

（5）消毒、灭菌和隔离工作是医院感染预防与控制的重要措施。消毒与防护用品是医务人员职业安全的重要保障，工作人员应当正确使用符合国家标准的消毒与防护用品。重点部门、重点部位的管理要符合要求。医院感染管理重点部门包括但不限于重症医学科、新生儿病房、产房、手术室、导管室、内镜室、感染性疾病科、口腔科、消毒供应中心等。

（6）医院感染管理主要医疗质量控制指标有以下几个方面。①医院感染发病（例次）率。②医院感染现患（例次）率。③医院感染病例漏报率。④多重耐药菌感染发现率。⑤多重耐药菌感染检出率。⑥医务人员手卫生依从率。⑦住院患者抗菌药物使用率。⑧抗菌药物治疗前病原学送检率。⑨Ⅰ类切口手术部位感染率。⑩Ⅰ类切口手术抗菌药物预防使用率。⑪血管内导管相关血流感染发病率。⑫呼吸机相关肺炎发病率。⑬导尿管相关尿路感染发病率。

三、标准预防的概念、基本原则、具体措施

标准预防是基于所有患者的血液、体液、分泌物、排泄物（不含汗液）、非完整皮肤和黏膜均可能含有感染性因子的原则，针对医院所有患者和医务人员采取的一组感染预防措施。

标准预防的基本原则：①强调双向预防，既防止疾病从患者传播至医务人员，也防

止疾病从医务人员传播至患者。②既防止血源性疾病的传播，又防止非血源性疾病的传播。③根据疾病的传播途径，在标准预防的基础上采取额外预防措施，如空气隔离、飞沫隔离和接触隔离。

标准预防的具体措施有以下几个方面。

（1）正确执行手卫生，包括洗手、手消毒以及在进行有可能接触病人血液、体液的诊疗和护理操作时必须戴手套，脱去手套后立即洗手。

（2）在诊疗过程中根据预期可能的暴露选用手套、隔离衣、口罩、护目镜或防护面屏。

（3）执行安全注射。

（4）正确处理患者环境中污染的物品、器械和医疗废物。

四、医务人员手卫生

医务人员手卫生是指医务人员在从事职业活动过程中的洗手、手卫生消毒和外科手消毒的总称。

医务人员在"二前三后"应实施手卫生：①接触患者前。②进行清洁或无菌操作前。③接触患者后。④接触患者周围环境后。⑤接触血液体液后。当手部有血液或其他体液等肉眼可见的污染时，应选择使用皂液和流动水洗手。手部无肉眼可见污染时，首选用速干手消毒剂消毒双手。

七步洗手法的具体步骤有如下几个方面。

用流动水打湿双手，取适量皂液，然后：①手指并拢，掌心相对，相互揉搓。②手心对手背，手指交叉，沿指缝相互揉搓，交换进行。③掌心相对，双手交叉，沿指缝相互揉搓。④弯曲手指使关节在另一手掌心旋转揉搓，交换进行。⑤一手握住另一手大拇指，旋转揉搓，交换进行。⑥将一手五指指尖并拢，放在另一手掌心旋转揉搓，互换。⑦一手握住另一手腕转运揉搓，交换进行。最后，在流动水下彻底冲净双手，干手纸擦干。整个揉搓时间不少于 15 秒，整个洗手过程 40~60 秒。

五、医院多重耐药菌感染控制与管理

多重耐药菌是指对临床使用的三类或三类以上的抗菌药物同时呈现耐药的细菌。国家重点监测的多重耐药菌主要有耐甲氧西林金黄色葡萄球菌（MRSA）、耐万古霉素肠球菌（VRE）、耐碳青霉烯类肠杆菌科细菌（CRE）、耐碳青霉烯类鲍曼不动杆菌（CR-AB）、耐碳青霉烯类铜绿假单胞菌（CR-PA）。

多重耐药菌是引起医院感染的重要病原体，建立多重耐药菌医院感染控制管理规范与程序是预防和控制多重耐药菌引发的感染及其传播的重要措施。多重耐药菌感染管理涉及医院感染防控、抗菌药物应用与管理、微生物检测、感染诊疗及护理等多个专业，医院应当建立多部门共同协调管理制度。通过应用微生物室检测和医院感染管理数据信

息指导，促进临床合理使用抗菌药物。

医院针对多重耐药菌医院感染的诊断、监测、预防和控制等各个环节，结合实际制订并落实多重耐药菌感染管理的规章制度和防控措施。开展常见多重耐药菌的监测，对多重耐药患者进行监测，及时采集有关标本送检。

医院要建立健全对多重耐药菌控制落实的有效措施，包括手卫生措施、隔离措施、无菌操作、合理使用抗菌药物等。医院临床微生物实验室要开展对多重耐药菌检测及抗菌药物敏感性分析，并向临床发布。对临床治疗性使用抗菌药物的微生物送检率、抗菌药物种类和微生物检测种类，医院要进行统计并分析其变化趋势。

多重耐药菌"接触隔离"的主要措施有以下几个方面。

（1）应将多重耐药菌感染或定植患者安置在单人隔离房间，无条件时可将同种病原体感染的病人安置于一室，床间距应大于 1 米。

（2）医生开具"接触隔离"医嘱。

（3）患者床头悬挂蓝色接触隔离标识。

（4）床边备快速手消毒剂，正确实施手卫生。

（5）体温表、血压计、听诊器等复用物品应固定专用，并做好终末消毒。

（6）病人转科时，应提前电话通知科室做好隔离准备，转送人员携带《多重耐药菌感染患者转科通知单》到转往科室，交接明确后双方签字各科留存。

（7）患者需到医技科室诊疗时，应提前电话通知相应科室做好消毒隔离准备，医技科室检查人员在诊疗前后严格落实防控措施，并填写多重耐药菌挤迫措施实践核查表。

（8）增加病室清洁消毒频次，加强环境、物体表面的清洁消毒。

六、医院重点部门的感染管理要求

（一）普通病房的医院感染管理要求

（1）遵守医院感染管理的规章制度。

（2）在医院感染管理科的指导下，开展预防医院感染的各项监测，按要求报告医院感染发病情况，对监测发现的各种感染因素及时采取有效控制措施。

（3）患者的安置原则：感染病人与非感染病人分开，同类感染病人相对集中，特殊感染病人单独安置。

（4）病室内应定时通风换气，必要时进行空气消毒，地面应湿式清扫，遇污染时即刻消毒。

（5）病人衣服、床单、被套、枕套按规定更换，枕芯、棉褥、床垫定期消毒，被血液、体液污染时，及时更换。禁止在病房、走廊清点更换下来的衣物。

（6）病床应湿式清扫，一床一套（巾），床头柜应一桌一抹布，用后均需消毒。病人出院、转科或死亡后，床单元必须进行终末消毒处理。

（7）弯盘、治疗碗、药杯、体温计等用后应立即消毒处理。

（8）加强各类监护仪设备、卫生材料等的清洁与消毒管理。

（9）餐具、便器应固定使用，保持清洁，定期消毒和终末消毒。

（10）对传染病患者及其用物按传染病管理的有关规定，采取相应的消毒隔离和整理措施。

（11）传染性引流液、体液等标本需消毒后排入下水道。

（12）治疗室、配餐室、病室、厕所等应分别设置专用拖布，标记明确，分开清洗，悬挂晾干，定期消毒。

（13）垃圾置于塑料袋内，封闭运送，医用垃圾与生活垃圾应分开装运；感染性垃圾置黄色或有明显标识的塑料袋内，必须进行无害处理。

（二）治疗室、处置室、换药室、注射室的医院感染管理要求

（1）室内布局合理，清洁区、污染区分区明确，标志清楚。无菌物品按灭菌日期依次放入专柜，过期重新灭菌；设有流动性洗手设施。

（2）医护人员进入室内应衣帽整洁，严格执行无菌技术操作规程。

（3）无菌物品必须一人一用一灭菌。

（4）抽出的药液，开启的静脉输入用无菌液体须注明时间，超过 2 小时后不得使用；启封抽吸的各种溶媒超过 24 小时不得使用。

（5）碘酒、酒精应密闭保存，每周更换两次，容器每周灭菌两次。常用无菌敷料罐应每天更换并灭菌，置于无菌储槽中。灭菌物品（棉球、纱布等）一经打开，使用时间最长不得超过 24 小时。

（6）治疗车上物品应摆放有序，上层为清洁区，下层为污染区；进入病室的治疗车、换药车应配有快速手消毒剂。

（7）各种治疗、护理及换药操作应按清洁伤口、感染伤口、隔离伤口依次进行，特殊感染伤口如炭疽、气性坏疽、破伤风等就地严格隔离，处置后进行严格终末消毒，不得进入换药室。

（8）坚持每日清洁、消毒制度，地面湿式清扫。

（三）产房、母婴室、新生儿病房（室）的医院感染管理要求

（1）产房周围环境必须清洁，无污染源，应与母婴室和新生儿室相邻近，相对独立，便于管理。①布局合理，严格划分无菌区、清洁区、污染区，区域之间标志明确，无菌区内设置正常分娩室、隔离分娩室、无菌物品存放间；清洁区内设置刷手间、待产室、隔离待产室、器械室、办公室；污染区内设置更衣室、产妇接收区、污物间、卫生间、车辆转换处。②墙壁、天花板、地面无裂缝，表面光滑，有良好的排水系统，便于清洁和消毒。③应根据标准预防的原则实施消毒隔离，现阶段对患有或疑似传染病的产妇，应隔离待产、分娩，按隔离技术规程护理和助产，所有物品严格按照消毒灭菌要求单独处理；用后的一次性用品及胎盘必须放入黄色塑料袋内，密闭运送，无害化处理，房间应严格进行终末消毒处理。

（2）母婴室内每张产妇床位的使用面积5.5~6.5平方米，每名婴儿应用一张床位，占地面积0.5~1平方米。①母婴一方有感染性疾病时，患病母婴均应及时与其他正常母婴隔离。②产妇哺乳前应洗手，清洁乳头，哺乳用具一婴一用一消毒，隔离婴儿的用具单独使用，双消毒。③婴儿用眼药水、扑粉、油膏、沐浴液、浴巾、治疗用品等应一婴一用，避免交叉使用，遇有医院感染流行时，应严格执行分组护理的隔离技术。④患有皮肤化脓及其他传染性疾病的工作人员，应暂时停止与婴儿接触。⑤严格探视制度，探视者应清洁服装，洗手后方可接触婴儿。在感染性疾病流行期间，禁止探视。⑥母婴出院后，其床单、保温箱等，应彻底清洁、消毒。

（3）新生儿病房（室）应相对独立，布局合理，分为新生儿病室、新生儿重症监护室（NICU）、隔离室、配奶室、沐浴室、治疗室等，严格管理：①病房（室）入口处应设置洗手设施和更衣室，工作人员入室前严格洗手、消毒、更衣。②每张床位占地面积不少于3平方米，床间距不少于90厘米。

（四）ICU的医院感染管理要求

（1）布局合理，分治疗室（区）和监护区。治疗室（区）内应设流动水洗手设施，有条件的医院可配备净化工作台。监护区每床位使用面积不少于9.5平方米，每天进行空气消毒，有条件的医院应配备空气净化装置。

（2）病人安置时应将感染病人与非感染病人分开，特殊感染病人单独安置，诊疗护理活动应采取相应的隔离措施，控制交叉感染。

（3）工作人员进入ICU要穿专用工作服，换鞋，戴帽子、口罩，洗手，患有感染性疾病者不得进入。

（4）严格执行无菌技术操作规程，认真洗手或消毒，必要时戴手套。

（5）注意病人各种留置管路的观察、局部护理与消毒，加强医院感染监测。

（6）加强抗感染药物应用的管理，防止病人发生菌群失调；加强细菌耐药性监测。

（7）加强对各种监护仪器设备、卫生材料及病人用物的消毒与管理。

（8）严格探视制度，限制探视人数；探视者应更衣，换鞋，戴帽子、口罩，与病人接触前要洗手。

（9）对特殊感染或高度耐药菌感染的病人，严格执行消毒隔离措施。

（五）血液净化室的医院感染管理要求

（1）设置在清洁、安静的区域。

（2）布局合理，设普通病血液净化间（区）、隔离病人血液净化间（区）。治疗室、水处理室、储存室、办公室、更衣室、待诊室等分开设置。

（3）管理要求：①建立健全消毒隔离制度。对血液透析机定期消毒，严格监测，透析器、管路应一次性使用。②工作人员定期体检，操作时必须注意消毒隔离，加强个人防护，必要时注射乙肝疫苗。③进入血液净化室应更衣，换鞋，戴帽子、口罩，洗手。④应对病人进行常规血液净化前肝功能、肝炎病原学化验检查。⑤传染病患者血液净化在隔离净化间进行，固定床位，专机透析，采取相应的隔离、消毒措施。急诊病人应专机透析。⑥加强透析液制备输入过程的质量监测。⑦对透析中出现发热反应的病人，及时进行血培养，查找感染源，采取控制措施。

（六）手术室的医院感染管理要求

（1）布局合理，符合功能流程和洁污分开的要求，分污染区、清洁区、无菌区，区域间标志明确。

（2）天花板、墙壁、地面无裂隙。有良好的排水系统，便于清洗和消毒。

（3）手术室内应设无菌手术间、一般手术间、隔离手术间；隔离手术间靠近手术室入口处。每一手术间限置一张手术台。

（4）手术器具及物品必须一用一灭菌，能够压力蒸汽灭菌的，应避免使用化学灭菌剂浸泡灭菌；备用刀片、剪刀等器具可采用小包装压力蒸汽灭菌。

（5）加强手术用器具、物品的清洁和消毒灭菌质量的监测。

（6）麻醉用器具应定期清洁、消毒，接触病人的用品应一用一消毒，严格遵守一次性医疗用品的管理规定。

（7）洗手刷应一用一灭菌。

（8）医务人员必须严格遵守消毒灭菌制度和无菌技术操作规程。

（9）严格执行卫生消毒制度，必须湿式清洁，每周固定卫生日。

（10）严格限制手术室内人员数量。

（11）隔离病人手术通知单上应注明感染情况，严格执行隔离管理。术后器械及物品双消毒，标本按隔离要求处理，手术间严格终末消毒。

（12）接送病人的平车定期消毒，车轮应每次清洁，车上物品保持清洁。接送隔离病人的平车应专车专用，用后严格消毒。

（13）手术废弃物品须置黄色或有明显标识的塑料袋内，封闭运送，无害化处理。

（七）手术室的医院感染管理要求

（1）周围环境无污染源。

（2）内部布局合理，分污染区、清洁区、无菌区，三区划分清楚，区域间应有实际屏障。路线及人流、物流由污到洁，不得逆行。天花板、墙壁、地面等应光滑、耐清洗，避免异物脱落。

（3）有物品回收、消毒、洗涤、敷料制作、组装、灭菌、存储、发送全过程所需要的设备和条件。

（4）灭菌合格物品应有明显的灭菌标志和日期，专室专柜存放，在有效期内使用。

（5）下收下送车辆洁污分开，每日清洗消毒，分区存放。

（6）一次性使用无菌医疗用品，拆除外包装后方可移入无菌物品存放间。

（7）有明确的质量管理监测措施：①对购进的原材料、消毒洗涤剂、试剂、设备、一次性使用无菌医疗用品等进行质量监督，杜绝不合格产品进入消毒供应室。②对消毒剂的浓度和清洗用水的质量进行监测，对自身工作环境的洁净程度和清洗组装、灭菌等环节的工作质量有监控措施，对灭菌后成品的包装、外观及内在质量有检测措施。

（八）口腔科的医院感染管理要求

（1）设器械清洗室和消毒室。

（2）保持室内清洁，每天操作结束后应进行终末消毒处理。

（3）对每位病人操作前后必须洗手，操作时必须戴口罩、帽子，必要时佩戴防护镜。

（4）器械消毒灭菌应按照"支污染—清洗—消毒灭菌"的程序进行。

（5）凡接触病人的伤口和血液的器械（如手机、车针、扩大针、拔牙钳、凿子、手术刀、牙周刮治器、敷料等）用后均应灭菌。常用口腔科检查器、充填器、托盘等用后均应消毒。

（6）器械尽量采用物理灭菌法灭菌，有条件的医院可配备快速压力蒸汽灭菌器。如使用化学灭菌剂，每日必须进行有效浓度的测定。

（7）麻药应注明启用日期与时间，启封后使用不得超过 24 小时，现用现抽，尽量使用小包装。

（8）修复技工室的印模、蜡块、石膏模型及各种修复体应使用中效以上消毒方法进行消毒。

（9）X 线照相室应严格控制拍片中的交叉感染。

（九）输血科（血库）的医院感染管理要求

输血科（血库）的医院感染管理应达到以下要求。

布局合理，应有清洁区、半清洁区和污染区。血液储存发放处、成分室、采血室和输血治疗室设在清洁区，血液检验和处置室设在污染区，办公区设在半清洁区。

其管理要求有以下几个方面。

（1）进入输血科的血液及试剂必须有卫生行政部门和国家药品监督管理部门颁发的许可证。

（2）必须严格按照《医疗机构临床用血管理办法》和《临床输血技术规范》规定的程序进行管理和操作。

（3）各区洁净度的要求：采集患者自体血，储存、发放血液应分室在Ⅱ类环境中进行；血浆置换术应在Ⅱ类环境中进行，并配备有相应的隔离设施。

（4）保持环境清洁，每日清洁桌面、地面，被血液污染的台面应用高效消毒剂处理。

（5）储血冰箱应专用于储存血液及血液成分，定期清洁和消毒，防止污染，每月对冰箱的内壁进行生物学监测，不得检出致病性微生物和霉菌。

（6）感染病人自体采集的血液应隔离储存，并设明显标志。

（7）工作人员上岗前应注射乙肝疫苗，定期检查乙型肝炎病毒抗体水平。接触血液时必须戴手套，脱手套后洗手。一旦发生体表污染或锐器刺伤，应及时处理。

（8）废弃的一次性使用医疗用品、废血和血液污染物必须分类收集，并进行无害化处理。

（十）内窥镜室的医院感染管理要求

（1）设诊查区、洗涤消毒区、清洁区。

（2）保持室内清洁，操作结束后严格进行消毒处理。

（3）内窥镜室工作人员必须经过预防医院感染相关知识的培训，包括内窥镜的清洁、消毒或灭菌，使用中消毒剂的监测、记录和保存、个人防护措施等。

（4）进入人体无菌组织或器官的内窥镜如脑室镜、胸腔镜、腹腔镜、关节镜等必须灭菌。消化道内窥镜、呼吸道内窥镜、阴道镜等必须消毒。活检钳应灭菌处理。

（5）进行内窥镜诊治前需对病人做乙肝表面抗原等过筛检查。

（6）乙肝表面抗原阳性者、已知特殊感染患者或非特异结肠炎患者等应使用专用内窥镜或安排在每日检查的最后。

（7）用后的内窥镜及附件应立即消毒、清洁，清除管道中的血液、黏液及活检孔和抽吸孔内的残留组织，洗净的内窥镜应沥干水分后再进行消毒。

（8）乙肝表面抗原阳性病人和其他特殊感染病人用过的内窥镜应先消毒，再常规清洗消毒。

（9）肿瘤病人用过的内窥镜，储存前应先干燥处理，再悬挂保存于无菌柜内。

（10）消毒后的内窥镜，储存前先干燥处理，再悬挂保存于无菌柜内。

（11）操作和清洗内窥镜时应穿防渗透工作外衣，戴橡胶手套。

（12）每日监测使用中消毒剂的有效浓度，记录保存，低于有效浓度立即更换。

（十一）检验科的医院感染管理要求

（1）工作人员须穿工作服，戴工作帽，必要时穿隔离衣、胶鞋，戴口罩、手套。

（2）使用合格的一次性检验用品，用后进行无害化处理。

（3）严格执行无菌技术操作规程。静脉采血必须一人一针一管一巾一带。微量采血应做到一人一针一管一片。操作前应先洗手或手消毒。

（4）无菌物品如棉签、棉球、纱布等及其容器应在有效期内使用，开启后使用时间不得超过 24 小时，使用后的废弃物品应及时进行无害化处理，不得随意丢弃。

（5）各种器具应及时消毒、清洗，各种废弃标本应分类处理。

（6）报告单应消毒后发放。

（7）检验人员结束操作后应及时洗手，手巾专用，每天消毒。

（8）保持室内清洁卫生，每天对空气、各种表面及地面进行常规消毒。在进行各种检验时，应避免污染。在进行特殊病检验后，应及时消毒，遇有场地、工作服或体表污染时，应立即处理，防止扩散，并视污染情况向上级报告。

（9）菌种、毒种按《传染病防治法》进行管理。

第八章　医院财务与审计管理

第一节　我国医院财务会计制度的变革

中华人民共和国成立以来，医院财务会计制度至今已走过七十多年的发展历程。从中华人民共和国成立初期计划经济下的预算会计制度到新医院会计制度，至现在并入各级各类行政事业单位的统一实施的政府会计制度，历经了从计划经济到市场经济的多个发展阶段，实现和服务于不同经济发展时期的特定需求。我国医院财务会计制度的发展大致可以分为五个阶段。

一、计划经济的预算会计模式

中华人民共和国成立初期，实行以"收付实现制"为基础的预算会计，还没有针对医院财务会计制度的专门政策和规定。1950 年，我国财政部规定政府部门实行以财政总预算会计和单位预算会计为主体的预算会计制度体系，而医院作为政府会计的重要组成部分，也是以这一规定作为财务核算的重要依据。尤其是 1954 年的《单位会计制度》更是明确规定了"全额管理，差额补助，年终结余一律上缴财政"的医院财务管理办法，医院会计体系初步形成。

二、独立会计核算阶段

鉴于医院的公益性质和医疗服务的重要性，从 1960 年起我国开始实行了"全额管理，定项补助，预算包干"的医院会计核算体系，加大了对医院的政策补助。到 20 世纪 80 年代初期，随着经济体制改革的不断深入，国家对医院方面的投入有所减少，医院也开始实行"全额管理，定额补助，结余留用"的经费管理办法，同时为了提高医院会计信息的质量，医院的会计核算办法也由之前的收付实现制改为权责发生制，改收付记账法为借贷记账法。医院会计制度的此次改革，标志着医院会计核算体系已成为独立的会计体系。

三、医院会计初级阶段

1983 年，我国财政部会同卫生部出台了《医院会计总账科目》《医院会计收支科目》

和《医院收支情况表》等一系列的制度规定，对医院的相关账户和科目进行了规定，将医院会计科目限定在了资金来源、资金运用和资金结存三大类型方面。至此，也开辟了我国医院会计制度核算的新纪元，为加强医院的会计核算和经营管理提供了新的方向和动力。1988年，我国财政部颁布了《医院会计制度》，是对前一个阶段医院会计核算体系的全面颠覆，具有深远的历史意义。但这也只是对于医院会计制度的初步改革，在具体的细节上还有待完善。

四、医院会计中级阶段

根据我国事业单位会计及财务制度的最新规定，国家卫生部和财政部于1998年联合发布了《医院会计制度》和《医院财务制度》两个具体的制度实施文件。这两个文件规定了我国医院会计制度实施的主要方向，并将总账科目再一次调整为43个，确立了"资产＝负债＋净资产"的会计恒等式，对多达几十项的具体业务提供了具体的、可供操作的业务规范。但在具体的业务核算层面，也存在着诸如权责不明晰、缺乏成本预算等问题。从总体上来看，这一阶段的医院会计制度改革已经进入了制度改革的深水区，形成了较为完善的现代会计核算体系。

五、新《医院会计制度》阶段

为适应国家深化医药卫生体制改革要求，2010年12月，财政部、国家卫生部制定下发了新的《医院会计制度》，自2011年7月1日起在试点城市施行，2012年1月1日起在全国施行。新《医院会计制度》，对于医院的会计核算、财务监督、信息质量以及医院的全面经济管理都进行了具体的规定，这有助于促进医院的健康发展，以最终实现为社会服务。新的《医院会计制度》，在零余额账户、累计折旧、医疗收入科目、医疗业务成本支出科目等方面的核算都具有一定的创新性和实用性。

六、统一实施《政府会计制度》

自2019年1月1日起，全国公立医院统一执行《政府会计制度》，原《医院会计制度》停止执行。《政府会计制度》全面推进权责发生制的政府综合财务报告制度，是全新的核算体系和核算方法。《政府会计制度》要求在同一核算系统中建立财务会计与预算会计双核算体系，在核算系统中适度分离财务会计与预算会计，实现"双功能"；要求财务会计采用权责发生制，预算会计采用收付实现制，实现"双基础"；要求财务会计核算形成财务报告，预算会计核算形成决算报告，实现"双报告"。

第二节 医院实施《政府会计制度》的主要变化

一、会计核算模式的变化

《政府会计制度》构建了财务会计和预算会计适度分离并相互衔接的会计核算模式，适度分离政府预算会计和财务会计功能、决算报告和财务报告功能，同时，在同一会计核算系统中，政府预算会计要素和相关财务会计要素相互协调，决算报告和财务报告相互补充。

（一）"双功能"的核算模式

在同一会计核算系统中实现财务会计和预算会计双重功能，会计核算具备财务会计与预算会计双重功能，全面、清晰地反映单位财务信息和预算执行信息。

（二）包括预算会计和财务会计

预算会计以收付实现制为基础，对政府会计主体预算执行过程中发生的全部收入和全部支出进行会计核算；财务会计以权责发生制为基础，对政府会计主体发生的各项经济业务或者事项进行会计核算。

（三）增加预算会计要素

通过预算收入、预算支出和预算结余三个要素进行预算会计核算。

（四）采用"双基础"核算

会计核算采用"双基础"，即财务会计采用权责发生制，预算会计采用收付实现制。

（五）实行"双分录"记账

分别依据财务会计科目与要求、预算会计科目与规则编制财务会计分录。

（六）编制"双报告"

通过预算会计核算形成决算报告，向使用者提供与政府预算执行情况有关的信息；通过财务会计核算形成财务报告，向使用者提供与政府财务状况、运行情况和现金流量等有关的信息。

二、会计科目设置的变化

（一）会计科目总体设置

政府会计科目设置不再区分行政和事业单位，也不再区分各行业事业单位，通过双体系设置两套平行的会计科目。按照八大会计要素，设置了 103 个科目，其中财务会计科目 77 个，预算会计科目 26 个。财务会计中，资产类科目 35 个，负债类科目 16 个，净资产类科目 7 个，收入类科目 11 个，费用类科目 8 个。预算会计中，预算收入类科目 9 个，预算支出类科目 8 个，预算结余类科目 9 个。

（二）资产类会计科目

资产类会计科目中取消了应收医疗款、应收在院病人医疗款科目，在"应收账款"中核算；增加了应收票据、应收股利、在途物资、长期股权投资、长期债券投资、研发支出、工程物资科目；增加了公共基础设施、政府储备物资、文物文化资产、保障性住房和受托代理资产的核算内容。

（三）负债类会计科目

增加了预计负债、受托代理负债等核算内容，对原有的应交税费科目拆分为应交增值税、其他应交税费科目，将原有的应缴款项科目分设为应缴财政款和应付财政补贴款科目，增加了应付利息科目，取消了应付福利费、应付社会保障费科目，将应付社会保障费科目核算内容并入应付职工薪酬科目。

（四）净资产类会计科目

《政府会计制度》增设累计盈余科目，取消事业基金科目，医疗风险基金可以根据医疗行业特殊性保留使用；取消了待冲基金科目，增加了权益法调整、以前年度盈余调整科目，使净资产核算更清晰。

（五）收入类会计科目

设置财政拨款收入、事业收入、上级补助收入、附属单位上缴收入、经营收入、非同级财政拨款收入、投资收益、捐赠收入、利息收入、租金收入、其他收入11个科目核算收入，较原有制度进一步细化。

取消医疗收入、科教项目收入科目，在事业收入科目下设医疗收入、科教收入，其他收入科目核算财政补助收入、医疗收入、科教项目收入之外的所有收入，核算的内容按照收入的特征分设科目。

（六）费用类会计科目

取消医疗业务成本、财政专项补助支出、科教项目支出科目，设置业务活动费用、单位管理费用科目，增设了经营费用、资产处置费用、上缴上级费用、对附属单位补助费用、所得税费用科目，其他费用科目核算的范围减少。

（七）增设预算会计科目

增设了预算会计核算内容，通过预算收入类科目、预算支出类科目、预算结余类科目来反映单位预算执行情况。

三、会计账务处理的主要变化

《政府会计制度》规定对纳入部门预算的现金收支进行平行记账。对纳入部门预算管理的现金收支业务，在进行财务会计核算的同时应当进行预算会计核算，对其他业务仅需进行财务会计核算。

（一）资产类账务处理

基本建设投资按照《政府会计制度》规定统一进行会计核算，不再单独建账。固定资产应当按月计提折旧，当月增加的固定资产，当月开始计提折旧；当月减少的固定资产，当月不再计提折旧，更具时效性。财政资金购置的固定资产、无形资产在计提折旧时，直接记入业务活动费用、单位管理费用等科目。设置研发支出科目，核算单位自行研究开发项目研究阶段和开发阶段发生的各项支出，达到预定用途形成无形资产的，记入无形资产科目。

（二）负债类账务处理

增设预计负债、受托代理负债账务处理内容。将原有的应交税费科目拆分为应交增值税、其他应交税费科目，将原有的应缴款项科目分设为应缴财政款和应付财政补贴款科目。增加了应付利息科目，取消了应付福利费、应付社会保障费科目。将应付社会保障费科目核算内容并入应付职工薪酬科目。

（三）净资产类账务处理

取消待冲基金账务处理。专用基金科目下设职工福利基金、医疗风险基金明细科目。增加权益法调整科目。

（四）收入类账务处理

取消医疗收入、科教项目收入科目，采用统一的适合所有行业的事业收入科目，事业收入科目下设医疗收入、科教收入明细科目。其他收入科目核算的内容按照收入的特征分设科目。

（五）费用类账务处理

取消财政专项补助支出、科教项目支出科目，医院开展医教研及其辅助活动发生的费用统一在业务活动费用科目核算。利息费用、坏账损失不再在单位管理费用科目核算，而在其他费用科目中核算。医院发生的营业税、城市维护建设税、教育费、附加费、印花税等分别在业务活动费用、单位管理费用、经营费用、其他费用等科目核算。

四、会计报表体系的主要变化

报表分为预算会计报表和财务报表两大类。预算会计报表由预算收入表、预算结转结余变动表和财政拨款预算收入支出表组成，是编制部门决算报表的基础。财务报表由会计报表和附注构成，会计报表由资产负债表、收入费用表、净资产变动表和现金流量表组成，其中，单位可自行选择编制现金流量表。同时，对报表附注应当披露的内容进行了细化，对会计报表重要项目说明提供了可参考的披露格式。

第三节 业财融合下的医院财务管理

一、业财融合的涵义与特征

（一）业财融合的涵义

业财融合，来源于企业管理理念。是指日常经营管理的过程中嵌入科学适宜的财务管理工具和方法，使得财务管理活动能够嵌入和融入业务管理的过程中。在业财二者融合的过程中，业务与财务管理目标一致、信息共享、协作高效，业务部门能充分参与到会计核算、全面预算、成本管理、绩效评价等一系列财务管理工作，财务部门除了通过财务数据了解业务开展情况，还能真正深入业务环节了解其真实情况，并为业务部门提供决策上的专业支持，从而共同为企业的经营创造价值。

业财融合本质上属于管理会计范畴，公立医院的业财融合是指财务活动与医疗业务、管理活动的高度整合。在资源有限的情况下，财务人员通过对业务的了解进行有效的资源配置，财务管理不仅有效管控业务，还能有效服务业务。公立医院运用业财融合可以促进财务部门与业务部门之间的协作，实现数据共享，提高资产使用效率，优化资源配置。

（二）业财融合的特征

（1）扁平化。业务管理的核心步骤、财务管理的专业化工具、业务管理熟悉程度、部门间协调引导能力共同构成业财融合必备的前提。业财融合打破了各部门之间，尤其是业务部门与财务部门之间的隔阂，使组织架构由层级式转变为扁平化。

（2）信息化。借助一定的信息技术，建立业务财务一体化的信息处理流程将业务和财务进行融合。业财融合打通了业务与财务管理的信息沟通渠道，让业务端关键信息能够及时有效地共享至财务端，进而开展战略规划、预算管理、会计监督、绩效评价等相关活动。

（3）精细化。业财融合的最终目标是对组织的资源进行精准的配置，对运营过程的风险进行及时预警，对自身所处的内外部环境能敏锐觉察，对市场竞争和政策变化能灵活应对。业财融合能精确捕捉到业务领域的发展趋势、面临的风险，紧密结合业务的作业流程有针对性地做出调整，实现更为精细化的管理。

医院要达成良好的业财融合，目前主要体现在经济运行精细化管理、经济运营内部控制、全成本核算管理等方面。

二、医院全面预算管理

（一）全面预算管理的基本内容

全面预算管理是指医院根据自身发展的战略规划目标，对将来一定期间的工作计划和任务予以量化，并对各业务部门、各临床医技科室的财务资源以及非财务资源进行组织、协调、分配、控制、考核的过程。全面预算管理反映了全面覆盖、全过程控制、全员参与的基本原则。公立医院全面预算管理实行全口径、全过程、全员性、全方位预算管理，通过全面预算管理来落实医院的战略目标，规范经济活动。其一般包括各类业务预算、财务报表预算、大型设备投资预算、资金使用计划等。

（二）全面预算管理的原则

（1）聚焦战略原则。全面预算管理与组织战略发展密不可分，它是对战略最详尽的诠释，是保障战略规划精益实施的有效工具。

（2）业财融合原则。全面预算管理以服务业务为核心，将管理职能向业务领域拓展，使预算管控与决策服务融入组织业务管理活动的方方面面。

（3）全程纠偏原则。全面预算管理通过实时分析、及时反馈实际执行与预期之间的差异，按照既定的方向对偏离组织目标的行为进行引导纠正，为组织运营目标的实现提供有效支撑。

（三）全面预算管理的流程

（1）预算的编审与下达。通常按照自下而上的路径进行编制，体现全员参与，充分协商；上报预算管理最高决策机构进行批准，最终以正式文件的形式下达。

（2）预算的执行与控制。原则上不得调整，发生重大变化或者组织面临突发事件时，应按照规定的程序进行适当调整。应以预算为准绳，对预算执行的过程中出现偏离组织发展目标的行为进行正向引导。

（3）预算的分析与考评。深入分析预算执行的实际情况，如与预期是否存在差距，产生差异的原因在哪，应该如何改进和完善。预算考核应贯穿于预算管理的全过程，层层考核，考核结果作为评价责任主体工作绩效的重要依据。

（四）全面预算管理的方法

（1）预算的编制。一般包括增量预算、零基预算、滚动预算、静态预算、弹性预算等。

增量预算适用于逐年呈稳定增长的业务领域，结合未来业务活动并考虑相关影响因素变量，调整前期业务活动项目及金额形成预算。

零基预算是指一切从零开始，从未来预算期间的实际需要出发综合考量形成预算，适用于新开发的业务领域。

滚动预算的编制周期一般以月度、季度、年度等为滚动频率，根据过去的预算实际执行情况，结合对未来的预测，对已有的方案进行调整，逐渐向前滚动推进，一般用于中、长期投资等项目资本预算。

静态预算是按照未来期间内可能实现的业务活动水平确定相应的固定预算数,不考虑可能发生的变动,只考虑未来正常、可实现的某一固定的业务量水平作为唯一基础来编制预算,通常用于固定费用预算的编制。

弹性预算是相对于静态预算的一种编制方法,在分析业务量(工作量)与预算内容之间存在的线性关系的基础上,对不同业务量水平下的预算内容分别进行预测。

(2)预算的控制。从控制环节的角度分为事前控制、事中控制、事后控制三种。从技术手段的角度分为人工审核控制、信息化控制。从过程的角度分为分析控制、报告控制、审计控制等。

(3)预算的考核。平衡计分卡通过财务、客户、内部业务流程、学习与成长四个维度指标来评价组织的管理水平,其指标体系内不仅包括过去已经形成的财务指标,还包括对未来组织持续发展造成重大影响的非财务指标。

(五)全面预算管理的作用

(1)保证组织可持续发展。立足组织整体战略规划目标,引导和激励业务部门人员积极工作,达到组织长期可持续发展的目标。战略方针分解至年度的具体规划,量化工作计划以及设定绩效目标,落实到具体业务部门和具体岗位人员,将个体与组织的发展紧密结合在一起。

(2)优化组织内外资源配置。申报、审批、编制、批复、执行、分析、考评全过程,通过预测、计划等技术手段,将资源配置得更加合理,实现投入的最小化与产出的最大化。

(六)业财融合下公立医院实现全面预算管理的路径

(1)健全业财融合的全面预算管理组织机构。包括全面预算管理委员会、全面预算管理办公室、预算归口管理部门和业务科室,落实各层级的预算责任,全员参与预算。业务管理部门和业务执行层充分参与全面预算管理工作。

(2)打造业财融合一体化平台。公立医院需要借助信息化技术加强预算对业务的动态管控,建设预算管理系统,实现业务部门与财务部门的线上预算沟通、业务科室参与预算编制。预算管理系统与医院的合同管理系统、物资耗材管理系统、财务会计系统等业务系统衔接起来,通过数据接口对接技术,加强业财数据的融合,打造业财融合一体化平台,实现预算动态跟踪、分析、管控等业务活动。

(3)细化业务预算以提高预算编制精度。以业务预算作为收支预算和资本性支出预算编制的起点,业务人员与财务人员在充分沟通中共同完成预算编制工作。需要重视业务科室的业务数据管理,反映出临床科室的工作量、效率和收入结构等,对支出进行分类,反映出业务数据与财务数据之间的逻辑关系。

（4）加强预算控制向业务环节延伸。与业务流程管理相融合，加强对业务活动的过程管控，预算执行数据与业务部门及时共享，利用信息技术将预算管控的内容嵌入关键业务流程，实现预算管控前置于业务层面。定期对执行情况进行深入分析，找出差异，指导业务科室合理控制成本，督促业务进度。

（5）融合业务财务指标以强化预算绩效考评。建立多元预算考评指标体系，从财务指标和业务指标来对预算归口管理部门、业务科室进行考核。设置包含业务与财务人员的考核小组，考核结果要通过相应的程序落实到预算责任部门和个人，以加强预算绩效结果的应用。

三、医院经济运行精细化管理

新一轮医疗改革以及我国政策法规对医院的精细化管理提出了明确的规定，要求医院从粗放式管理逐渐向精细化管理方向发展。

（一）公立医院精细化管理的概念及特点

（1）精细化管理的概念。医院精细化管理涵盖的内容很多且范围很广，在进行研究时需要按照横、竖两个维度展开，横向研究就是针对医院内部各个科室开展精细化管理，纵向研究就是针对医院各个项目、医院涉及的病种进行精细化管理。

（2）精细化管理的特点。管理范围较广，医院各基层人员都积极参与到精细化管理中；具有职能化特点，各部门各司其职，并且对自身职能有深入的了解；具有过程化特点，是一个动态的过程，不是某个时期的工作，也不是某个部门的职责，而是贯穿在医院的整体服务中并发挥着积极的作用；具有标准化特点，财务成本预测、运行阶段成本分解与分析评估，要按照相关标准开展工作，并且需要医院所有员工的高度重视，才能保证精细化管理的落实。

（二）公立医院经济运行精细化管理的方式

要根据医院的实际情况进行选择，可以将不同方式联合应用。

（1）医院相关部门要先对精细化管理有充分的认知，并且使医院内部人员树立精细化管理意识，采取有效的管理措施对医院内部资源进行优化配置。医院财务管理部门要对医院的财务运行情况进行深入把控，制定有效的风险防范对策。

（2）医院要派遣专职人员对重要部门进行管理，完善管理机制，保证管理工作的有效性。

（3）医院也要充分认识到人才的重要性，为医院精细化管理工作的开展提供更多高素质的专业人才。精细化管理并不是一切从简，而是在精细化管理中重视提高服务品质。医院要利用新技术、新设备等来提高医院内部的服务质量，也应积极与其他医院进行技术交流和共享，不断提高自身的服务能力。医院的医护人员要将理论知识与实践技能结合起来，不断加强自身知识储备，提高工作水平，以保证医疗服务质量。

四、医院经济运营内部控制

（一）医院经济运营内部控制政策背景

2008 年始，颁布实施《企业内部控制基本规范》。2012 年，出台《行政事业单位内部控制基本规范（试行）》，公立医院内控建设纳入《行政事业单位内部控制基本规范》的大范畴。2015—2023 年，国家不断完善行政事业单位内控建设意见，先后颁发《关于全面推进行政事业单位内部控制建设的指导意见》《关于开展行政事业单位内部控制基础性评价工作的通知》《行政事业单位内部控制报告管理制度（试行）》《公立医院内部控制管理办法》《关于进一步加强公立医院内部控制建设的指导意见的通知》等文件。

2020 年，公立医院医疗收入锐减，医院的刚性运行成本不断提升；疫情常态化，不确定性仍然存在，医院经济运行的压力不断增大，收不抵支情况普遍存在。另外，分级诊疗制度、药品加成和耗材加成相继取消，医保基金监管政策的先后出台，对公立医院盈亏的影响持续增加。

（二）基于内部控制管理下的医院经济运营

1. 医院经济运营内部控制的管理目标

医院经济运营内部控制是指在坚持公益性原则的前提下，为了实现合法合规、风险可控、高质高效和可持续发展的经济运营目标，医院内部建立的一种相互制约、相互监督的业务组织形式和职责分工制度。

2. 医院经济运营内部控制的主要内容

医院经济运营内部控制包含单位层面和业务层面。单位层面的内部控制建设主要包括单位决策机制，内部管理机构设置及职责分工、决策和执行的制衡机制，内部管理制度的健全，关键岗位管理和信息化建设等。业务层面的内部控制建设主要包括预算业务、收支业务、采购业务、资产业务、基本建设业务、合同业务、医疗业务、科研业务、教学业务、互联网医疗业务、医联体业务、信息化建设业务 12 项具体内容。

3. 基于单位层面的经济运营内部控制实践

（1）完善体制，建章立制。修订完善各类医院专业委员会组织机构和职责以及医院管理制度，包括内控预算、绩效考核、行风建设、平安医院建设、价格管理、药事管理、病案管理、日间诊疗、医学装备、医用耗材、安全管理等。

（2）法治建院，组织保障。加强医院法治建设工作，逐步健全法治工作部门，全面推行法律顾问制度，常年聘请法律顾问对医院重大改革、重大事项或重大问题的决策进行事前合法性审核；建立医疗纠纷处理的协作机制。

（3）开展"经济运营分析下临床"。从医院层面组织运营管理风险防控相关培训教育，规范劳动人事管理、医疗纠纷预防、政府采购合同、医疗机构运营、卫生经济管理政策、医保风险防控等。深入临床一线，开展"运营分析下临床"系列巡讲，手术级别、收入结构、成本支出、科室贡献、医保政策执行等方面进行数据分析，促进科室提质增效。

（4）建立经济运行报告制度，找准靶点，精准施策。医院建立基于价值医疗的经济运行报告制度，每季度由财务部门向院长办公会汇报医院季度经济运行情况，每半年预算管理办公室向医院预算管理委员会汇报全面预算执行情况和预算调整事项，全方位、多角度分析医院经济运行情况，以问题为导向提出改进措施和建议，坚持公益性，注重价值提升，防范经济运行风险。做到医院经济运行公开，促进中层干部了解医院发展实情。

预算管理方面，修订预算审批流程，强化预算约束机制；收支管理方面，压缩一般性支出，提升人员支出占比；政府采购管理方面，健全制度体系，全程公开监督；资产管理方面，完善报废审批流程，明确责任落实；医疗业务管理方面，医保、价格业务融合，形成联合管理新机制；优化医疗服务流程，将医保审核和住院结算相整合；科研项目管理方面，完善系列管理制度，清理沉淀科研经费；互联网诊疗管理方面，启动互联网医院建设，促进媒体战略合作形式多样化。

五、医院全成本核算管理

（一）医院全成本核算管理的内容

公立医院进行全成本核算管理是指对医院医疗服务等所有运营支出进行合理规划以控制成本的过程，分为事前、事中和事后三个部分。公立医院进行全成本核算管理首先要做好事前成本预算工作，在业务开展过程中进行准确的成本核算，并在事后进行成本控制和成本分析，并对成本绩效做出评价。

1. 全成本预算

医院进行成本管理，首先需要完成基础性工作，也就是成本预算。成本预算往往根据医院总体战略和科室实际支出相结合的方式进行编制。在编制科学系统的预算报表时，需要收集医院相应科室的成本数据，将其作为编制的依据。这项工作属于成本管理前期工作，准确合理的成本预算有利于协调医院经营组织活动，并成为医院后期绩效考核的一个尺度。

2. 全成本核算

在医院的成本管理中，成本是一个关键过程，也是成本管理的基础。按照成本核算主要对象的差异，可分为人员成本费用、疾病成本费用、诊疗服务成本费用以及疾病诊断相关费用。在医院活动的开展过程中，医院将会提高分配医药资源的工作效率，根据一定准则去收集、分摊和核算各种成本费用，并分别核算出医院的总成本和单位成本。通过成本核算能够协助医院合理地分配医药资源，进而提高医院的经济效益和社会效能，从而真正获得最佳效益，全面提升医疗服务质量。

3. 全成本分析

生产成本数据分析主要面向生产成本花费虚高的科室，通过数据分析找到生产成本资源耗费的源头，以便更高效地开展生产成本费用管理。在成本计划与核算的基础上，对各科室成本费用数据开展全面分析，发现所存在问题，并围绕问题给各科室提供改进意见，助力其把成本压缩到合理范围。成本费用分析工作在生产成本管控中起着承上启下的作用，为成本控制提供数据基础。通过成本数据分析反映了医院的管理，进而为管理层做出科学决策提供了信息支持。一般情形下，医院能够选择以各种方式进行项目成本数据分析管理工作，包含因素分析法、比较分析法、趋势分析法等。

4. 全成本控制

在现代医院成本管理中，总成本核算管理处于核心地位。它的主要目的是降低价格虚高的部分，从而降低生产成本中的不合理费用，以及改进成本分配中的不恰当之处。成本管理包括广义与狭义两类：所谓的成本管理是在对医院进行经营管理过程中，利用科学技术手段降低生产成本的各种活动；而狭义的成本管理是指运用成本与会计的手段，对医院的经营管理与活动的结果进行评价。

5. 全成本绩效评价

成本的绩效评价是根据成本预算和实际完成情况对成本效果进行评估的一种方式，是医院成本管理的重要组成部分。成本绩效管理采用了预算指标以及分配指标，通过定期对院内的各科室成本运作状况进行评估和考察，从而对各科室进行奖惩，形成当期科室人员绩效工资。成本绩效对成本管理起着监管和后续保障的作用。目前医院业绩管理的方式一般包括平衡计分卡、目标管理评分法、联合确定基数法等。

（二）医院开展全成本核算管理的意义

1. 降低运营成本以提高医院竞争力

运营成本主要包含两方面内容：一是开展诊疗业务所必需的费用；二是为了提高医院诊疗能力所购买的设备和其他必要支出。由于民营医院的快速开办，我国医院总量近年来呈快速增长的趋势，公立医院将不再处于垄断地位，收入也得到了一定的冲击，这也倒逼着公立医院不得不谋求改革进行创新和发展。在此情形下，除了要不断掌握更加先进的医疗技术手段，还需减少不必要的开支，以减轻医患的医药负担。

2. 为落实补偿机制和医保支付机制提供数据支持

公立医院因为其本身具备的"公益性"社会义务特性，一直以来都是我国政府贯彻居民医保的中坚力量。但是，也因为公立医院自身的公益性特质，使其无法做到自负盈亏。为了应对财政补贴降低这一难题，公立医院更需要作为一个经济实体实现独立成本核算。通过对医院进行成本管理，加强成本核算的精细化程度，以便更好地落实医院补偿机制，为医保机制提供必要的数据支持。

3. 实现资源的优化配置和资本运行的高效管理

通过成本管理，医院根据成本效益原则对资金进行再分配，合理调配医疗环境资金预算。所谓医疗环境建设，指医院自身的硬件储备，如拥有的医疗设备和器材等。在医疗环境建设中，首先需要花费大量的资金去购买设备以及进行后续维修，如此大的一项支出给了医院成本控制很大的压力。所以，医院有必要开展成本管理工作，科学分析成本和效益，形成量化数据，为医院环境建设开展程度提供数据支持。凭借这些数据，可以有效提高决策质量，实现科学决策，防止出现盲目决策的情况。在购买医疗器材和设备时，通过成本效益原则进行综合考虑，减少不必要的购买费用，节省维修成本以提高资本运行效率。

（三）运用全面预算管理方法加强医院成本管理

1. 以预算编制约束成本管理标准

全面预算包括支出预算，支出预算是成本管理体系建立的基础，也是成本管理的标准。临床科室、医技科室、医辅科室和行政后勤科室是成本费用发生的承担主体，由预算执行主体参与预算的编制可以提高预算指标的可执行性和科学性。但各编制部门同时也是执行部门，为了维护自身的利益，各部门在编制预算时，难免会利用信息不对称的优势，夸大完成目标任务的难度和对资源的需求量，从而选择性地忽略医院的整体成本目标，出现预算松弛。因此，在预算编制时，就需要预算管理委员会的协调，最终调整成本预算。

2. 以预算管理制度体系补充成本管理制度

全面预算管理是一项系统工程，必须有规章制度的保障才能在实施的各个环节做到有法可依、有章可循。全面预算管理制度体系包括基本制度、工作制度以及责任制度，同时要有完善的财务制度和人事制度作为实施的保障。全面预算的全面性和广泛性，为成本管理制度提供了可靠的制度补充。

3. 以预算管理保障成本管理的执行

以预算约束力，强化成本意识。成本消耗是细节性的，与医院每位工作人员的每一个工作环节相关。通过预算的逐层分解，从管理层到执行层都必须严格遵照成本管理的理念，降低工作和服务过程中的成本消耗，才能保证预算的顺利执行，才能保证科室层面和医院层面的预算执行。全面预算从预算编制、预算执行与监控、预算执行分析到预算考核，是一个完整的全过程的体系。预算的执行被分解为季度甚至月度任务，这就迫使科室执行的全过程都要受预算成本的约束，使成本控制的过程纵向贯穿所有时间点，横向覆盖所有环节。

4. 以预算考评保障成本管理考核

通过对预算执行结果的分析，检验成本管理结果，落实责任，评价业绩，实施奖惩，进一步强化成本管理的严肃性。通过比较预算目标值与实际完成值之间的差异，掌握预算运行状况以及存在的问题，并通过数字的差异查找制度及流程的漏洞，查漏补缺，不断完善制度和流程。在分析评价的基础上对预算执行结果进行考核奖惩，一方面，能够激发全院员工参与成本管理的热情，另一方面，能够为下一轮预算的编制提供重要的参考依据。

（四）政府会计制度下构建精细化成本管理体系

1. 构建目标与原则

随着医保控费和民营资本进入患者市场以及财政补助缩水等不利因素的出现，公立医院之间的竞争本质就是同处于恶劣环境之下，成本耗费低者获胜，成本耗费高者被淘汰。这时，需要运用精细化的理念来将医院成本合理化降低，从而达到使医院持续、健康、长远发展的目的。成本产生于医院运行管理的全过程，必须被医院所有员工了解并切实履行，将成本管理责任意识渗透到日常工作的每一步，建立明晰的责任体系。

2. 夯实精细化成本管理基础

（1）优化医院管理结构，提高财务人员素质。医院要在原有的管理结构基础上增加一个财务管理中心，由总会计师牵头带领财务人员，形成业务、行政和后勤三类科室的联系纽带，使财务成本管理贯穿于医院运行的全过程，同时，招揽优秀成本管理方面的专业人才或为现有的成本管理人员制定培训学习计划，提高其相关专业知识水平、信息化操作水平和综合素养。

（2）规范医院成本管理制度。制度是管理过程中自上而下的约束力，是精细化管理的基础，在运用精细化理念进行管理优化时，要重点关注与成本管理相关制度的健全性以及务实性。同时，应从管理源头抓起，确保原始数据和凭证的规范性记录和传递，提高过程的规范化程度，最终把精细化管理理念和具体举措贯穿医院日常经营的全过程。

（3）完善医院精细化成本管理信息平台。政府会计制度能否在公立医院落地、能否与医院原先实行的制度形成的管理体系相衔接的主要因素之一就是财务信息化水平，因为新制度中的双基础、双体系、双报告、双功能等特点需要高水平的信息化系统才能满足。医院必须构建完整且精细化的信息平台，高水平的信息化平台使精细化手段得以实施。我们可以运用信息平台的内部设置、加强各板块间的数据勾稽关系等方式来达到政府会计制度对医院成本管理精细化的要求，在提高效率、避免管理过程中的随意性的同时还有利于提高工作的准确性。

（4）精细化成本核算对象。目前，医院的成本精细化核算程度仅停留于科室成本核算，政府会计制度倡导医院探索更加精细化的核算对象，因此医疗项目成本核算问题亟待解决。作业成本法是公认的医疗项目核算中相对合理的方法。作业成本法运作流程主要分为三步：第一步对资源成本进行归集；第二步根据资源动因将资源成本分解到各个作业活动中；第三步根据作业动因将其分配到相关产出中。这样不仅可以科学分摊，还可以反映项目的整个流程，便于管理层辨别成本动因，找到控制相关成本的方法。

（5）精细化成本项目控制。根据医院的盈利总额和各科室服务项目的价格制定成本控制总目标并确定统一标准，再将医院总目标层层分解落实，根据已制定完善的成本预算指标，对医院各科室部门在进行业务操作产生支出的过程按照标准进行实时监控对比。

一是人员经费的控制。考虑从优化人员结构方面入手，弱化编制概念，增加高学历、专业知识能力强硬的编外人员比率，减少人浮于事的岗位，同时可通过外部招聘为医院成本管理注入专业性更强的新鲜血液，使医院人才的增量和存量结构、年龄和专业技术水平结构等达到平衡；同时，还要通过人才选拔、内部业绩考核和奖惩制度，对员工定期进行能力考核。

二是药品费的控制。医院药品费具有总额高、比重大、品种多、仓储成本高、采购价格受政府招标价格限制和实施零差率后西药管理成本无法得到补偿的特点。选择药品质量优秀、成本低廉且愿意提供多方药品附带服务（如煎药、存储等）的优质供应商，从而达到有效控制药品费的目的。对仓储管理成本进行控制，如零库存管理，与供应商建立良好的合作关系，控制供应的迅速性和准确性。同时，加强贵重药材的管理，定期盘查并登记造册，建立高值药品辅助账，完善采购、领用、消耗、计价等各项管理制度。

三是卫生耗材费的控制。医院卫生耗材费的精细化控制要遵循定额、目标导向、标准化管理的原则。考核医疗服务收入占比指标，加强卫生材料费控制。

四是其他费用的控制。医院的其他费用主要包括水电费、物业管理费、低值易耗品、维修费和培训差旅费等非医疗服务固定支出成本，这类成本产生的主体是员工，因此可以通过举办讲座培训、贴墙报等方式来增强全体员工的成本管理意识，使员工主动自觉地参与到成本管理中来。同时，要对各科室消耗的水电费、低值易耗品等按合适的比例精细化核算分摊，根据准确的成本数据严格制定消耗标准，再辅之以严格的绩效考核制度，方能提升其他费用的控制力度，促进政府会计制度下医院的精细化成本管理体系的构建。

（6）完善医院成本分析。目前，医院常用的成本分析方法有趋势分析法、结构对比分析法、本量利分析法、因素分析法等。其中，本量利分析法根据其性质和作用的可具体化，又被称为保本点分析法或盈亏平衡分析法。本量利分析法可深入发掘看诊人数、住院床日数与收入、成本之间的内在关系。作为医院管理层发现成本问题的精细化抓手，本量利分析法为后期作出正确决策提供基础，使成本管理机制发挥最大效用。

第四节　医院内部审计管理

　　财务与审计管理之间在客观的经济基础、工作目标以及会计方法等方面均存在关联。财务会计工作将医院的经济活动进行具体化和数量化，并将其作为审计工作开展的基础内容之一，同时审计业务的开展也有助于财务管理工作的完善。

　　医院内部审计起步于 20 世纪 80 年代末 90 年代初，因国家对公立医院等级评审的持续推动，医院陆续设置内部审计部门，按规定开展内部审计工作。1997 年《卫生系统内部审计工作规定》发布以来，我国公立医院内部审计从无到有，内部审计机构逐步在全国各等级公立医院设立，在医院内部筑起第一道经济活动管控防线。

　　2016 年的全国卫生与健康大会对卫生计生系统内部审计工作提出了更高要求。医院在经营过程中应防范医疗风险、财务风险、医德医风风险、经营决策风险，这些风险需要医院内部事先识别并采取控制措施。

一、医院内部审计工作的重要性

　　内部审计工作的目的，是能够促进单位完善治理，实现单位发展目标。内部审计所有的工作均应围绕这个目的开展。如何达成这个目的呢？全面加强党的领导是充分发挥公立医院内部审计监督作用的基石，保持审计独立性和客观性是底色，有效地实施监督和评价是主责主业，而内部审计针对监督评价过程中发现的问题、给出咨询和建议是其工作的根本。因此，公立医院内部审计工作应定位为医院经济运营的"导航仪"，是医院运营管理健康、持续发展的"体检医生""健康咨询师"。

（一）适应回归公益性的需要

　　在新医改框架下，内部审计作为组织内部的"免疫系统"，不仅停留在发现问题、纠正问题上，还要体现服务性、预见性。医改提出"把基本医疗卫生制度作为公共产品向全民提供"的改革基本原则，明确改革"坚持公共医疗卫生的公益性质"，是医药卫生体制改革的出发点和最终目标。我们要紧扣"坚持公共医疗卫生的公益性质"的主题，变事后的查"疫"为事前的免"疫"，随时发现和纠正医院管理运行中存在的问题，及时发出预警，在切实履行好监督职责的同时，进一步强化服务意识。

（二）提高运作效率的需要

　　内部审计是组织内部的一种独立客观的监督和评价活动，它通过审查和评价经营活动以及内部控制的适当性、合法性和有效性，来促进组织目标的实现。医院持续发展中要加大科技创新力度，实现医院整体设施创新，需要大量硬件的支撑和保障，投入更多资金，采购先进仪器设备和设施。因此，内部审计工作的有效开展能够有效节约成本，以较少的投入成本获得最大的经济效益。

（三）发挥内部审计服务职能的需要

随着医疗服务市场的逐步建立和新医改的推进，医院必须增加收入含金量，提高医务劳动价值，医院内部审计势必扩展到改革经营管理、提高医院效益。根据目前的情况，我国医院内部审计应该开展包括综合目标责任制监督、经济效益分析、项目投资论证等更广泛的涉及医院管理领域的项目，发挥其建设性作用，对医院管理的重点问题、薄弱环节，提出改革建议和措施。内部审计人员不仅要发挥监督和评价的作用，更应当进一步成为医院领导的专家顾问和决策参谋，并渗透到医院管理系统的各个环节，成为加强内部管理的重要部分。

（四）符合医院经营管理的要求

新时代发展背景下，医院在持续发展过程中面对越来越激烈的市场竞争，想要在竞争中占据较好的地位和优势，需要积极探索符合自身生存发展的方式，提高医院经营管理的工作效率和服务质量。内部审计的目的，主要是促进医院实际经营管理活动和计划目标保持相同。医院经营管理工作的开展，需要加大内部审计工作力度，不断创新和完善内部审计制度，提高医院管理水平。内部审计具有良好的监督职能，能够有效推动自我约束体制的全面落实，同时对医院经营管理具有良好的促进作用。

二、医院内部审计工作制度

2003 年，审计署颁布了《审计署关于内部审计工作的规定》，为我国内部审计工作的开展提供了有力的制度支撑。此后的 20 年间，我国先后发布了《卫生系统内部审计工作规定》《关于完善审计制度若干重大问题的框架意见》《卫生计生系统内部审计工作规定》《审计署关于内部审计工作的规定》《进一步加强卫生健康行业内部审计工作的若干意见》等若干规章制度。

卫生系统最早的内部审计规范文件是卫生部《关于直属单位内部审计工作的暂行规定》，其中多数内容都是基于内部审计研究成果提出的。1988 年，卫生部对该文件作出了修订，相较于之前版本，新规定增加了内部审计机构的职权，优化了内审工作程序，重点对内部审计机构设立和审计工作人员提出了必要要求。后续该制度又经过了前后共计三次修正，最终由卫生计生委在 2017 年 10 月 16 日公布了《卫生计生系统内部审计工作规定》，对我国医疗卫生行业内部审计制度作出了完善。2018 年 1 月审计署颁布了《审计署关于内部审计工作的规定》。这两个文件在内容上高度契合，在个别条款中相互补充和完善，目的都是强化内部审计的职能作用。

三、医院内部审计工作重点

2020 年，国家卫健委连续印发《关于加强公立医院运营管理的指导意见》和《关于印发公立医院内部控制管理办法的通知》。2021 年，国务院办公厅《关于推动公立医院高质量发展的意见》明确要求健全运营管理体系，加强全面预算管理，完善内部控制制度，健全绩效评价机制，以提升医院高质量发展新效能。

（一）公立医院高质量发展的要求，是未来内部审计工作的重点

在"十四五"时期，公立医院面临着高质量发展的重大课题。内部审计在这种情况下可以发挥自己"看得清"和"离得近"的优势，为医疗卫生事业的发展提供支持和保障。内部审计可以通过评估和监督医院的财务状况、运营效率和资源利用情况，发现潜在的问题和风险，并提供改进建议和控制措施。同时，内部审计可以对医院的合规性进行评估和监督，确保医院的运营符合相关法律法规和政策要求。内部审计人员可以通过对医院的各项业务活动进行审计，发现违规行为并提供建议和措施，保障医院的合法合规运营。

（二）公立医院内部控制管理是其运营管理的核心和至关重要的部分，内部审计以内部控制管理评价和风险管理为抓手，促进内部控制建设不断完善

公立医院内部建设要形成"不敢腐、不能腐、不想腐"机制，其中内部控制建设是该机制落地实施的重要组成部分。基于风险防范这一共同目标，内部审计应发挥专业优势，配合纪检部门开展工作，形成监督合力，如推动建立发现问题整改长效机制，探讨内部审计与纪检监察协调联动的工作机制可行性，等等。

（三）公立医院内部审计助力医院精细化管理，积极推动业财融合，进而实现业审融合

公立医院自身发展必须由粗放型管理向精细化管理转变，提升精细化运营管理水平，向强化内部管理要效益。内部审计在突出以战略、业务为导向，乃至以风险为导向进行审计时，仍要坚持财务审计的主责主业，在以会计核算报表编制为主的财务会计向主导内部控制建设、实现业财融合管理会计转变后，内部审计也应相应地由财务审计向管理审计转变，这样一来审计才更有价值。

公立医院有别于一般类型事业单位，经济活动更复杂，涉及资金体量更大，要努力实现社会效益与运营效率的有机统一，实现治理体系和管理能力现代化。公立医院亟须彻底扭转重资源获取轻资源配置、重临床服务轻运营管理的倾向，提升精细化运营管理水平，向强化内部管理要效益。

在"十四五"健康规划、高质量发展的引领下，内部审计人员作为独立的内部观察者，应坚持客观、独特的视角，推动决策层、管理层提高对医院经济运营的内部控制和风险管理的认知，助力医院高质量发展。

第九章 医院资产与后勤保障管理

第一节 医院资产管理概述

一、医院资产管理的定义与重要性

在医院运营过程中，拥有一套完善的资产管理制度是必不可少的。有效的资产管理可以帮助医院合理分配、保护和增值资产，确保医院的经济效益和稳定运营。本章将介绍医院资产管理制度，并探讨其重要性和实施方法。

资产管理是指对医院所拥有的各类财产进行全方位的管理，包括资产获取、使用、维护和处置等环节。良好的资产管理可以为医院带来诸多好处，其重要性表现在以下几个方面。

（1）提高资产利用效率。通过建立科学的资产管理制度，医院能够更好地分配和利用各类资源，提高资产的使用效率，进而提高医院的整体运营效益。

（2）保护资产安全。资产管理制度可以规范各种资产的保管和使用规定，加强对资产的安全控制和保护，减少资产损失和损坏的风险。

（3）提升医院形象。一个具备良好资产管理制度的医院，可以给患者和社会各界提供更加可靠和稳定的服务，提升医院的品牌形象和市场竞争力。

医院资产管理是医院运营中不可或缺的一环，医院资产管理制度对医院的稳定运营和发展具有重要意义。通过建立科学的管理制度，医院可以更好地利用和保护资产，提高医院的经济效益和服务质量。

通过有效的资产管理，医院不仅能够确保资产的保值增值，还能提高资产使用效率，降低运营成本，为医院的稳定运营提供坚实可靠的物质基础。这不仅有助于提升医疗服务的质量和效率，更是医院在激烈竞争中保持核心竞争力的关键所在。资产管理并非简单地涉及资产的采购和使用，而是一个更为复杂、系统的过程，它还包括资产的日常维护、更新换代以及最终的报废处理。这一过程确保了医院资产能够得到最大化的利用，同时也为资产提供了必要的保护，防止任何形式的浪费和损失，为医院的可持续发展奠定了坚实的基础。

医院资产管理的深度和广度直接反映了医院的管理水平和运营效率。一个拥有高效资产管理系统的医院，必然能够在资产采购、使用、维护和报废等各个环节实现无缝对接，确保资产在全生命周期内能够得到最优化的配置和利用。这不仅有助于提升医院的整体运营效率，还能为医院创造更多的价值，推动医院不断向前发展。

医院资产管理还与医疗服务的质量和安全性密切相关。通过确保医疗设备的正常运行和及时更新，资产管理为医疗服务提供了必要的物质保障。通过对药品、耗材等医疗物资的严格管理，资产管理也确保了医疗服务的安全性和可靠性。我们可以说，医院资产管理是提升医疗服务质量的关键环节之一。

随着医疗技术的不断发展和医疗需求的不断变化，医院资产管理也面临着新的挑战和机遇。只有不断创新管理方法和手段，不断总结经验教训，持续改进管理流程和方法，才能不断提高医院资产管理的效率和效果，为医院的稳定运营和持续发展提供更为坚实可靠的物质基础。

二、医院资产管理面临的问题与挑战

随着医疗技术的不断发展和医院规模的不断扩大，医院资产管理面临着一系列复杂而严峻的问题和挑战。主要表现在以下几个方面。

（1）资产种类繁多。医院涉及的资产种类繁多，包括但不限于医疗设备、药品、耗材、家具、车辆等。每种资产都有其独特的管理要求和特点，使得资产管理工作变得异常复杂。

（2）设备维护成本高。医疗设备是医院资产的重要组成部分，其维护成本往往较高。设备的日常维护、保养、维修以及更新换代都需要大量的资金投入，给医院带来了沉重的经济压力。

（3）库存管理复杂。医院的库存管理涉及药品、耗材等多种物资，每种物资都有其特定的库存要求和有效期限制。同时，库存的进出库管理、盘点、调拨等操作也较为复杂，容易出现差错和漏洞。

（4）资产追踪困难。由于医院资产种类繁多、数量庞大，加上管理流程不规范、信息化程度不高等原因，导致资产追踪变得异常困难。这不仅影响了资产的使用效率，也增加了资产流失的风险。

（5）资金压力巨大。医院作为公益性质的事业单位，其资金来源主要依靠政府补贴和医疗服务收入。然而，随着医疗市场的竞争日益激烈和医疗技术的不断更新换代，医院的资金压力越来越大。如何在有限的资金下实现资产的高效管理和利用，成为医院资产管理面临的重要问题。

（6）折旧与更新问题。医疗设备的折旧与更新是医院资产管理中的重要问题。一方面，设备在使用过程中会逐渐磨损、老化，需要定期更新；另一方面，随着医疗技术的不断进步，新的设备和技术不断涌现，医院需要不断更新自己的设备和技术以保持竞争力。这些都需要医院进行合理的资金规划和安排。

（7）资产流失风险。医院资产流失是资产管理中需要高度警惕的问题。由于管理不善、人员疏忽等原因，可能导致医院资产被盗、损坏或流失。这不仅会造成医院的经济损失，还会影响医疗服务的正常开展。

（8）技术更新迅速。医疗技术更新迅速，新设备、新技术的不断涌现给医院资产管理带来了新的挑战。医院需要不断更新自己的设备和技术以适应市场的需求和发展趋势，但这同时也增加了医院的资金压力和管理难度。

（9）安全风险较大。医院资产涉及医疗安全、人员安全等多个方面，安全风险较大。一些医疗设备可能危及患者的生命安全，如果管理不善或操作不当，可能会引发医疗事故或纠纷。因此，加强医院资产的安全管理至关重要。

（10）法律法规遵从性。医院资产管理必须遵守国家法律法规和行业规范。随着法律法规的不断完善和更新，医院需要不断调整和完善资产管理制度和流程，以确保合规性和遵从性。否则，可能会面临法律风险和合规性问题。

综上所述，医院资产管理面临着多方面的挑战和问题。为了应对这些挑战和问题，医院需要建立完善的资产管理制度和流程、加强信息化建设、提高人员素质和管理水平等措施，以实现资产的高效管理和利用。

三、医院资产管理的发展要求和趋势

医院资产管理一直是医疗机构运营中的关键环节，但在现实中，不少医院的资产管理都存在着一些普遍性的不足：管理方法尚未形成规范化，信息化水平没有达到现代管理的要求，这导致了资产的使用效率无法最大化。更为严重的是，资产的流失与浪费现象时有发生。这所有的状况，都不可避免地影响了医院资产的合理配置和有效利用，更进一步地影响了医院整体的运营效果和服务质量。

医疗领域的科技进步日新月异，医院的资产规模不断扩充，加大了管理的复杂性和难度；同时，信息技术的迅猛发展也对医院资产管理的数字化转型提出了更为迫切的需求。这两大因素相互交织，对医院资产管理提出了新的、更高的要求。我们也可以从另一个角度看待这些挑战：它们正是推动医院资产管理进行改革创新的外在动力。建立一套符合医院实际、科学合理的管理制度和流程，是提升医院资产管理水平的第一步。这样的制度和流程应该明确资产的采购、验收、使用、报废等各个环节的责任主体和操作规范，确保每一步都有章可循，有据可查。

信息时代对于医院资产管理而言意义尤为重要。通过引入先进的信息管理系统，医院可以实现对资产的全面、实时、动态管理，大大提升管理的透明度和效率。借助信息

化手段，医院还可以对资产的使用情况进行大数据分析，从而为管理决策提供有力的数据支撑。

提升医院资产管理效率的关键还在于人。无论是管理制度的制定和执行，还是信息系统的使用和维护，都离不开人的参与。培养一支具备专业知识和管理能力的资产管理团队，对于医院来说至关重要。这支团队不仅要能够熟练运用各种管理工具和方法，更要具备创新思维和解决问题的能力，以应对不断变化的管理需求和挑战。

第二节　医院资产的特点与分类

医院资产涉及的资产种类繁多，从高精尖的医疗设备到日常的药品、耗材，再到庞大的房屋建筑物和各类办公设备，每类资产都有其独特的价值和管理要求。医院资产作为医疗机构运营的重要支撑，具有其独特的特点。这些特点不仅关系到资产的使用和管理，更直接关系到医疗服务的质量和患者的生命安全。

一、医院资产的主要特点

（1）种类繁多。医院资产涵盖了医疗设备、药品、耗材、建筑物、家具、车辆等多个领域。每一种资产都有其独特的性质和用途，需要在管理上做出相应的调整和优化。因此，医院资产管理面临着巨大的复杂性和多样性。

（2）价值差异大。医院资产的价值差异极大，从几元钱的棉签、纱布，到几百万甚至上千万的医疗设备，都有涉及。这种巨大的价值差异要求医院在资产管理上必须做到精细化，确保每一项资产都能得到合理的利用和管理。

（3）专业性强。医院资产大多涉及医学、生物学、工程学等多个专业领域，非专业人士很难对其性能和用途有深入的了解。因此，医院资产的管理和使用需要专业人员的参与和指导，以确保资产的安全和有效使用。

（4）更新换代快。随着医学技术的不断发展，医疗设备更新换代的速度越来越快。医院需要及时更新和升级设备，以满足临床需求和提高服务质量。这就要求医院在资产管理上要有前瞻性和预见性，确保资产的更新换代能够顺利进行。

（5）使用频率高。医院资产的使用频率普遍较高，特别是医疗设备、耗材等。高频次的使用对资产的耐用性和稳定性提出了更高的要求。因此，医院在选购和使用资产时，需要充分考虑其耐用性和可维护性。

（6）风险防控难度大。医院资产的使用和管理直接关系到患者的生命安全和医疗质量。一旦出现问题，可能会带来严重的后果。因此，医院在资产管理上需要严格控制风险，确保每一项资产都能够安全、有效地使用。

（7）信息化要求高。随着信息技术的不断发展，医院资产管理的信息化水平也在不断提高。通过信息化手段，可以实现对医院资产的实时监控和管理，提高管理效率和准确性。同时，信息化也有助于实现资产管理的透明化和公开化，增强医院资产管理的透明度和公信力。

以上特点，要求医院在资产管理上必须做到精细化、专业化、信息化和规范化，确保医院资产的安全、有效和高效使用，为医疗服务的质量和患者的生命安全提供坚实的保障。

二、医院资产的主要分类

医院资产的分类方式多样，医院资产可以按照其性质、用途和管理要求等多个维度进行分类。其主要可以分为医疗设备、药品、耗材、房屋建筑物和办公设备等几大类。资产管理的首要任务是对医院的各类资产进行清晰明确的分类与编码。通过建立一套科学合理的资产分类与编码体系，我们能够更加便捷地识别、统计和管理医院资产。这种分类与编码不仅有助于提升资产管理的效率，对各类资产进行有针对性的管理，还能为医院决策提供更为准确的数据支持。提高管理效率和使用效益。

（1）医疗设备。作为医院资产中的重器，医疗设备是医院资产中最为重要的一类，包括诊断设备、治疗设备、手术设备、监护设备、检验设备等。这些设备具有高度的专业性和技术性，是医院提供医疗服务的关键支撑。医疗设备的购置、使用和管理需要严格遵守国家和地方的相关法规和标准，确保其安全、有效、经济、适用。医院需要建立完善的设备管理制度，包括设备的采购、验收、使用、维护、报废等各个环节。在采购环节，医院要根据实际需求进行市场调研，制订科学合理的采购计划，确保设备的技术性能和经济性达到最佳平衡。在使用环节，医院要定期对设备进行维护保养，确保其处于良好的运行状态。对于大型设备和关键设备，医院还要制定应急预案，确保在设备出现故障时能够及时进行处理。

（2）药品和耗材。药品是医院资产中不可或缺的一部分，包括各类西药、中药、生物制品等。药品的质量和安全性直接关系到患者的生命健康，因此药品的管理需要严格遵守药品管理法规，规范其采购、存储、领用和使用流程，确保药品的采购、储存、配送和使用都符合规范。在采购环节，医院要严格把控药品和耗材的质量关，确保其安全有效。在存储环节，医院要根据药品和耗材的性质进行分区、分类存储，确保其质量和安全。在领用和使用环节，医院要实行严格的登记和审核制度，防止浪费和滥用现象的发生。

（3）房屋建筑和附属物。医院建筑设施是医院资产的重要组成部分，包括门诊楼、住院楼、手术室、检验科、放射科等各类建筑和配套设施。建筑设施的安全性和功能性直接影响医疗服务的提供和患者的就医体验。因此，医院需要对建筑设施进行定期的维护和修缮，确保其安全、舒适、便捷。医院要建立房屋建筑物档案管理制度，对其建设、改造、维修等过程进行详细记录。医院还要定期对房屋建筑物进行安全检查和维护保养，确保其结构安全和使用功能完好。对于老旧和损坏严重的房屋建筑物，医院要及时进行维修或改造升级，以满足医疗服务的需要。

（4）办公设备。办公设备是医院资产中日常使用频率较高的一类，包括公务用车、办公桌、椅、柜、沙以及微机、打印机等电子办公设施等，这类办公类设备量大、易损耗丢失、看似普通，但对于维持正常的工作秩序和效率却十分重要。因此，医院要建立办公设备的采购、分配、使用和维护制度，确保其合理配置和高效使用。在采购环节，医院要根据实际需要进行市场调研和产品比选，选择性价比高的产品。在使用环节，医院要定期对办公设备进行维护保养和更新换代，确保其性能和效率满足工作需要。

（5）其他资产。除了以上几类资产外，医院还拥有一些其他类型的资产，如无形资产（如专利权、商标权等）、库存材料（如卫生材料、低值易耗品等）、库存现金和银行存款等。这些资产对于医院的正常运营和发展也具有重要作用，必须按相关工作制度，严格规范管理。每类资产都有其独特的特点和管理要求，医院需要根据实际情况制定相应的管理策略和规范，确保各类资产的安全、有效和高效使用，为医院的持续发展和优质医疗服务提供坚实的保障。

第三节　医院资产管理制度

随着现代医院规模和技术的发展，医院的资产数量越来越大、种类越来越多，资产价值越来越高。为了有效管理和利用这些资产，确保医院的稳定运行和服务质量，制定医院资产管理制度显得尤为重要。为实现医院资产管理的目标，医院资产管理应遵循"统一领导、分级管理、责任到人、物尽其用"的原则，制定和完善相关工作制度。

一、医院资产管理的目标

（1）确保资产安全。加强资产的保管和监督，防止损失、盗窃和浪费。

（2）提高资产利用效率。根据医院的实际需求，合理调配和利用资产，提高使用效率。

（3）降低成本。通过合理的采购和维护措施，降低资产相关的成本。

（4）规范管理流程。建立明确的管理流程和责任分工，确保管理的规范性和高效性。

（5）完善信息化管理。积极采用现代信息技术，提高资产管理的信息化水平。

二、医院资产管理制度的制定和完善原则

医院制定和完善资产管理制度，要坚持以下原则。

（1）科学规划。制定资产管理制度前应进行科学的规划，充分考虑医院的实际情况和发展需要。同时，应兼顾医院的长期目标和短期利益，确保制度的可操作性和灵活性。

（2）合理储备。医院应根据需求合理储备必要的资产，确保医疗服务的正常运转和患者需求的满足。同时，需对储备资产进行定期检查和更新，确保其质量和状态符合要求。

（3）标准操作。医院应建立详细的工作流程和操作规范，确保资产管理的标准化和规范化。所有的操作人员都应按照规章制度执行，并定期进行培训和考核。

（4）风险控制。医院应制定健全的风险管理机制，对可能出现的风险进行评估和控制。同时，应建立健全的内部审计制度，及时发现和纠正资产管理过程中的问题。

三、医院资产管理制度的主要内容

不断完善和优化现有资产管理制度，确保其与医院的实际需求和发展战略相契合。资产管理制度作为医院资产管理的基石，其完善程度直接影响着管理的成效。一个健全、科学的资产管理制度能够明确各方职责，确保资产的合理利用和保值增值。同时，资产管理流程制度尤为重要和具操作性，从资产的采购、验收、入库、领用、使用、报废等各个环节严格把关，确保资产管理的规范化和制度化。

（1）资产获取管理。医院应建立资产获取的管理制度，包括明确资产购买的程序和权限，制定采购要求和标准。一方面，明确采购需求、编制采购计划、进行招标和谈判、签订合同、验收及支付等一系列步骤；另一方面，建立供应商评价制度和供应商黑名单，定期对供应商进行评估和合作状态的检查。资产购置应根据医院发展规划和实际需求，按照预算管理制度进行，经过市场调研和比较，选择性价比高的产品和服务。资产到货后，资产管理部门应组织相关科室进行验收，确保资产质量符合合同约定

（2）资产使用管理。医院应建立资产使用的管理制度，明确各类资产的使用权限、使用期限和使用规定。同时，建立资产领用和归还的登记制度，确保资产的正常流转和归属。资产使用人员应熟悉资产性能，按照操作规程正确使用资产，确保资产安全、高效运行。

（3）资产维护管理。医院应建立资产维护的管理制度，包括对各类设备和设施的定期检修、保养和维修等。同时，应制定设备维护计划和申报维修预算，确保设备的正常

运行和寿命延长。资产使用人员或者管理员负责资产的日常保养，保持资产清洁、完好。对于需要专业维护的资产，应委托专业人员进行维护。

（4）资产盘点与清查。医院应定期进行资产盘点，确保资产账实相符。盘点结果应及时报告，发现问题及时处理。对长期闲置、低效运转或超标准配置的资产，应进行清查，提出优化配置或处置建议。

（5）资产处置管理。医院应建立资产处置的管理制度，对报废、报损、闲置或过期的资产进行及时处置和清理。资产报废应按照国家有关法律法规和医院管理要求，资产管理部门经过组织同行或者专家鉴定委员会评估和审批等程序后，方可进行处置。处置时应遵循公开、公平、公正的原则。根据资产的实际情况和价值，采取合适的处置方式，如出售、捐赠、报废等，确保资产价值最大化。

（6）风险评估与监督奖惩机制。医院要建立健全的安全体系和防范机制，对可能影响医院资产安全和管理的各种风险进行评估和分析，采取相应的控制措施，确保资产的安全。医院资产面临着多种风险，如资产采购的必要性和可行性论证不足，导致决策失误和资金浪费；如设备故障、药品过期、资产流失等风险可能给医院带来经济损失，甚至影响医疗服务的正常开展。因此，医院应建立健全风险管理体系，加强预警和应对能力，确保医院资产的安全和稳定。同时，建立完善的风险评估机制，对可能出现的风险进行科学预测和有效应对。对于重要资产和关键环节，应实行重点监控和管理，确保万无一失。

（7）资产管理绩效考核体系。以年度资产配置计划和决算报告为基础，从资产实物、账物相符、服务效能与质量等维度，建立资产管理全过程和全方位的绩效考评机制，促进资产科学配置、高效使用和规范处置，并发挥好绩效考核的"指挥棒"作用，将考核结果与科室预算、评优评奖、干部任免等事项结合起来，建立定性与定量结合、考核结果与预算结合、有奖有罚的国有资产绩效考核长效机制。同时，建立健全资产管理监督检查机制，定期对资产管理情况进行检查，发现问题及时整改。对于在资产管理工作中表现突出的科室和个人，应给予表彰和奖励。对于违反本制度规定的行为，应按照医院相关规定进行处理，构成违法的，依法追究法律责任。

（8）资产信息化管理。随着信息技术的飞速发展，利用信息技术手段建立资产管理信息系统，可以实现资产信息的实时更新和共享，提高管理效率和准确性。通过信息系统，医院可以对资产进行全生命周期管理，从采购到报废的各个环节进行实时跟踪和监控。信息系统还可以为医院提供丰富的数据分析和决策支持功能，帮助医院更好地了解资产状况，优化资源配置，提高管理效率。医院应积极推进资产管理信息化建设，不断提升信息化水平和管理能力。

医院资产管理制度的制定和实施，旨在确保医院资产的安全、完整和高效运行，促进医院的持续发展和医疗服务水平的提升。医院资产管理是一个系统工程，需要从多个方面入手，共同推进。我们应努力构建一个规范、高效、可持续的医院资产管理体系，提升医院的经济效益和社会效益，推动医院资产管理事业的繁荣发展。

第四节 医院资产管理体系

医院应建立健全资产管理组织体系，明确各级管理部门的职责和权限，形成高效、协同的工作机制，这对于确保医院资产的安全完整、提高资产使用效率、降低管理成本具有重要意义。在医院资产管理体系中，要包括医院领导、分管领导、管理部门负责人，还要包括使用资产论证委员会、资产采购委员会等专家组织，还要包括医院基建部门、总务部门以及资产、设备、药品、耗材等使用部门的主要负责人等。

一、医院资产管理委员会

医院应该成立专门的医院资产管理委员会，委员会由医院或组织内部的高级管理层任命，成员包括资产管理领域的专家、学者和实践者，一般由院长或副院长任组长，各职能科室和资产使用科室负责人任成员，负责医院资产采购可行性必要性论证、采购决策、制度制定、工作协调等工作，确保医院资产采购精准及时、使用科学、效率一流、管理规范，满足医院医疗、办公等工作需要，实现医院资产效益最大化，实现资产增值，为医院正常工作和发展、提升内部管理水平提供保障。委员会定期召开会议，讨论资产管理相关议题，形成专业意见和决策建议。会议应确保充分讨论和深入分析，确保决策的科学性和有效性。

资产专家委员会在医院或组织的资产管理中发挥着关键作用。通过提供专业的资产管理建议和决策支持，委员会帮助医院或组织实现资产的合理、高效、安全管理，为医院的稳定发展、持续创造价值以及风险防控提供坚实保障。

二、资产管理部门

资产管理部门是医院资产管理的核心部门，负责制定和执行资产管理制度、监督资产管理流程、协调各部门间的资产管理活动等。资产管理部门通常下设资产管理办公室，负责具体的日常管理工作。从职责分工上主要有以下部分组成。

（1）资产管理员。资产管理员负责医院资产的日常管理和保管工作，包括资产登记、分类、编号、保管、调拨、报废、安全管理等。资产管理员还需要对资产使用情况进行跟踪和监控，确保资产合理使用和有效维护。

（2）资产采购员。负责医院资产的采购工作，包括市场调研、供应商选择、价格谈判、合同签订等，确保采购的资产符合医院需求和预算，确保采购的资产能够及时到货并投入使用。

（3）资产财务会计。负责资产的财务账目管理，主要是资产财务出入库登记管理，定期进行医院资产的转移和盘点工作，主要目的是确保资产账实相符，及时发现和解决资产管理中的问题，确保医院资产不流失。

（4）资产维修工程师。负责医院资产的日常维护和修理工作。维修人员需要具备一定的专业知识和技能，能够及时发现和解决设备故障。维修人员还需要定期对设备进行维护和保养，确保设备的正常运行和延长使用寿命。

（5）资产报废处理员。资产报废处理人员负责医院报废资产的处置工作，按照相关法律法规和医院的规定，对需要报废的资产进行分类和评估，确定处理方式，如出售、捐赠或拆解等。同时，报废处理人员还需要确保报废资产的安全处理和环境保护。

（6）资产安全监管人员。资产安全监管人员负责医院资产的安全监管工作。他们需要对医院的资产进行全面的安全检查，确保资产不受到损坏、盗窃或滥用等风险。资产安全监管人员还需要制定和执行资产安全管理制度，加强资产安全教育和培训，提高员工对资产安全的意识和重视程度。

三、资产的协同管理

资产管理不仅仅是医院资产行政管理部门的事情，需要使用部门的大力支持和配合。一般而言，使用科室指定一名工作责任心强、熟悉科室资产情况的工作人员兼任资产管理信息员，有条件的科室可设置专职信息员。医院可根据资产使用部门实际，指定某些科室必须设置专职信息员，如影像科室、手术室等，负责本科室资产使用情况的管理，同时负责与医院资产管理部门的工作交流，完成相关资产管理工作。资产管理质量的提升需要医院相关部门通力合作，沟通协作，建立紧密的合作关系，共同推进资产管理工作的顺利开展。

四、资产管理人员素质

资产管理员在医院资产管理中扮演着至关重要的角色，他们负责管理、跟踪和维护资产，确保资产得到高效利用。要胜任这一职位，资产管理员需要具备以下素质和能力。

（1）工作责任心和良好品质。资产管理员需要对自己的工作高度负责，时刻关注资产的安全和状况；诚信正直，遵守法律法规和各项规章制度，不得有任何欺诈、挪用或滥用资产的行为。

（2）细心耐心。资产管理工作涉及大量的数据和信息，资产管理员在处理资产数据、进行盘点清查和核对账目时，需要逐一核对、仔细检查，确保数据的准确无误。

（3）良好的专业知识。资产管理员需要具备一定的专业知识，包括资产管理理论、财务管理、会计知识等。这些专业知识能够帮助他们更好地理解和处理资产管理的相关工作，提高工作效率和准确性。随着技术和管理的不断发展，资产管理员需要不断学习和更新自己的知识和技能。他们需要关注行业动态和新技术的发展，及时学习和掌握新的管理方法和工具。通过持续学习，资产管理员能够不断提高自己的专业素养和工作能力，更好地适应和应对各种挑战和变化。

（4）沟通协调。资产管理员需要与各个部门和员工进行沟通，了解他们的需求和问题，协调解决资产管理中的矛盾。因此，良好的沟通能力至关重要。资产管理员需要清晰地表达自己的想法和观点，同时倾听他人的意见和建议，以达成共识和协作。在面对突发事件或紧急情况时，能够迅速作出反应，协调各方资源，保障资产的安全和完整。

为了进一步提升医院资产管理质量，还需要关注资产管理人员的培训和教育。通过定期举办培训活动，提升资产管理人员的专业素养和管理能力，使他们能够更好地胜任资产管理工作。我们还需要建立一套完善的激励机制，鼓励资产管理人员积极创新、勇于担当，为医院资产管理质量的提升贡献自己的力量。

第五节 医院资产评估管理

医院资产评估是一项系统性、专业性的工作，其重要性不言而喻。通过资产评估，医院不仅能够了解自己的资产状况和价值，还能为未来的发展规划提供有力的支撑。

一、医院资产评估的意义

具体来说，医院资产评估的意义体现在以下几个方面。

（1）确定资产价值。医院资产评估的核心任务之一就是确定资产的价值。这不仅包括固定资产、流动资产等有形资产，还包括品牌、专利等无形资产。通过科学、合理的评估方法，可以准确地反映医院资产的真实价值，为医院的财务管理和决策提供准确的数据支持。

（2）辅助决策制定。资产评估结果可以为医院管理层提供重要的决策依据。例如，在投资决策、资产购置或处置、合作与并购等方面，都需要以资产评估结果为基础进行分析和判断。这样可以确保决策的科学性和合理性，降低决策风险。

（3）评估经济效益。通过资产评估，医院可以了解自己的资产运营效率和经济效益。这有助于医院管理层分析资产利用情况，发现存在的问题和不足，从而采取措施提高资产利用效率和经济效益。

（4）优化资源配置。资产评估还有助于医院优化资源配置。通过对资产的全面评估和分析，医院可以更加清晰地了解各部门的资产需求和利用情况，从而进行合理的资源配置和调整，有助于实现资源的最大化利用和效益最大化。

（5）指导资产配置。在医院的日常运营中，资产配置是一个非常重要的环节。资产评估结果可以为资产配置提供指导。医院可以根据评估结果了解自己的资产状况和需求，从而制订科学合理的资产配置计划，确保资产的合理配置和使用。

（6）防范财务风险。通过资产评估，医院可以及时发现和解决潜在的财务风险。例如，对于固定资产的折旧和摊销、流动资产的流动性管理等方面的问题，都可以通过资产评估进行预警和防范，有助于医院保持财务稳健和可持续发展。

（7）加强资产管理。通过对资产的全面评估和分析，医院可以更加清晰地了解资产的状况和利用情况，从而采取相应的管理措施。例如，对于闲置资产或低效资产，医院可以采取处置或调整措施；对于重要资产或关键设备，医院可以加强维护和保养工作。这些措施有助于提高资产管理水平和效率。

二、医院资产评估的方式方法

医院资产评估是一个系统性、复杂性的过程，涉及多个方面和步骤。从内容上来看，包括绩效和风险两个角度。在绩效评估方面，主要评估资产使用效率、维护成本节约等经济效益指标，还要评估患者满意度、员工工作环境改善等社会效益指标。在风险管理评估方面，重点关注医院资产管理中存在的风险点和问题。无论是绩效评估还是风险管理评估，都力求做到科学准确。医院资产管理是一个动态变化的过程，需要我们持续关注和不断改进。加强数据收集与分析工作，不断完善绩效指标体系和风险评估机制。以下是医院资产评估的主要方式和方法。

（1）资产分类与清点。我们需要对医院的资产进行全面、准确的分类和清点，这包括固定资产、流动资产、无形资产等各类资产。通过详细的资产清单，可以确保评估工作的准确性和完整性。

（2）市场价值评估。市场价值评估是一种常见的资产评估方法，主要基于市场上相同或类似资产的交易价格进行评估。通过收集和分析相关市场数据，可以估算出医院资产的市场价值，为决策提供重要参考。

（3）重置成本评估。重置成本评估是指通过计算重新购置或构建相同资产所需的成本来评估资产价值。这种方法主要适用于那些在市场上难以找到相同或类似资产的情况。通过重置成本评估，可以了解医院资产的实际成本价值。

（4）收益现值评估。收益现值评估是根据资产未来可能产生的收益来评估其价值的方法。这种方法主要适用于那些能够产生稳定收益的资产，如医院的医疗设备、房产等。通过预测未来收益并折现成现值，可以估算出资产的价值。

（5）清算价值评估。清算价值评估是指在资产清算或处置时评估其价值的方法。这种方法主要适用于医院面临破产或重组等特殊情况。通过清算价值评估，可以了解资产在清算条件下的实际价值。

（6）法律法规遵循。在进行医院资产评估时，必须严格遵守相关法律法规和规定，包括评估准则、税法、财务报告准则等。确保评估工作的合法性和合规性对于维护医院利益和保护投资者权益至关重要。

（7）评估报告编制。完成资产评估后，需要编制详细的评估报告。评估报告应包括评估目的、评估范围、评估方法、评估结果等。评估报告应清晰、准确、完整地反映评估过程和结果，为医院管理层和投资者提供有价值的参考信息。

（8）评估结果分析。我们应对评估结果进行深入的分析和解读。通过对比不同评估方法产生的结果，可以发现资产的潜在问题和风险。同时，还可以根据评估结果调整资产配置和管理策略，提高资产利用效率和经济效益。

第六节 医院资产使用与处置

一、资产的配置与有效使用

资产配置的合理性直接关系到医院资产整体运营效率和成本控制。资产的合理配置是基础中的基础，为了实现这一目标，医院各类资产，无论是医疗设备、药品，还是办公用品、科研仪器，都需要根据实际需求进行科学调配。这不仅要求医院对各科室的需求有充分了解，还要能够预见未来可能的变化，做到既满足当前需求，又不造成浪费。例如，随着医疗技术的进步，某些设备可能面临淘汰，而另一些新兴领域则可能需要更多的投入。医院需要通过深入的市场调研和内部分析，确保资源配置的动态平衡。

在资产的采购环节，医院需要根据自身的实际需求和财务状况，制订合理的采购计划。这就需要对市场进行充分的调研，了解各种资产的性能、价格、供货情况等信息，以确保采购到的资产既符合医院的需求，又具有良好的性价比。采购过程中还需要严格遵守相关的法律法规和采购程序，确保采购活动的公开、公平、公正。

资产验收环节，是对采购到的资产进行质量把关的关键步骤。医院需要建立完善的验收制度，对采购到的资产进行严格的检查和测试，确保其性能和质量符合合同约定的要求。只有通过验收的资产才能正式投入使用，从而保障医院运营的安全和稳定。

资产维护保养是保障资产长期稳定运行的关键环节。医疗设备的精密度和复杂性要求其必须得到专业的保养和维修。医院通过建立完善的维护保养制度，定期对各类设备进行巡检、保养、维修，确保设备的正常运行，减少因故障带来的损失。对设备的运行状态进行实时监控和数据分析，可以提前发现潜在问题，避免突发故障对医疗工作造成影响。通过对资产的科学使用和维护，可以延长其使用寿命，提高使用效率，从而节约医院的运营成本。医院还需要加强对资产使用过程的监管，防止因人为操作不当或管理不善造成的资产损失和浪费。

资产共享机制是提升资产使用效率的有效方式。医院内部各科室往往存在资源不均的情况，一些科室可能拥有闲置的设备或场地，而另一些科室则可能因为资源短缺而影响工作。通过建立共享平台，医院可以促进不同科室之间的资源流动和协作，使闲置资产得到充分利用，降低运营成本，同时提高工作效率。例如，手术室在非手术时间可以对其他科室开放，用于教学、研讨等活动；大型医疗设备可以通过预约制度实现多科室共用。

二、资产盘点与清查管理

资产盘点作为医院资产管理的一项基础性工作，其重要性不言而喻。通过定期、全面、细致的盘点，医院能够准确掌握自身资产的数量、种类以及状态。这种掌握不仅为医院的日常运营提供了有力保障，同时也为医院的长远发展奠定了坚实基础。在盘点过程中，医院能够及时发现资产管理中存在的问题，如资产流失、损坏、过期等，进而迅速采取措施进行解决。这种及时发现问题、及时解决问题的管理方式，有效避免了资产浪费和损失。

信息化手段在资产盘点与清查中的应用为医院资产管理带来了革命性的变革。随着信息技术的飞速发展，RFID、条形码等先进技术被广泛应用于医院资产管理中。这些技术的应用使得资产信息的采集、更新、查询变得更加快速、便捷、准确。在盘点与清查过程中，医院可以利用这些技术实现对资产信息的实时追踪和管理，大大提高了盘点和清查的效率和准确性。信息化手段的应用也推动了医院资产管理向信息化、智能化方向发展。

三、资产处置与报废管理

资产的处置与报废管理直接影响到医院运营的成本效益与环保责任。

报废标准是资产处置与报废管理的基本要求。医院在对待每件可能报废的资产时，都必须以相关法律法规和行业标准为准绳，确保每次的报废决策都经得起推敲与检验。这种严谨性不仅避免了资产的随意处置，更在源头上遏制了可能的浪费行为。每笔被严格筛选出来的报废资产，都必须是确实无法再继续使用，且无法通过维修或更新恢复其功能的。这种严格性，不仅是对资产本身的最大尊重，更是对医院管理责任的最佳体现。

规范的资产处置流程则是确保资产处置公正、透明、合法的关键。从资产的申请报废、评估审核，到最终的处置执行，每个环节都需要有明确的操作规范与责任主体。

这种规范性不仅保障了医院资产的安全，更在流程上预防了可能的腐败与不当行为。每一个参与处置流程的人员，都必须严格遵循流程规范，确保自己的每次操作都是公正无私的，都是为了医院的最大利益而考虑的。

在报废与处置的背后，资产回收利用机制的建设也不容忽视。医院作为一个集医疗、教学、科研于一体的综合性机构，其产生的报废资产种类繁多，数量可观，很多具有一定的残余价值或再利用潜力。通过建立有效的回收和再利用机制，医院可以实现这些报废资产的合理回收与再利用，借此推动医院内部的资源循环与共享。这不仅有助于医院降低运营成本，更是在环保和可持续发展上迈出了坚实的一步。

严格的报废标准，规范的处置流程，有效的回收利用机制，每个环节都是医院资产管理质量提升的重要组成部分。只有当这些环节都得到了充分的重视与落实，医院才能真正实现资产管理的高效性、规范性和可持续性。为了实现这一目标，医院需要在制度建设、人员培训、监督检查等多个方面下功夫。

第七节　医院后勤保障管理

医院后勤保障管理是医院运营中的重要组成部分，其涉及医院的日常运营、医疗活动的顺畅进行以及患者与员工的基本生活需求。后勤保障管理的目的是通过系统、高效的管理策略，确保医院各项设施、物资和服务的稳定供应，为医院的医疗活动提供坚实的物质支撑。其主要包括如下内容和管理要求。

一、物资供应管理

物资供应管理涉及医院所需的各类医疗用品、药品、耗材等的采购、存储和分发。通过科学的库存管理，确保物资的充足供应，避免浪费和短缺。医院物资采购与存储是保障医院日常运营的基础工作。我们应建立完善的物资采购制度，对物资的采购、验收、存储、使用等环节进行严格控制和管理。同时，优化采购流程，降低采购成本，提高采购效率，加强对物资的存储管理，确保物资的安全、有效和合理利用。

二、能源资源管理

能源资源管理涉及医院的水、电、气等资源的合理使用和节约。通过制定合理的能源消耗标准，提高资源使用效率，降低能源成本。同时，积极推广节能技术和设备，促进医院的绿色发展。医院能源与资源管理是确保医院高效运行的重要保障。应对医院的能源使用进行实时监控和分析，采取节能措施，降低能源消耗。同时，要合理调配医疗资源，确保医疗服务的及时性和有效性。

三、交通运输管理

对于大型综合性医院而言，交通运输服务是后勤保障中不可或缺的一环，包括患者的接送、医疗物资的运输、医疗废物的转运等。高效的交通运输服务能够确保医院各项工作的顺畅进行，特别是在紧急情况下，快速、安全的转运能力是至关重要的。我们应建立完善的交通运输管理制度，通过优化交通线路和调度计划，合理调配车辆和人员资源，确保患者及时就医和医疗物资能够及时送达目的地。同时，加强对驾驶员的培训和考核，提高交通安全意识和服务质量。

四、环境卫生管理

医院作为特殊公共场所，环境卫生与安全管理至关重要。环境卫生管理是指对医院内部环境的清洁、消毒和垃圾处理，是保障职工和患者安全的重要环节。我们应建立完善的清洁卫生制度，通过制定严格的清洁和消毒标准，确保医院环境的卫生安全，防止院内感染的发生。同时，对医疗废物进行合理处理，减少对环境的污染，防止交叉感染的发生。

五、餐饮服务管理

餐饮服务管理旨在为医院员工和患者提供健康、营养的餐食。通过制定科学的饮食计划，确保食品的卫生安全，满足不同人群的营养需求。同时，优化餐饮服务流程，提高服务质量，提升患者和员工的满意度。要加强对餐饮服务人员的培训和管理，确保食品安全和卫生。餐饮服务还应关注患者的特殊饮食要求，如低脂、低盐、无糖等。

六、建筑维护与修缮

医院建筑是医疗服务的基础设施，因此建筑维护与修缮至关重要。我们应定期对医院建筑进行检查和维护，及时发现和解决问题。同时，要加强对医院建筑的修缮工作，确保医院建筑的安全和美观。

七、安全与应急管理

安全与应急管理是医院后勤保障的重要环节，涉及医院内部的安全防范和应急处理。通过建立健全的安全管理制度和应急预案，提高医院的安全防范能力。同时，加强安全培训和演练，提高员工的安全意识和自救互救能力。面对突发的医疗事件或自然灾害，医院后勤保障体系需要具备快速响应的能力。应急预案的制定与演练、应急资源的储备与调配、应急队伍的建设与培训等，都是确保医院在危急情况下能够迅速恢复正常运行的关键。

随着医疗技术的不断发展和患者需求的不断提高，医院后勤保障管理将面临更大的挑战和机遇。因此，医院需要不断引进先进的管理理念和技术手段，不断加强管理和创新，提高管理水平、质量和效能，适应医院的发展趋势和需求变化，不断优化和改进管理方式和方法，提升医院的管理水平和综合竞争力。

第十章 医院信息化建设与管理

随着计算机技术的发展，特别是数字化和大数据技术的逐步推广，医院信息化建设快速发展，在提升医疗服务质量、科学化和精细化管理、可持续发展等方面取得了显著成果。提升了医院管理效率、医疗服务水平及资源优化配置能力，进而提升了医院现代治理与管理水平。

第一节 医院信息化概述

一、医院信息化管理的定义

医院信息化管理是指利用信息技术手段，对医院的各项管理活动进行系统化、集成化和智能化的处理，以提升医院运营效率、医疗质量和服务水平的过程。医院信息化管理不仅涉及信息技术的运用，而且涵盖通过应用信息技术手段，以优化医院业务流程、提高医疗服务质量、保障患者安全、促进医院科研与教学为目的的一系列管理活动。这些活动包括信息系统建设、数据资源管理、信息安全保障、医疗流程优化、决策支持服务、患者服务提升、医学知识共享以及人员培训与教育等方面。

二、医院信息化建设的意义

在当今时代，医院信息化已成为现代医疗体系不可或缺的一部分，它借助先进的信息技术手段，对医院的各项业务流程、管理决策以及医疗服务等关键领域进行了深刻变革。这场变革，旨在实现医院内部运营的数字化、网络化、智能化升级，以此提升医疗服务的质量和效率，让患者能够享受到更加便捷、个性化的医疗服务。

医院信息化的推进，代表着医疗行业与科技的深度融合，是医疗行业走向现代化的必由之路。在这个过程中，医院利用信息化手段对庞大的医疗数据进行了高效管理，优化了资源配置，提升了诊疗效率。这不仅使得医院的整体运营水平得到了显著提升，还为患者带来了更好的就医体验。

信息化建设的成果在医院的各个角落都得到了体现。在诊疗流程上，通过信息化手段，医生护士等医疗工作者可以更加便捷地获取患者的病历信息、检查结果等数据，从而做出更加准确的诊断。医院还可以利用信息化系统对诊疗流程进行优化，减少患者的等待时间，提高就诊效率。在药物管理上，信息化手段可以实现药品的精细化管理，确保药品的安全、有效、合理使用。在行政后勤管理上，信息化手段可以帮助医院实现对设备、物资、人员等资源的统一调度和管理，提高管理效率。

除了在医院内部运营上的应用，医院信息化还对提升医疗服务质量和改善患者就医体验具有重要意义。通过信息化手段，医院可以构建起与患者之间的良好沟通渠道，及时了解患者的需求和反馈，从而提供更加符合患者期望的医疗服务。医院还可以利用信息化系统对患者的健康状况进行持续跟踪和管理，为患者提供更加全面、个性化的健康管理服务，如预约挂号、检查结果查询、病历查询复制等。

医院信息化建设对于推动医院的可持续发展也具有重要意义。在新时代医疗卫生体制改革的背景下，医院需要不断适应新的政策环境和市场环境，寻求新的发展路径，而信息化建设正是医院实现转型升级、提升竞争力的重要手段。通过信息化建设，医院可以不断优化自身的业务流程和管理模式，提高运营效率和盈利能力，从而在激烈的市场竞争中占据有利地位。

医院信息化在推动医学研究和教育方面也发挥着重要作用。通过大数据分析和挖掘，医院可以更加深入地了解疾病的发病机理、治疗方法和预后情况，为医学研究提供有力的数据支持。医院还可以利用信息化手段开展远程教育和培训，提高医务人员的专业水平和技能素养。

在推进医院信息化的过程中，我们也需要关注到一些挑战和问题。例如，如何确保数据的安全性和隐私性、如何避免信息孤岛和数据不一致性等问题，都需要我们认真思考和解决。我们还需要注重信息化建设的可持续性和可拓展性，确保系统能够随着医院的发展而不断升级和完善。

因此，医院信息化是现代医疗体系的重要组成部分，是推动医院现代化建设和提升医疗服务质量的重要途径。在未来的发展中，我们需要继续加强医院信息化建设的投入和力度，不断完善和优化信息化系统，让科技为医疗事业的发展注入更加强劲的动力。

三、医院信息化的背景与发展

在全球医疗领域，医院信息化已经成为一个不可或缺的发展趋势。这一发展的背后，既有信息技术的飞速进步和广泛应用，也离不开各国政府对医疗信息化建设的积极推动。随着这些因素的共同作用，医院信息化已经从早期的简单单机应用，逐步发展为复杂的系统集成，从局部的实验性应用扩展到全面的覆盖，乃至现今的智能化决策支持。这一系列的变革，不仅仅是技术的更新迭代，更是医疗行业对信息化重要性的深刻认识和实际应用的日益深化。

信息技术的进步为医院信息化提供了强大的支撑。早期的医院信息化，往往是基于单机的简单应用，如单机版的电子病历系统、药品管理系统等。这些系统的出现，虽然在一定程度上提高了医疗工作的效率，但由于数据孤立、无法共享，导致了大量的"信息孤岛"。随着网络技术的普及和成熟，系统集成成了医院信息化发展的新方向。通过系统集成，各个独立的医疗信息系统能够实现数据的互联互通，极大地提高了信息的利用率和医疗工作的协同性。

在系统集成的基础上，医院信息化开始从局部的应用扩展到全面的覆盖。这一时期，不仅仅是医院的临床医疗部门，就连后勤、管理、教学、科研等部门也开始广泛应用信息技术。例如，通过物联网技术，医院可以实现设备、药品、耗材等的智能化管理；通过大数据分析，医院可以对患者的就诊行为、疾病谱、流行趋势等进行深入的分析和挖掘；通过云计算，医院可以实现数据的集中存储和处理，提高数据的安全性和可用性。这些应用的出现，不仅使医院的工作效率和质量得到了显著的提升，还为医院带来了前所未有的管理体验和服务模式。

医院信息化的最高境界，无疑是智能化决策支持。在大数据、人工智能等技术的支持下，医院信息化系统已经能够从海量的数据中提炼出有价值的信息，为医院的决策提供科学的依据。例如，通过对历史数据的分析，系统可以预测未来一段时间内患者的就诊量和病种分布，从而帮助医院合理地配置医疗资源；通过对患者就诊行为的分析，系统可以发现潜在的服务改进点，从而提高患者的满意度；通过对医疗设备使用情况的监测，系统可以预测设备的维护时间和更换周期，从而确保设备的正常运行。这些智能化决策支持的应用，无疑使得医院信息化跃上了一个新的台阶，信息化已经从一个辅助性的工具，转变为核心竞争力的重要组成部分。

第二节　医院信息化建设

医院信息化是医疗行业发展的重要趋势和方向，也是医院现代化建设的必由之路。随着信息技术的不断革新和医疗行业的不断发展，医院信息化将呈现出更加广阔的发展前景和更加丰富的应用场景。未来，医院信息化将不仅仅局限于业务流程的自动化和智能化，还将涉及医疗技术的创新、医疗服务的延伸、医疗管理的精细化等多个方面，为医疗行业的发展注入新的活力和动力。

医院信息化的推进，需要医院立足自身实际情况，制订科学合理的信息化规划，确保信息化的建设与发展与医院的战略目标和发展需求相契合。要充分认识到信息化建设的复杂性和长期性，医院信息化不是一蹴而就的过程，而是需要持续投入、不断改进和优化的长期工程。我们需要保持对信息技术的敏锐洞察力和前瞻性思维，紧跟时代步伐，不断创新和完善医院信息化建设的路径和方法。在信息化建设过程中，医院需要注重信息系统的安全性、共享性、稳定性和可靠性，确保信息化系统的有效运行和持续改进。

一、信息化建设目标与规划

医院作为提供医疗服务的重要机构，其信息化建设不仅关乎医院自身的运营效率和管理水平，更直接关系到患者的就医体验和医疗质量。因此，医院信息化建设的目标与规划显得尤为重要。

医院信息化建设的核心目标之一，便是提高医疗服务效率。在传统的医疗流程中，患者往往需要在挂号、候诊、缴费等环节上花费大量时间，这不仅影响了患者的就医体验，也在一定程度上制约了医院的服务能力。通过信息化建设，医院可以优化医疗流程，如推行预约挂号、自助缴费、电子病历等措施，从而有效减少患者的等待时间，提高医疗服务的整体效率。当医疗流程得到优化，医院便能在有限的时间内为更多的患者提供服务，进而缓解"看病难"的问题。

提升医疗质量是医院信息化建设的另一重要目标。医疗质量直接关系到患者的生命安全和身体健康，提高医疗质量是医院永恒的追求。通过实现医疗数据的标准化和规范化，信息化建设能够为医生提供更加准确、全面的患者信息，从而帮助医生作出更科学的诊疗决策。信息化建设还可以促进医院内部的学术交流和信息共享，推动医疗技术的不断进步和创新，最终为患者提供更加优质、安全的医疗服务。

加强医疗管理也是医院信息化建设不可或缺的一环。医院是一个复杂的系统，涉及众多的人员、物资和设备，如何合理配置和有效管理这些资源，是医院管理面临的重要挑战。通过信息化建设，医院可以构建完善的管理信息系统，实现对医疗资源的实时监控和动态管理，从而提高医院的管理效率和管理水平。当医院的管理更加科学、规范，医院的整体运营也将更加稳健、高效，这就为医院的长期发展奠定了坚实基础。

建设数字化医院则是医院信息化建设的长远目标。数字化医院是指通过信息技术实现医院各项业务的数字化、网络化、智能化，从而打造现代化、高效化的医疗服务体系。在数字化医院中，患者可以通过互联网进行远程咨询、预约挂号、查看检查结果等操作，无需再往返于医院之间，大大节省了时间和精力。数字化医院还可以为医生提供更加便捷、高效的工作平台，提高医生的工作满意度和效率。当医院实现了数字化转型，医疗服务将变得更加便捷、高效、优质，患者的就医体验也将得到极大提升。

为了实现上述目标，医院在信息化建设中需要重视以下几个方面的工作。医院需要制订完善的信息化建设规划，明确建设目标、时间表和路线图，确保信息化建设的有序推进。医院需要加大对信息化建设的投入，包括资金、人力和物力等方面的支持，为信息化建设提供有力保障。同时，医院需要注重信息化人才的培养和引进，建立一支具备专业技能和信息化素养的人才队伍，推动信息化建设的深入发展。医院需要加强与外部机构的合作与交流，借鉴先进的信息化建设经验和技术成果，不断提升自身的信息化建设水平。

医院信息化建设的目标与规划是一个系统工程，需要医院领导高度重视，特别是在重点建设阶段和关键环节，需要亲自协调督办和推进。实践证明，医院信息化实际应该是"一把手"工程，需要调动各科室和全体员工的共同努力和持续推进。当医院通过信息化建设实现了医疗服务效率的提升、医疗质量的提高、医疗管理的加强和数字化医院的建设时，医院各级各类人员就会体验到信息化带来的方便、快捷、精准，就会积极配合。

二、信息化建设内容与步骤

医院信息化建设是一个复杂的、较长时间的过程，这一综合性的建设过程不仅涉及基础设施的稳固构建，还囊括了医疗业务系统的精细打造、管理系统的智能化升级以及移动医疗与智慧医疗的创新拓展。

医院信息化建设的根基在于一个稳定、高效的基础设施体系，其中包括了医院内部网络的布局与外部网络的连接，它们共同构成了信息流动的通道，确保了医疗数据、影像资料、患者信息等各类信息的实时传输与共享。数据中心的建设则是信息存储与处理的核心，它集成了高性能的服务器、存储设备以及数据备份与恢复系统，为医院各项业务的连续运行提供了坚实保障。信息安全作为基础设施的重要组成部分，通过防火墙、入侵检测、数据加密等技术手段，确保了医院信息系统的安全稳定运行，保护了患者隐私与医疗数据的安全。

在基础设施的坚实支撑下，医疗业务系统的建设才能顺利展开，医院信息系统主要包括医院管理信息系统、医院实验室信息系统、医院影像存储与传输系统。医院管理信息系统包括了医院医生、护士、药房、手术室、挂号收款工作系统以及各项工作管理的系统模块。电子病历系统的推广与应用，实现了病历信息的数字化管理，提高了病历书写的效率与规范性，同时也方便了医生对患者病史的查询与分析。医学影像系统则通过数字化成像技术，将传统的胶片影像转化为高清的电子影像，便于存储、传输与远程会诊，极大地提升了影像诊断的准确性与时效性。检验检查系统实现了检验数据的自动采集、处理与报告生成，缩短了患者等待时间，提高了检验工作的效率。手术麻醉系统则通过实时监测与记录手术过程中的各项生理指标，为手术安全提供了有力保障。

管理系统的建设是医院信息化建设的另一重要方面。医院管理系统通过整合各类资源与信息，实现了对医院各项业务的全面监控与精细管理，包括医疗质量管理、护理管理、药品管理、设备管理等。财务管理系统则通过自动化的财务处理流程与严格的财务审计机制，确保了医院财务的透明与规范。人力资源管理系统则通过对医院人力资源的优化配置与绩效考核，激发了员工的工作积极性与创造力，提升了医院的整体竞争力。

随着移动互联网技术的迅猛发展，移动医疗建设日益成为医院信息化建设的新热点。通过构建移动医疗应用平台，医院可以为患者提供预约挂号、在线问诊、健康咨询等便捷服务，实现了医疗服务的延伸与拓展。远程医疗则利用互联网技术与医疗设备的远程连接，实现了跨地域的医疗资源共享与协同救治，为偏远地区的患者带来了福音。

智慧医疗建设作为医院信息化的发展趋势与未来方向，正引领着医疗行业迈向更加智能化、高效化的新时代。人工智能技术在医疗领域的应用日益广泛，包括智能诊断、智能治疗、智能康复等各个环节，它们通过模拟人类专家的思维与经验，提高了医疗服务的精准度与效率。大数据技术则通过对海量医疗数据的挖掘与分析，揭示了疾病的发生发展规律与影响因素，为疾病预防控制提供了科学依据。物联网技术则通过实现医疗设备与物品的智能化识别与管理，提升了医院的管理效率与患者的就医体验。

医院信息化建设是一个系统性、复杂性的工程，它涉及多个方面的协同推进与不断创新。通过基础设施的稳固构建、医疗业务系统的精细打造、管理系统的智能化升级以及移动医疗与智慧医疗的创新拓展，医院可以不断提升自身的服务能力与管理水平，为患者提供更加优质、便捷、安全的医疗服务。医院信息化建设也是一个持续发展的过程，需要医院不断地投入精力与资源，与时俱进地引进新技术、新理念，以适应不断变化的医疗需求与发展环境。

三、信息化建设中的技术与管理问题

在医院信息化建设的征途上，我们所面临的挑战是多方面的，

技术标准的不统一，是制约信息化进行和升级的重要问题。标准不统一，不同公司开发的医院信息化软件，就犹如"方言"，而不是"普通话"，这使得不同产品、不同系统、不同部门之间的医疗信息难以畅通无阻地交流。这种现象导致了信息孤岛的形成，

阻碍了医疗数据的高效利用和患者的跨机构诊疗。

数据安全问题是医院信息化最关键的问题。在追求医疗信息化便捷与高效的同时，必须坚守患者隐私和数据保护的底线。从内部看，要确保各项工作数据精准，如收款挂号系统，资金收存数额必须与银行工作系统一样准确，不然很容易漏账甚至被挪用。这就要求我们不仅要建立健全的数据安全体系，更要在日常工作中严格执行数据保密措施，确保每位患者的信息都能得到妥善保管。

人才短缺问题是制约信息化建设的另一大瓶颈。医疗信息化建设需要既懂医学又通信息技术的复合型人才，但现实中这样的人才却供不应求。为了破解这一难题，我们必须加强相关人才的培养和引进，打造一支专业化、高素质的医疗信息化团队。我们还应该注重提升医护人员的信息素养和技能水平，通过定期的培训和考核，帮助医护人员熟练掌握各种信息系统的操作和维护技能，使他们能够更好地适应信息化环境下的工作需求。

资金投入问题也是摆在我们面前的一大难题。医院信息化建设需要大量的资金投入，用于购置设备、开发系统、培训人员等。如何合理规划和使用有限的资金，确保每分钱都能用在刀刃上，是我们必须认真思考和解决的问题。这就要求我们不仅要做好前期的预算规划，更要在项目实施过程中进行严格的成本控制和效益分析。

面对这些挑战，我们必须积极面对，注重发挥各方面的积极作用，形成推进医院信息化建设的强大合力，探索和实践各种有效的解决方案，努力构建一个互联互通、安全高效、人才济济、资金充足的医院信息化体系。

第三节　医院信息化管理系统

一、系统模块设计与功能

一个优秀的医院信息化管理系统，其架构设计必须建立在稳定性、可扩展性和安全性等关键原则之上，这些原则是确保整个系统能够高效、稳定运行的基石。为了实现这一目标，必须从医院的实际业务流程和管理需求出发，对系统进行细致的模块划分。这些模块包括门诊管理、住院管理、药房管理、医技管理以及行政管理等，它们共同构成了医院信息化管理系统的核心。每个模块都承载着特定的管理功能，通过模块间的协同工作，满足医院在日常运营中的全方位管理需求。

门诊管理模块，作为医院信息化管理系统的重要组成部分，主要负责处理患者的挂号、分诊、缴费等业务流程。通过自动化的信息管理，大大减少了患者排队等候的时间，提高了门诊工作的效率。该模块还能够对患者的就诊记录进行保存和查询，为医生提供全面的患者信息，有助于提升诊疗质量。

住院管理模块则负责患者的入院、出院、床位管理以及费用结算等工作。通过入院登记、床位管理、医嘱处理等业务流程的信息化管理，医院能够确保患者住院期间的安全和舒适。系统能够实时监控床位使用情况，合理分配床位资源，避免床位紧张或空置的情况发生。医嘱处理功能的信息化，使得医生能够准确、快速地下达医嘱，护士也能及时、准确地执行医嘱，确保患者的治疗过程顺畅无阻。自动化的费用结算功能则大大减轻了财务人员的工作负担，提高了费用管理的准确性和透明度。

药房管理模块主要针对药品的采购、入库、出库、盘点以及发放等环节进行管理。通过信息化的手段，实现了对药品流通全过程的实时监控和精确控制，有效避免了药品的浪费和滥用。该模块还能够根据医生的处方自动配药，减少了人工配药的错误率，提高了药房的工作效率和服务质量。

医技管理模块涵盖了医院的各类医技科室，如检验科、放射科、超声科等。通过这一模块，医院能够实现对医技资源的统一调度和管理，确保各项医技检查能够按时、按质完成。该模块还能够对患者的检查结果进行自动分析和存储，为医生的诊断和治疗提供有力的数据支持。

行政管理模块则是医院信息化管理系统的辅助部分，主要负责医院的日常行政管理工作，如人事管理、财务管理、物资管理等。通过这一模块，医院能够实现对各项行政工作的集中管理和监控，提高医院的管理效率和管理水平。

在构建医院信息化管理系统的过程中，数据库设计无疑是其中的重要环节，必须确保数据的高效存储和查询，为医院的日常运营提供了强有力的数据支持，并对数据库进行严格的权限控制和数据加密处理，确保了数据的安全性和隐私性。

除了后台的架构设计外，用户界面的设计也同样重要。用户界面设计得简洁明了、易于操作，通过直观的图形界面和友好的交互方式，医护人员能够轻松上手并高效地完成各项工作任务。

医院信息化管理系统的构建是一个复杂而细致的过程，需要综合考虑医院的实际业务流程、管理需求以及用户体验等多个方面。通过合理的架构设计和模块划分以及高效的数据库和用户界面设计，我们能够打造出一个稳定、高效、安全的医院信息化管理系统，为医院的日常运营和管理提供强有力的支持。

二、医院信息化的技术应用趋势

在未来，随着医疗技术的不断发展和医疗需求的不断变化，医院信息化管理系统也将不断升级和完善。它将更加深入地与医院的业务流程相融合，提供更加智能化、个性化的服务。

医院信息化管理系统功能将持续拓展。例如，在远程医疗方面，该系统能够通过互联网技术实现远程挂号、远程咨询、远程会诊等功能，打破地域限制，为患者提供更加便捷的医疗服务。在健康管理方面，该系统能够收集和分析患者的健康数据，提供个性化的健康管理方案，帮助患者更好地管理自己的健康。

医院信息化管理系统在推动医疗行业的数字化转型方面大有作为。通过大数据、云计算、人工智能等技术的应用，该系统能够实现对海量医疗数据的深度挖掘和分析，为医疗科研和临床决策提供有力支持，这将有助于推动医疗行业的创新发展，提升医疗服务的质量和效率。

医院信息化管理系统提升现代医院的核心竞争力。信息化建设水平不仅能够提升医院的工作效率和服务质量，还能够为医院的管理决策提供有力支持，推动医院的数字化转型和创新发展。对于医院来说，积极引进和应用信息化管理系统是提升竞争力、实现可持续发展的必然选择。

三、系统维护与升级

在现代医疗体系中，医院信息化管理系统的维护与升级工作显得尤为关键。医院管理理念、管理措施、管理手段在不断发展进步，计算机技术、软件技术、数字化和大数据技术、医疗技术也在不断发展，这必然推进着医院信息化建设与时俱进，不断维护升级，保持系统的稳定性、安全性、实用性。

系统备份安全性维护。医院作为一个 24 小时不间断运作的机构，信息化管理系统承载着海量的数据交换和处理任务，医院工作的顺畅运行，离不开背后严谨的系统备份与恢复机制。在紧急情况下，如果因为系统故障导致重要数据丢失或无法及时恢复，将会给医院的诊疗工作带来无限的困扰和风险。因此定期的系统备份成了确保数据安全的一道坚实屏障。它不仅能够最大程度地减少数据丢失的风险，还能在万一发生故障时，迅速恢复系统的正常运行，保障医疗服务的连续性。

系统性能实时监控安全维护。通过先进的监控工具和技术手段，可以实时掌握系统的运行状态，包括 CPU 使用率、内存占用情况、网络带宽等关键指标。这些数据的及时反馈和分析，能够帮助技术人员迅速发现并定位潜在问题，从而在问题影响扩大之前及时介入处理。这种前瞻性的维护方式，不仅能够避免许多突发性的系统故障，还能确保医院信息化管理系统始终保持在最佳的运行状态。

在数字化时代，网络安全问题日益凸显。医院信息化管理系统作为医疗数据的重要载体，自然也成了网络攻击的重点目标。一旦系统被黑客攻破或发生数据泄露事件，不仅会导致患者隐私的泄露，还可能引发一系列的法律和声誉风险。加强系统的安全防护措施刻不容缓。这包括定期更新病毒库和防火墙规则，以应对不断变化的网络威胁；采用先进的加密技术，保护数据的传输和存储安全；建立严格的访问控制机制，防止未经授权的访问和数据篡改。通过这些综合性的安全措施，我们能够构筑起一道坚不可摧的安全防线，确保医院信息化管理系统的万无一失。

除了上述的基础性维护工作外，系统的升级与优化也是不可忽视的重要环节。随着医疗技术的不断发展和医院业务的不断拓展，原有的信息化管理系统可能会逐渐暴露出功能不足或性能瓶颈等问题。这时，及时的系统升级就显得尤为必要。通过引入新的技术架构、优化数据库设计、提升系统界面友好性等措施，我们可以有效地提升系统的整体性能和用户体验。根据医院的实际需求和反馈意见，对系统进行持续的功能迭代和优化调整，能够更好地满足医院日常运营和管理的需要。这种持续性的改进和创新精神，是推动医院信息化管理系统不断向前发展的强大动力。

医院信息化管理系统的维护与升级工作是一项系统性、复杂性和长期性的任务。它需要我们以高度的责任心和使命感去对待每一个环节和细节，才能确保这一关键系统始终稳定、高效、安全地运行下去，为医院的医疗服务和管理工作提供强有力的技术支撑，推动医院信息化管理系统不断迈上新的台阶，构建更加智慧、便捷、高效的医疗体系。

第四节 医院信息化管理与优化

一、信息化管理制度与规范

在当今时代，医院信息化管理与优化已成为医疗行业发展的关键环节。一个高效、稳定的信息化环境不仅为医院提供了卓越的工作支持，还能确保医疗服务的连贯性、准确性和安全性。为了达到这一目标，医院在推进信息化建设时，必须牢牢把握几个核心要素。

信息化管理制度的完善与执行。没有规矩不成方圆，特别是在涉及海量数据和信息流动的医院环境中，一套科学合理的管理制度能够有效规范信息化建设的各个细节。从最初的规划布局，到系统的运行维护，再到数据安全保障，每个环节都需要有明确的制度和流程作为支撑。这样一来，医院的信息化建设不再是各自为政、碎片化的工作，而是形成了一个有机整体，各部分协同工作，共同为医院的日常运营和长远发展提供有力保障。

信息化建设标准化规范的制定。在多元化的医疗服务和复杂的系统交互中，如何实现不同部门、不同系统之间的顺畅沟通，是提升医院工作效率的关键。这就需要建立一套统一、明确的信息化标准规范，包括但不限于数据格式、传输协议、接口标准以及信息安全要求等。当这些标准得到全面贯彻和执行时，医院内部的信息流动将变得更加顺畅高效，各部门能够快速地获取、处理和分享所需信息，从而大幅提升工作效率和医疗服务质量。

信息化监管机制的有效实施。医院的信息化建设是一个动态的过程，不断有新的技术、新的挑战涌现。必须建立一套能够适应这些变化的监管机制，对信息化建设进行持续的跟踪、评估和优化。这套机制应该具备足够的灵活性和敏锐性，能够及时发现和解决信息化建设中出现的各种问题，确保医院信息化建设的稳步推进。

医院信息化管理与优化是一个系统工程，涉及制度建设、标准制定、监管机制等多个方面。只有这些要素得到全面、均衡的发展，医院的信息化建设才能真正发挥其应有的价值。在这个过程中，医院需要不断地学习、探索和创新，与时俱进地提升自身的信息化水平和管理效率。通过这样的努力，医院将能够为患者提供更加优质、高效、安全的医疗服务，为社会的健康和谐发展做出更大的贡献。

二、信息化培训与人才培养

在医院信息化管理与优化的过程中，信息化培训与人才培养的重要性不容忽视。随着医疗科技的不断进步，信息化建设已成为医院提升服务品质、增强竞争力的关键。在这一背景下，医护人员作为医院日常运营的核心力量，他们的信息化素养和应用能力直接关乎医院信息化建设的成败。

医护人员的信息化技能培训。为了确保医护人员能够跟上信息化发展的步伐，医院必须将信息化培训纳入日常管理体系中。这种培训不是一次性的活动，而是需要持续、系统地进行。通过定期举办信息化培训课程、邀请专家进行授课、组织在线学习等多种方式，医院可以为医护人员提供全面、深入的信息化教育。这样的培训不仅能够让医护人员掌握基本的信息技术知识和技能，还能够提升他们在实际工作中运用信息技术的能力。当医护人员能够熟练地使用电子病历系统、远程医疗平台、智能诊疗工具等先进的信息技术时，医院的服务流程将变得更加高效、便捷，患者的就医体验也将得到显著提升。

医院信息化人才的培养和引进。信息化人才不仅要具备扎实的信息技术基础，还要对医疗行业有深入的了解和认知。他们能够将信息技术与医疗业务相结合，为医院提供创新性的信息化解决方案。为了吸引和培养这样的信息化人才，医院需要建立完善的人才激励机制，提供良好的工作环境和发展空间。医院还可以通过与高校、科研机构等合作，共同培养具备医疗和信息化双重背景的复合型人才。这些人才将成为医院信息化建设的中坚力量，推动医院在信息化道路上不断前行。

在信息化管理与优化的过程中，建立信息化交流平台也至关重要。这个平台可以是线上的社区论坛，也可以是线下的研讨会、交流会等形式。通过信息化交流平台，医护人员可以分享自己在信息化应用中的心得体会、遇到的问题和解决方案以及未来的发展趋势等。这种交流不仅能够促进知识的传播和经验的共享，还能够增强医护人员之间的团队协作精神。当大家在面对共同的挑战时能够齐心协力、集思广益，医院信息化建设中的种种困难也将迎刃而解。

三、信息化绩效评估与改进

在医院信息化管理与优化的过程中，信息化绩效评估与改进显得尤为重要。一个全面、科学的信息化绩效评估体系，不仅能够客观反映医院信息化建设的实际成效，更能为医院未来的改进方向提供有力的数据支撑。

医院信息化建设涉及多个方面，包括临床信息系统、管理信息系统、电子病历系统等多个子系统。这些系统的运行状况、数据交互效率、用户体验等，都直接影响着医院的日常运营和服务质量。建立一个综合、系统的信息化绩效评估体系，对医院而言至关重要。

信息化绩效评估体系应当涵盖医院信息化建设的各个方面，从硬件基础设施、软件系统应用，到数据安全与隐私保护等，都要纳入评估范围。通过定期的数据收集、分析和反馈，医院可以及时了解自身在信息化建设中的优势和不足，从而有针对性地制定改进措施。

对医院的信息化系统进行全面、深入的检查和评估，确保其符合相关法规和标准的要求，使其能够安全、稳定、高效地运行。及时发现潜在的风险和问题，避免因信息系统故障或数据泄露等事件对医院运营造成不利影响。在评估与改进的过程中，医院应当注重数据的准确性和客观性，只有真实、可靠的数据，才能为医院的改进决策提供有力的支持。医院需要建立完善的数据采集、存储和分析机制，确保数据的完整性和可追溯性。

医院还应当充分利用信息化绩效评估的结果，推动信息化服务的持续改进，这包括优化信息系统功能、提升数据交互效率、改善用户体验等多个方面。通过不断地改进和创新，医院可以逐步提升自身在信息化领域的竞争力。当然，信息化绩效评估与改进并非一蹴而就的过程，它需要医院管理者具备前瞻性的视野、科学的管理方法和坚定的执行力。同时，医院还需要充分调动全体员工的积极性和创造性，形成全员参与、持续改进的良好氛围。

第五节　医院信息安全事件的应急管理

医院信息化安全与风险管理是当下医疗体系不可或缺的重要环节，其中信息安全事件的应急处理更是其中的关键所在。在日常运营中，医院必须高度重视信息安全，并为此制定周密的应急预案。一旦面临信息安全事件，这些预案将指导医院迅速且有效地进行响应。预案中明确了应急响应的具体流程、每一步的处置措施，以及负责执行这些措施的责任人，确保在紧急情况下能够有条不紊地展开工作。

为了提升应对突发安全事件的能力和水平，医院不仅要制定预案，更要定期组织信息安全应急演练。这些演练是对医院信息系统的一次次实战考验，通过模拟真实场景，让相关人员熟悉应急流程，增强协同作战能力。在演练中，医院可以发现预案中的不足和漏洞，进而加以完善，确保在实际中能够发挥最大效用。

当信息安全事件真正发生时，医院将立即启动应急预案，迅速组织起一支专业的应急响应团队。这支团队将根据预案中的流程和措施，迅速对事件进行评估、定位和处置，力争在最短时间内恢复医院信息系统的正常运行，保障医疗服务的连续性和数据的安全性。

在应急响应过程中，医院应及时向上级主管部门报告事件情况，保持信息的透明和畅通。这不仅是医院应尽的责任和义务，也是确保事件得到妥善处理的重要保障。上级主管部门的指导和监督将为医院提供有力的外部支持，帮助医院更好地应对信息安全挑战。

医院信息化安全与风险管理是一个系统工程，涉及多个方面和环节。信息安全事件的应急处理作为其中的重要一环，对于保障医院信息系统的稳定运行和医疗数据的安全至关重要。医院必须时刻保持警惕，不断完善应急预案和演练机制，提升应对突发安全事件的能力，为广大患者提供安全、可靠的医疗服务。

在这个信息化飞速发展的时代，医院作为社会重要的公共服务机构，其信息安全问题不仅关乎医院自身的运营和发展，更关乎广大患者的切身利益和社会的和谐稳定。医院必须站在更高的角度，以更广阔的视野来审视和应对信息安全问题。

医院要加强与国内外先进医疗机构和信息安全专业机构的交流与合作，学习借鉴他们在信息安全方面的成功经验和做法，不断提升自身的信息安全防护能力和水平。医院还要加大对信息安全技术研发和创新的投入，探索运用新技术、新方法来增强信息系统的安全性和稳定性，降低信息安全事件的风险和损失。

医院还要注重提升全员的信息安全意识和技能。通过定期的培训和教育，让每位员工都认识到信息安全的重要性，了解自己在信息安全中的责任和义务，掌握基本的信息安全知识和技能。这样，医院才能构建起一道坚实的信息安全防线，有效应对各种信息安全挑战。

医院信息化安全与风险管理是一项长期而艰巨的任务。医院必须时刻保持警惕，不断完善和提升自身的信息安全防护能力和水平，为广大患者提供安全、可靠、高效的医疗服务。同时，医院还要积极与各方合作，共同应对信息安全挑战，为构建和谐、稳定的医疗环境贡献力量。

在未来的发展中，医院信息化安全与风险管理将面临更多的挑战和机遇。医院必须紧跟时代步伐，不断创新和完善信息安全管理体系和机制，以适应不断变化的信息安全形势和需求。只有这样，医院才能在信息化的大潮中立于不败之地，为人类的健康事业做出更大的贡献。

第六节　医院信息化发展趋势与展望

一、信息化技术的最新发展

在深入探讨医院信息化建设时，我们没法不提及云计算技术的革命性影响。这种技术为医院带来了前所未有的弹性与可扩展性，使得 IT 资源能够根据实际需求灵活调整。通过云计算，医院得以实现医疗数据的高度集中存储和高效处理，这不仅极大提升了数据管理的便捷性，更为医院信息化建设的整体推进注入了强大动力。

在这一进程中，大数据分析技术扮演了至关重要的角色。面对海量的医疗数据，如何有效挖掘其内在价值，成为提升医疗服务质量和效率的关键。大数据分析技术的应用，使得医院能够对这些数据进行深度挖掘和分析，从而为临床决策提供有力支持。例如，通过对历史病例数据的分析，医生可以更加准确地判断疾病的发展趋势，为患者制订个性化的治疗方案。大数据分析技术也为科研研究提供了丰富的数据资源，促进了医学领域的创新与发展。

人工智能与机器学习技术的迅猛发展，为医疗领域带来了更多的可能性。在医疗影像分析方面，这些技术已经展现出了惊人的准确性。通过对大量影像数据的深度学习，人工智能系统能够自动识别出病变部位，为医生提供准确的诊断依据。在疾病诊断方面，人工智能系统也能够根据患者的症状和历史病例数据，快速给出初步诊断结果，大大提高了诊断效率。这些技术的应用，不仅减轻了医生的工作负担，更为患者带来了更加及时、准确的医疗服务。

当然，移动医疗与远程医疗技术的发展也不容忽视。随着智能手机的普及和移动互联网的发展，患者可以随时随地获取医疗服务。通过移动医疗应用，患者可以在家中进行预约挂号、在线咨询等操作，无需亲自前往医院。而远程医疗技术则使得专家资源得以充分利用，即使患者身处偏远地区，也能够接受专业的医疗诊断和治疗。这些技术的应用不仅提高了医疗服务的可及性，更为医疗行业的未来发展开辟了新的道路。

医院信息化建设也将带动相关产业的发展。随着信息化技术的深入应用，医疗设备、医疗软件等产业也将迎来新的发展机遇，这将为整个医疗行业注入新的活力，推动其向更高水平发展。医院信息化建设还将对医疗服务模式产生深远影响。传统的以医院为中心的服务模式将逐渐向以患者为中心的服务模式转变，这将使得医疗服务更加人性化、便捷化，满足患者多样化的需求。

二、医院信息化未来的发展方向

在深入探讨医院信息化的发展趋势与展望之际，我们不得不被智慧医疗的巨大潜力所震撼。作为当今科技浪潮中的一股强劲力量，智慧医疗正借助物联网、大数据、人工智能等尖端技术的融合应用，将医疗服务推向一个前所未有的智能化、个性化新高度。这种变革不仅着眼于提升患者的就医体验，更致力于从根本上优化医疗资源的分配和利用，进而实现医疗服务质量的全面提升。

物联网技术发挥着至关重要的作用。通过将各种医疗设备、传感器与互联网连接起来，使得医疗数据的实时采集和传输成为可能。这不仅为医生提供了更为准确、全面的患者信息，而且还支持远程监控和诊疗，大大拓宽了医疗服务的覆盖范围和可及性。

大数据技术的应用为医疗领域带来了前所未有的洞察力。通过对海量医疗数据的深度挖掘和分析，我们能够发现隐藏在数据背后的规律和趋势，进而为疾病的预防、诊断和治疗提供更为科学、精准的依据。这种数据驱动的医疗模式不仅提高了诊疗效率，还为个性化医疗和精准医疗的实现奠定了坚实基础。

人工智能技术的迅猛发展则为医疗服务注入了强大的智能化动力。从智能导诊、语音电子病历到辅助影像诊断和手术机器人，人工智能正在医疗领域的各个环节发挥着越来越重要的作用。它不仅能够减轻医务人员的工作负担，提高工作效率，还能够通过机器学习和深度学习不断提升自身的诊疗水平，为患者提供更为优质、高效的医疗服务。

互联互通与数据共享的重要性更加凸显。长期以来，由于各种原因，医院之间、医院与卫生行政部门之间存在着严重的信息孤岛现象。这不仅影响了医疗资源的优化配置和利用效率，还制约了医疗服务质量的提升。打破"信息孤岛"、实现数据互联互通已经成为当前医院信息化建设的迫切任务。

为此，我们需要借助云计算、区块链等先进技术，构建一个安全、高效、可扩展的医疗数据共享平台。通过这个平台，不仅可以实现医院内部各个科室之间的数据互通，还可以支持医院与医院、医院与卫生行政部门之间的数据交换和共享，这将极大地促进医疗资源的优化配置和利用效率，提高医疗服务的质量和效率。

构建智能化的管理系统和决策支持系统。通过这个系统，可以实时收集、整理和分析医院运营过程中的各种数据和信息，为医院管理者提供全面、准确的运营情况和决策依据。这些系统还可以支持远程监控和移动办公等功能，使得医院管理者能够随时随地掌握医院的运营情况和做出及时、有效的决策。

第十一章 医院绩效管理

第一节 医院绩效管理概述

医院绩效管理是医院管理的重要组成部分，绩效激励是最重要、最有效也是最直接的激励医护人员的方式，但同时也是医院管理的难点。科学合理的绩效管理机制能激励全体医护员工进行卓有成效的工作，实现国家和医院发展战略要求，但目前还没有规范的绩效考核的模板和范本，国家新的医改方案和绩效工资还处于试验阶段。随着我国医疗体制改革的不断深化，新医改关于公立医院薪酬管理办法的陆续出台，对医院绩效管理也提出了更高要求。公立医院在我国的医疗卫生体系中发挥着主导作用，本书主要关注和研究公立医院在绩效管理方面的相关探索与成果。

一、绩效管理的理论基础

（一）绩效管理思想的起源

绩效管理最早起源于人类社会分工和合作的产生，可追溯至手工作坊的形成和企业的产生，主要以评估和考核方式体现。随着人类经济社会的发展，组织分工日趋复杂，绩效管理的内涵不断丰富，现代绩效管理理论通过在传统绩效管理基础上的不断完善，逐步形成并发展起来。

（二）绩效管理的定义

绩效管理，从广义上来说包含三个层次，一是组织层面的绩效管理，二是员工层面的绩效管理，三是综合组织和员工的绩效管理系统。

绩效管理，指组织内管理人员利用评价、计划、反馈以及监控相应的绩效，使组织战略目标能够变为现实的策略及过程。

（三）医院绩效管理的定义

对于现代医院而言，绩效管理是基础和关键，同时也是难点，它是连接医院发展战略和医护人员之间最重要的纽带。良好的绩效管理是润滑剂，有助于医院平稳快速发展，实现国家、社会、患者和医护人员对医院发展的需要。现代医院管理者已经越来越重视发挥绩效管理的激励和导向手段，实现医院发展战略。

医院的绩效管理，就是医院根据所有医护人员提供的劳动，按照一定的标准，考察和审核医护人员对职务所规定的职责、任务的履行程度，以确立其工作绩效的一种有效的系统管理方法。

我国大型公立医院医护人员的经济收入主要是基本工资和绩效收入，而绩效收入所占的比例更大一些。绩效管理的功能从医院角度看具有增值功能、激励竞争功能、协调功能、资源配置功能、文化传承功能；从医护人员角度看具有补偿功能、信号功能、价值实现功能。

二、医院绩效管理的发展阶段

医院绩效管理发展的历史，经历了中华人民共和国成立初期阶段、改革开放初期的绩效管理阶段和市场经济下的绩效管理阶段。

中华人民共和国成立初期，实行的是计划经济下的工资制度，分三个阶段：第一阶段是供给制与旧的绩效管理制度并存；第二阶段实行"薪金分"制，以规定实物作为每一薪金分的价值，取消货币计量单位；第三阶段实行的是等级薪金制，1956年进行工资改革，按工作属性和地区差异来划分工资等级。

改革开放初期，为适应经济的快速发展，从1985年开始改革传统工资制度，实行工资与效益挂钩的绩效管理制度。一方面，国家核定医院奖金总额基数，工资总额与医院效益挂钩，经历了与医疗和药品收入挂钩、单纯与医疗收入挂钩、与实际工作量挂钩的过程。另一方面，医院自己决定内部绩效管理模式，国家不再对医院内部分配方式作统一规定，赋予医院自主决定内部工资和制度奖金的制度和分配方式。

1992年开始，我国确立市场经济的经济体制，医院工资制度改革进入自主决定和分配的新时期。党的十四大报告指出要加快工资制度改革，1993年底，中共中央《关于建立社会主义市场经济体制若干问题的决定》明确提出了国有企业在"两个不超过"的前提下自主决定工资水平和内部分配方式。医院也应用于绩效管理实际，主要措施：一是通过医院外部工资改革，形成绩效考核与经济收入相挂钩模式、仿效企业引进人才模式和"两个不超过模式"等工资增长的机制。二是通过医院内部工资改革和绩效管理赋予医院更多的分配自主权，如奖金的比例和总额度、岗位技能工资制和其他适应医院实际的工资制度，医院有权决定具体的绩效考核模式，有权制定职工晋级及增减收入和薪酬的办法，有权决定晋级薪酬、降级薪酬的条件和时间。三是国家通过法律法规和经济政策宏观调控绩效奖金分配，不再直接干预医院的奖金分配决策和内部具体分配方式。

随着医疗体制改革不断向纵深推进，公立医院薪酬制度改革一直备受瞩目。2017年，我国启动公立医院薪酬制度改革试点，允许医疗卫生机构突破现行事业单位工资调控水平，允许医疗服务收入扣除成本并按规定提取各项基金后主要用于人员奖励，在薪酬水平、薪酬结构、资金来源、绩效考核评价等方面进行了许多积极探索，形成了一些可复制、可推广的经验做法。

三、医院绩效管理的政策背景

改革开放以来，随着我国医药卫生体制改革步入"深水区"，公立医院的薪酬制度改革受到了社会和学界的广泛关注。

2015 年，"十三五"规划建议提出"全面推进公立医院综合改革，坚持公益属性，破除逐利机制，建立符合医疗行业特点的人事薪酬制度"。

2017 年，人社部等部门出台《关于开展公立医院薪酬制度改革试点工作的指导意见》，明确了公立医院薪酬制度改革大方向。允许突破总额做增量改革，化解存量薪酬的不公，用发展的办法解决薪酬分配的不公。绩效考核结果只影响医院领导人的薪酬水平，不影响员工的薪酬水平，给员工稳定的预期心理。合理确定基本工资与绩效工资的比例，发挥绩效考核作用，做好基本保障与激励作用的平衡。绩效工资严禁与收入挂钩，明确政府财政补助水平。

2021 年出台的《关于深化公立医院薪酬制度改革的指导意见》，总结提出了一系列薪酬改革指导思想和措施，与医疗、医保、医药联动改革相衔接，落实"两个允许"，实施以增加知识价值为导向的分配政策；强化公立医院公益属性，在核定的薪酬总量内，公立医院可采取多种方式自主分配；逐步建立主要体现岗位职责的薪酬体系，实行以岗定责、以岗定薪、责薪相适、考核兑现。同期，国家医保局、国家卫生健康委员会等部门联合印发《深化医疗服务价格改革试点方案》，多部门共同参与推动相关政策的出台，充分体现了公立医院薪酬制度改革的整体性、系统性、协同性。

2021 年发布的"十四五"规划纲要指出，要坚持基本医疗卫生事业公益属性，推进人事薪酬、编制管理和绩效考核改革。国务院办公厅《关于推动公立医院高质量发展的意见》要求健全绩效评价机制，坚持和强化公益性导向，全面开展公立医院绩效考核，持续优化绩效考核指标体系，重点考核医疗质量、运营效率、持续发展、满意度评价等；改革公立医院内部绩效考核办法，以聘用合同为依据，以岗位职责完成情况为重点，将考核结果与薪酬分配挂钩。

2023 年，我国一些省市陆续出台公立医院薪酬管理办法，明确薪酬总量结构组成和核定范围，依据公立医院高质量发展绩效考核情况，动态调整薪酬调控水平，积极推动医院制定符合高质量发展要求的内部薪酬分配方案和办法。

四、绩效管理的主要方法

新的医疗体制改革比较关键的一个方面是绩效管理能否相适应地调整模式，以充分调动医护人员的积极性。目前比较常见的几种绩效管理模式是目标管理法、关键绩效指标法、平衡计分卡法、360 度绩效考核法。

（一）目标管理法（MBO）

彼得·德鲁克在 1954 年通过《管理的实践》提出目标管理相关概念，认为古典管理学派与行为科学一个偏重以工作为中心，一个偏重以人为中心，前者对人性是一种忽视，而后者则没有注意到结合相应的工作。对于目标管理而言，则针对两者实施了综合，更加强调在工作中满足社会需求，实现工作和人的需要这两者的统一。

优点：可操作性强、较低的考核成本、见效快；且因为员工与管理者共同参与了目标管理过程，能够在很大程度上提高员工的积极性，提升工作责任感，同时目标管理对组织结构内职责分工的改进也有显著的促进作用。

缺点：忽略过程而重视结果；制订的多是短期计划，缺乏长期计划；同时，因总体上缺乏宏观调控性，使得无法对不同部门的业绩和部门员工的工作绩效作横向分析比较。

（二）关键绩效指标法

关键绩效指标法（KPI）是管理学专家在对行为导向及结果导向等方法进行综合评估的基础上创设出来的。该管理法通过将内部战略目标进行细分，从而使其具有衡量阶段性目标和效益的功能，弥补了目标管理法在过程导向上的不足。将关键绩效指标法应用到医院绩效考核的方法中，则需细分医院内部的战略目标，将目标方向转化为内部的流程和活动，强调对医院成功具有重要影响的指标。其核心思想是"二八"原则，考核重点就是那 20%，继而使其价值最大化。

优点：战略目标清晰，过程导向明确，有助于提升员工工作效率，从而助推组织的发展。

缺点：不易对所有的岗位指标进行量化，也很难界定该种方法下的指标，更适合对营销型人才的考核，从而不具有全面性。

（三）平衡计分卡法

平衡计分卡（BSC）诞生于 20 世纪 90 年代的美国，是由哈佛商学院的戴维·诺顿（David Norton）和罗伯特·卡普兰（Robert Kaplan）教授创建的。该方法的关键在于借助学习与成长、内部流程、客户、财务这四个主要层面的指标之间的驱动关系来反映组织的战略实施轨迹。平衡计分卡法的优势在于有利于组织行动步伐与战略目标达成一致，并将企业的战略目标实施到每一环节中的实际分解过程，这样就能够做好细分，变成所有环节中都能够做到的详细行动。

优点：在空间上覆盖面广，在时间上延展度也较长，进而可以更为全面、动态地进行绩效考核。

（四）360 度绩效考核法

360 度绩效考核非常全面，将单一的考核主体扩展到同事评价、上下级评价、客户评价和个人评价，甚至还有外部的相关考核人员，包括了病患以及供应商。利用该类型全方位的考核模式，构建出相应的考核结果就是定量以及定性的，最终能够更加科学、公平、公正地量化考核结果，从而改善绩效。

优点：打破了传统的由上级考核下属的考核制度，由此可规避以往考核中可能出现的"考核盲目"，使考核比较全面，可以给考核者和被考核者全面的数据体现。

缺点：成本比较高，难度也较大；存在一定的主观性。

第二节　医院绩效管理体系设计

一、绩效管理与考核之痛

绩效管理是一把双刃剑，既可以激发医护人员的热情，也有可能损害群众的积极性，关键在于绩效管理者如何运用绩效管理工具，这里面有许多技巧和经验。在当前市场经济大环境下，越来越多的临床科室医护人员和管理者注重各种工作所带来的收益，特别是经济收益，预期的经济收益如果与实际情况有很大的差异，则会产生失落情绪乃至于冲突。

以某医院为例，该医院通过猎头公司"挖"来有多年医院人力资源管理经验的资深 MBA 管理专家，该专家通过半年的调查与研究后，梳理出诸如岗位职责不清、薪资内部满意水平不高、奖金与激励的联系不是很紧密、考核指标脱节等一系列问题。在医院院长的大力支持下，实施了大刀阔斧的绩效管理改革：建立职责明确、有效放权的岗位责任制，确定关键绩效考核指标，所有指标可度量、可实现、具有时限性，同时医院还制定了一些奖惩硬性规定，并严格执行。通过近一年的治理，该医院人力成本比上一年下降 20%，裁员医生 25 人、行政后勤保障人员 33 人，人员结构更为合理；床位使用率纳入科室主任考核内容，从 86% 上升到 92%；投诉率下降到 1%，患者满意度为82%~95%；并且在没有任何投入的情况下，电话服务中心接听电话业务量上升了两倍，而电话接听时间已减少到上一年的 50%。但在医院年终总结报告会上，却是质疑声一片。肾脏病治疗中心主任说，中心九位非常出色的医生，仅因一些投诉和发生医疗事故就辞退三位，貌似裁员节省了开支，但临床工作开展却受到了很大影响，工作压力加大；住院部负责人也反映为了赢得患者满意度，护理人员逐一找患者填写满意调查表，患者不填让护士代填，数据准确性存疑；电话回访中心主任也反映说，通话时间一长就扣绩效，明显和患者沟通不到位，于是就采取切断重打的方式；临床主任说，各项指标考核下来，扣得多，有的科室实际拿到的比原来还少，科室间贫富差距加大。

以上案例不是个例，在许多医院都发生过类似情况，绩效管理与考核关系到医护员工的切身利益，敏感度高，一方面要通过考核调动积极性，奖励与惩罚的度不好把握，另一方面差距的拉大又会造成伤害。同时，临床实践工作呈现非常大的复杂性，想要制定公平合理的绩效考核指标尤其困难。而且，公立医院还要充分体现其公益属性，这值得我们深入研究。

二、绩效管理系统设计

现代医院之间的竞争已经由原来的大型设备竞争、建筑规模竞争、装修档次竞争转变到医疗质量和知识的竞争，知识含量在诊疗服务中占有越来越重要的地位。未来新的医改方案中，最大的亮点是确定了公益性的指导思想。公益性的绩效管理模式如何设计，从国家政策来看，目前还没有具备可操作性的指导意见，各级公立医院绩效管理系统设计仍处于探索阶段。

（一）绩效考核方法的设计要点

1. 绩效评价方法的有效性

对于医院而言，不同工作的表现形式和过程是不一样的，因此需要采用差异化的指标和计算方法。只有建立健全的绩效考核体系，才有可能发挥绩效管理的效能，实现医院平稳快速发展。优秀的绩效管理体系可以减少医院管理者的工作量和强度，是医院运行和发展的润滑剂。

2. 绩效考核发生的时间性

绩效考核的时间性说明了对绩效评价的长期和短期选择，不同时期的绩效应当有不同的指标和计算方法，有不同的与薪酬结合模式。长期与短期的绩效考核有不同的特征和模式，在建立绩效体系之初就需要充分考虑。

3. 绩效考核的层次性

绩效考核的层次性就是需要考虑绩效考核结果和关联的经济收入是以个人绩效、科室绩效还是医院整体绩效为基础。一般情况下，在设计医护人员绩效时，需要综合反映个人、科室和医院的整体绩效，并通过三者的比例分配体现不同医护人员群体的特征。

4. 组织的选择性

任何一种先进的绩效管理模式都不可能适用于所有的医院、医院发展的所有阶段和所有的医护人员群体。一家医院先进的绩效管理模式不一定适应另外一家医院；医院处于不同的发展阶段，绩效管理方案也需要不断调整、动态变化，不可能一成不变。

（二）选择绩效考核方法需要考虑的因素

1. 绩效考核的目标

绩效考核的目标非常重要，不同性质医院（盈利和非盈利）和医院发展的不同阶段，其绩效考核的目标是不同的。公立三级甲等医院需要重点解决群众"看病难"和"看病贵"的问题，医疗安全、医疗质量和医疗服务效率是重点考虑的绩效考核指标。而公立二级医院或一级医院，其患者较少，医院生存可能存在问题，进行专科建设、引进优秀医护人员、保障经济收入是其需要考虑的问题。

2. 绩效考核的成本

绩效考核是需要成本的，包括人力、时间、财力。这些需要医院管理者预先有所考虑。考核指标越多，考核指标越详细，需要的绩效考核成本就越高。医院在设计绩效考核指标过程中，应该尽量选择初级指标和原始指标，指标应精简，便于医护人员计算和自我评估。

3. 医护人员的受教育程度

虽然医护人员都获得了执业医师（护士）资格，都具有大学、大专或中专学历，但是在受教育程度和知识文化背景方面还存在较大的差别。在绩效考核实施过程中，知识型医护人员的工作相对比较复杂和具有创新性，其工作绩效难以用传统的考核指标衡量，并且包括医疗服务复杂程度和疑难程度的考核指标很有限，参照标准不规范，这就需要在绩效管理中对那些高学历和高级专业技术人员有所考虑。

4. 被评价的对象

在绩效考核方法设计中，针对不同的被考核人员要采用不同的参数、指标和计算方法。医院中的专业和岗位很多，大部分是医疗专业技术岗位，还有管理和工勤岗位，这些人员的绩效结构、考核指标、沟通反馈和计算方法都要有所区别，才能够收到满意的绩效考核效果。

（三）选择绩效评估指标的原则

选择合适的绩效目标是设计完善绩效管理体系的基础，同时也是实施绩效考核的导向。我们设定绩效考核指标应该遵循的原则有以下几个方面。

1. 绩效评估指标与医院发展战略相一致

制定绩效考核指标，必须使临床科室和医护人员的绩效考核指标与医院的发展目标相一致，并层层分解，细化到科室和个人，科室和个人的绩效结果就是医院的整体结果。医院发展目标具有多样性，公益性是医院的目标，解决"看病难"和"看病贵"是医院的目标，应对各种公共卫生事件，提高医疗技术水平，培训、培养学生和基层医护人员也是目标，在某些内部场合关注医院经济收入，关注医院发展速度和规模也是目标。

2. 绩效考核指标应该清晰明确

目前绩效考核指标，分为两种，一种是面向临床科室的团队绩效考核，另一种是面向医护人员个人的绩效指标，这两种绩效考核指标都需要有明确的定义和内容。绩效考核指标的内容之间应该具有可以比较并且内涵有明显差异的性质，定义界定清楚。每项考核指标尽管与其他指标之间有相互影响、相互作用或相互交叉的内容，但是一定要有独立的指标定义和界定，也就是说，临床科室或医护人员个人在一个绩效考核周期内设置的绩效考核指标不应该出现几个指标内容互相重叠的现象。

3. 绩效考核指标应该具有针对性并能够被准确度量

医院的绩效考核可以说是一种比较复杂的绩效考核，由于医疗服务涉及的内容广泛，一些医护人员或者后勤及医疗辅助人员，其工作内容具有一定的特殊性。医院绩效管理人员在处理这种事情时就需要考虑指标的针对性以及是否可以被准确地度量。只有定义清楚、具有可识别性质的指标才可以作为考核医护人员绩效的指标。

4. 绩效考核指标应该是医护人员可以控制的

医护人员绩效指标容易受到医院内部和外部各种因素的影响和制约，可能导致考核指标不能反映该医护人员的实际工作效果。因此，医院绩效管理者所设立的绩效指标应该是可控制的。只有绩效考核指标是可控的，使用该绩效考核指标进行绩效考核时，指标所反映的绩效才是可靠的。

5. 设计医院绩效管理体系时必须充分考虑医院文化特点

医院文化作为新的管理理论正受到我国管理理论界和医院管理者的广泛关注，可以说医院管理正向着文化管理阶段迈进，一定要重视医院文化以及正确处理医院文化与绩效管理的关系。建议医院在安排绩效管理人员，特别是绩效管理的高层管理人员时，采用在医院工作时间比较长，具有一定临床工作经验，性格和思维方式符合医院主流文化的人员担当，这样设计的绩效管理体系才能比较符合医院的具体情况。

三、绩效管理实施、监控与反馈

（一）绩效管理机构

20 世纪 90 年代，绩效管理机构一般放在经营管理办公室或改革办，其功能主要是经营管理、绩效考核等，也有医院将相关职责划归财务管理部门。为推动公立医院高质量发展，国家卫健委要求成立运营管理组织，充实人员力量，各医院陆续设立运营管理部门，负责运营与绩效管理职责。

绩效管理无论具体放在医院的哪个部门，其组织结构一般有三个层级：绩效管理委员会、经营管理办公室和临床科室绩效管理人员。绩效管理委员会是领导机构，主要负责制订绩效管理办法与实施方案，调整管理指标，审核考核结果等；经营管理办公室是执行机构，具体进行绩效考核，主要负责日常绩效数据的收集、统计、核算、分析、上报以及沟通协调等；临床科室绩效管理人员统计本科室绩效指标执行、考核结果，进行科室绩效二次分配。

（二）绩效监控

对绩效管理体系的运行进行监控，意义在于保证医院整体运营平稳和健康发展，主要从绩效预算、绩效成本控制等方面进行监控。目前，医护人员绩效收入主要由基本工资和绩效奖励组成，是医院人力成本的主体。基本工资按国家统一标准，刚性强，一般只升不降。对基本工资要做好总额预算，不能无限制提升，一方面要满足外部竞争需要，保持合理薪酬水平，另一方面要合理控制。而绩效奖励是人力成本中活的部分，起着重要的激励作用，总量预算要与医院经济增长密切相关，应与医院经济收入及业务量的增长成正相关。

（1）绩效预算。绩效预算的目的是控制医院成本，同时使医院的资源获得最好的使用效率和生产率。国家政策与法律法规、医院经营环境变化、医院人力资源状况、医疗技术变革等内外因素都是绩效预算需要考虑到的。绩效预算的方法主要包括"自上而下"的分配法、"自下而上"的汇总法。绩效预算具体可依据历年经营与业务量数据，参考同类型同规模医院，设定人力成本占比来确定，并制订计划分解或总预算。上述两种方法各有利弊，绩效预算实际操作中应综合使用。

（2）绩效成本控制。绩效预算制定后，执行过程中还会出现偏差，还需要一些方法来进行纠正或维持。实践过程中有许多方法，可供借鉴，如控制外围和外部员工人员数量，保障核心员工；控制工作时间，高效利用工作时间，节约非工作时间绩效成本；调整基本工资和公积金上涨幅度；季度奖与月度奖互为补充调整；成本效益分析；绩效奖励宽度设计，向高级医疗人才和关键岗位倾斜；设立节日奖金和贡献奖金等。

（三）绩效反馈

绩效反馈主要是指在绩效管理实践过程中，要随时关注发生的问题，了解问题产生的原因，提出切实可行的方案和建议，并指导方案的实施和问题的解决。绩效反馈是绩效诊断与绩效调整的双向反馈机制。

（1）绩效诊断。绩效诊断的内容主要包括三方面：薪酬水平的高低、薪酬结构的合理性、薪酬模式和制度的有效性。绩效诊断的方式灵活，可外请咨询公司来进行绩效诊断，也可组织内部调研分析和绩效满意度调查，有正规方式和非正规方式之分。外部专家受过专门训练，理论知识和实践经验丰富，不属于医院内部员工，意见比较客观公正，更易于发现问题和原因；缺点是费用较贵，对医院文化和习惯不熟悉。绩效管理人员定期或不定期地深入临床基层进行内部调研，了解他们的态度、问题、抱怨，认真分析和听取意见建议，针对绩效水平、绩效结构、绩效指标等要素进行局部调整，有利于及时发现问题和解决问题。

（2）绩效调整。绩效调整需要注意借助国家和政府的政策进行推动，时机要把握好，并建立规范的绩效调整制度。绩效调整主要是绩效水平、绩效结构两方面的调整。绩效水平调整一般应该重视增量调整，基于市场经济增长、人才竞争、水平效率提高等进行调整，调整方式有等比调整、等额调整、经验曲线调整等。绩效结构调整的目的是保持绩效内部的公平性，纵向调整一般是增加或减少绩效等级，横向调整一般是对固定薪酬和变动薪酬的比例进行调整，将不同绩效收入模式进行组合，如增加专项奖励、季度奖金、年度奖励、贡献奖、优秀团队奖等。

第三节　医院绩效考核具体实例

医院的绩效管理模式差异较大，但目的都是为了实现医院整体的发展目标和战略，通过不同的绩效考核指标来实现绩效管理目标。随着医疗体制改革的不断深入推进，医院越来越注重绩效考核指标与医疗服务效率、工作量和工作质量的紧密结合。

一、"收支差"＋关键绩效指标考核（KPI）

（一）绩效考核形式

实行院科两级绩效考核。医院对临床、医技科室进行考核，科室对员工进行考核。绩效考核分为月度考核、季度考核、年终贡献奖考核和其他考核奖励。月度考核侧重于工作效益和效率，主要为"收支差"＋关键绩效指标考核（KPI）。季度及年终考核侧重于工作效率，各项指标进行同期对比和计划对比，按照比较情况进行分配。

（二）月度奖金绩效考核

（1）效益奖。效益奖是月度奖组成中的主体部分，按收支差（总收入－总支出）的一定提成比例核算出奖金数，再乘以科室质量考核分值。医疗收费项目是按国家规定的收费标准，医护人员按诊疗指南和常规进行收费，形成的总收入有其合理性，历史形成的绩效考核模式也有其一定的存在合理性。效益奖也有辅助以分值系数，然后按人均扣除医院基金后作为最终应发效益奖。系数及医院基金，依据不同类别科室的目标收支差来确定。

（2）其他奖励。这是作为效益奖的补充，主要按工作量核算，提成比例是根据医院管理专家根据经验制定并长期执行，同类科室采用相同或相近似的系数。其主要有门诊挂号、手术量、教学工作量、省级以上科研成果奖励等。同时，对医院一段时期内重点扶持或发展科室，会制定特殊政策给予特殊奖励，如腹腔镜、眼外科、生殖技术、介入血管手术等。

（三）季度奖金绩效考核

主要考核工作量的增长，由同期比奖金和计划比奖金构成，工作量超过去年同期水平和年初计划指标都会在季度奖金中分别受到奖励。

（1）考核指标。其主要有平均住院日、出院人数、平均病人护理量、医疗总收入等，可根据医院管理需要来设定，但不必太多和太复杂，过多或过于复杂会稀释绩效考核的激励导向作用。

（2）分值设定。同期和计划的增长百分比乘以设定的分值系数及所占权重后，即为分值奖金。其系数和权重设定依赖于历史数据测算以及临床调研，事先要征求临床意见，更大程度上要借鉴其他医院的成功经验。

（3）基础奖励。基础奖励是在同期比和计划比奖金之外的追加奖励，一方面是防止某些科室过低，另一方面也要体现对重点科室的扶持。

（四）年终贡献和其他奖励

根据全年门诊量、床位使用率、CMI 值、照护病人量、四级手术例数、耗材占比、医技工作量、药占比、人均结余等指标情况，按一定考核标准进行打分，设置权重和奖励总量来核算科室应发奖金数，并由绩效管理委员会结合医疗投诉、表扬表彰等进行细微调整。

二、部门岗位系数结合定额增长幅度模式

（一）绩效分配方案的主要原则

（1）建立以科室定额核算为基础，以部门系数、岗位系数结合定额增长幅度的模式进行医院内部的绩效工资分配。

（2）制定向临床一线倾斜、向脏苦累险岗位倾斜、向有贡献的专家倾斜、向管理倾斜的分配原则。

（二）奖金（绩效工资）计算公式

1. 核算科室

应发奖金 ={ 基本奖（1000×T×实有人数）+ 容编奖（1000×1/2×空编人数）+ 定额奖 [（定额完成增减幅度 –1）×500×（科室实有人数 +1/2 空编人数）]}×本科系数 ×百分考核 /100 ± 单项奖罚及其他补贴

有关指标解释：公式中的 T 是指正、副高职人员的分配系数；本科系数指由院奖金领导小组核定的部门系数；增减幅度指本月（收入 – 支出）/ 月定额。单项奖罚及其他补贴由院奖金领导小组根据各科实际情况提出方案，报院办公会审批后确定。

2. 非核算科室

应发奖金 =（临床定编平均奖 ×x× 实有人数）+ 空编奖（临床定编平均奖 ×1/2× 空编人数）× 管理系数 × 百分考核 /100

（三）主要特点

（1）空编奖励按缺编数支付 1/2 的基本奖，体现了医院既不鼓励缺编，也不鼓励盲目进人的原则。

（2）定额奖励采用增减幅度，摒弃了按绝对值提成办法中所隐含的非劳动因素的弊

端，这就使医院各核算科室都处在同一起跑线上。

（3）各科室的经济核算指标只与科室能够控制的直接成本核算挂钩，既符合成本核算的要求，也将"责、权、利"融为一体地交给了科室，同时也可以避免科室过分注重成本指标，影响公共设施、物品的合理维修更换。

（4）单项奖罚及补贴的发放针对各科室具体情况，具体问题具体分析。

（5）科室拥有本科室奖金的二次分配权，医院分配方案公布在院内的局域网上，岗位系数是重要指导系数，但不具有硬性规定，科室主任或科室考核小组，有权根据个人实际工作量、技术水平、服务态度等业绩情况上下浮动。

点评：这家医院的主要特点是根据系数进行绩效管理，而不是像我们之前介绍的按照工作量和收支差进行整体的奖金计算，关注到每位医护人员的收入情况，奖金总额的计算不会导致科室奖金有大的波动，当然人员收入也不会有大的变动。需要人力资源管理部门做充分细致的基础工作，特别是对临床工作人员的数量进行核对。其缺点是按照系数的绩效奖金体现公平较多，而体现效率较少，对医护人员的激励作用也不直接和有效。

三、医师组考核模式

医师组是临床科室在长期临床实践和管理中自发和按照一定的规定形成的医疗小组，每个小组由一名高年资和高级专业技术职称人员带领若干名副主任医师和主治医师及住院医师组成，在科室主任的领导下独立完成诊疗工作。医师组诊疗模式是一整套诊疗管理体系，涉及医疗、人事、分配、信息管理等方面，是目前绩效管理细化的表现和趋势。

（一）体系构建

（1）原则。医师组考核模式要坚持与公立医院改革要求相统一、与医院医疗管理常规相统一、与医师组的岗位职责相统一。

（2）构建。选取合适的考核项目，科学选取绩效考核指标和考核标准，确定科学合理的考核方法、指标考核权重、适当的考核周期、合理的经济收入激励机制和有效的考核反馈机制。医师组绩效考核的主导是医疗质量和效率，同时兼顾工作总量，而不是以经济效益为主的考核体系，考核主要内容包括医疗制度、医疗质量、医疗效率、医疗数量、医疗安全和医疗效益六个方面，同时设立单项否决项和奖励加分项。

（二）具体操作

（1）绩效评价指标选择。医师组绩效考核具体操作中，考核项目与指标设定主要以国家发布的相关医疗卫生体制改革的意见为指导原则，以医院管理评价指南、公立医院绩效考核等为依据，结合医院管理目标、核心制度要求等来选择具体绩效考核指标和制定评价标准。

（2）绩效考核数据收集。客观指标由统计室、病案科、财务处、药剂科等部门提供，部分数据以电子病案首页中的记载为主。主观指标由医务处、病案科、药剂科、专项检查组、专项评委会等部门检查、评定。患者满意度以填写问卷的形式获得。各相关职能部门每月将考核结果汇报给绩效考核小组，绩效考核小组每月召开例会并向医院领导汇报绩效考核情况，由医院领导小组对绩效考核结果进行审定。

（3）权重设定。医师组绩效考核采取百分制，以制度落实的医疗质量为考核重点，其中制度项（1个指标）占10%，质量项（10个指标）占10%，否决项（2个指标）一经出现，考核记零分。

（4）考核周期。以月为单位，在月奖金中兑现。

（5）考核制度。每月在全院大会公布考核结果，进行排序。设立科室考核基金，每月将临床科室奖金的20%作为考核基金，根据该科室各个医师组的月度绩效考核结果的平均成绩，按照"平均成绩/100"的比例发放到科室考核基金。根据考核结果采取一定惩罚性措施，扣罚由科室主任落实到各个医师组或医师组负责人。

（6）有效的反馈机制。绩效考核方案要广泛征求各方面意见，年初以书面形式下发到各个临床科室。在医院网站上设立"考核办公室信箱"，接收日常考核过程中出现的问题，倾听各方面意见和建议。绩效考核人员实施走动管理，每周进科室及时了解和解决考核中的问题。

点评：考核指标一定不能照搬其他医院的内容，因为这些指标不一定适合所有的医院，需要结合医院和医护人员的特点来制定，在实施和管理中要进行实时的动态调整，只有这样才能发挥绩效考核在人力资源管理中的重要作用。

四、基于RBRVS的绩效管理模式

（一）RBRVS应用的主导思路

传统的"收减支"核算模式已经不适应现行政策的要求，与医院总体战略关联度不高，难以客观地衡量一线职工的劳动价值、资本价值和补偿医院经营成本的价值。医护一体的绩效分配制度，制约医院效率的提升，限制科室管理制度的变革，很难科学公平地设计医务人员的绩效评价方法。

引入RBRVS（以资源消耗为基础的相对价值系数）为基础的绩效核算方法，能够更加客观合理地体现医务人员的技术劳务价值。以工作量为基础，借鉴标杆医院的应用经验，结合医院的战略目标，计算出每项医疗服务的RBRVS点值和点值绩效，同时建立科室、个人的工作量数据和相关的绩效类数据，设计各类工作人员的绩效方案，激励高难度、新技术医疗服务项目的开展。结合综合目标考核，构建适合医院目前发展需要的绩效考核体系。

（二）具体实施方案

基于RBRVS的绩效管理模式，是以医护技分开核算的工作量业绩绩效为主，以门

诊诊查绩效、手术绩效等单项奖励绩效为辅助，再结合 KPI 综合目标考核系数进行调整，核算到各绩效核算单元后进行二次绩效分配。

（1）工作量业绩绩效的核算主要按 RBRVS 分值下的执行点值、协作点值和服务人次点值之和，乘以按科室不同类别测算后的点值单价，再减去直接消耗成本后乘以综合目标考核系数。

（2）服务人次点值包括占床日数与人次（内科系包括门诊人次、出科人次和介入人次；外科系包括门诊人次和手术人次）点值。

（3）点值单价 =（本科系的历史绩效总额 + 医院预算调节数 + 本科系历史负担总成本）÷ 本科系历史总点数。

（4）医护技分开核算：①临床医生单元绩效：临床医生单元绩效由门诊诊查绩效、手术绩效和工作量绩效三部分构成。门诊诊查绩效依据诊查费点值核算出绩效后直接发放至坐诊医师；手术绩效以医院核定的手术目录库中的项目为准（包括手术、介入治疗以及内镜下操作治疗等项目），以科室历史手术点数为基准值，进行超额累进奖励；工作量绩效依据工作量总点数、本科系点单价、直接成本、综合目标考核系数计算。②临床护理单元绩效：即工作量绩效，依据工作量总点数、本科系点单价、直接成本、综合目标考核系数计算。③医技及医辅单元绩效：即工作量绩效，依据工作量总点数、本科系点单价、直接成本、综合目标考核系数计算。④管理岗位、工勤技能岗位绩效：采用岗位分数法进行核算。

五、DRG/DIP 下医院绩效管理设计

DRG/DIP 支付方式改革是深化医药卫生体制改革对于全面推进支付方式改革的重要要求和内容，是实现多元复合式支付方式改革的重要途径，是医院推行新的绩效改革的重要环节。

（一）DRG/DIP 下医院绩效管理思路

将门诊业务绩效与住院业务绩效分开核算，按照是否划归本地医保 DIP 结算将住院患者及其所对应的工作量绩效划分开，依据工作量（劳动强度、技术含量、风险程度）、工作质量、服务人次、直接成本、KPI 考核结果进行奖金分配；将 DRG/DIP 指标（能力、效率、安全等）纳入工作量绩效考核体系，促进医院业务向疑难、危重症倾斜，向大病、重病、新技术、新项目倾斜，同时兼顾不同学科、不同技术岗位之间分配结果的导向作用。

（二）绩效方案设计

医生绩效 =[RBRVS 工作量绩效（门诊 RBRVS 工作量绩效 + 住院 RBRVS 工作量绩效）–（实际负担成本 + DIP 专项成本考核）]× KPI+ 单项绩效。

门诊 RBRVS 工作量绩效 =（执行点数 + 协作点数 + 服务量点数）× 点单价 1

住院 RBRVS 工作量绩效 =DIP 结算工作量绩效 + 非 DIP 结算工作量绩效。

DIP 结算工作量绩效 =（执行点数 + 协作点数 × 经数学处理的费用消耗指数 + 服务量点数）× 点单价 2。

非 DIP 结算工作量绩效 =（执行点数 + 协作点数 + 服务量点数）× 点单价 2。

实际负担成本 =Σ（成本类型 × 成本系数）。

DIP 专项成本考核 = 医保超支结余专项奖惩 + 医保拒付成本 + 医保年终清算专项奖惩 + 病种成本。

KPI：根据前述医院绩效升级评价分析体系中的指标表现，定制化设计 KPI 相关绩效升级内容。

单项绩效：根据前述医院绩效升级评价分析体系中的指标表现，定制化设计单项绩效相关。

（三）增设病种难度单项激励 / 病种难度绩效

基于 DIP/DRGs 构建病种难度单项绩效。按照 RW 值设置不同的病种难度奖励的区间，如表 11-1 所示。

表 11-1　不同的病种难度奖励

区间	激励方式	每权重（RW）单价
$0 < RW \leq 1$	$\sum RW（0 \sim 1）×（1-药占比-耗材占比）$	单价 1
$1.0 \leq RW \leq 1.5$	$\sum RW（1 \sim 1.5）×（1-药占比-耗材占比）$	单价 2
$1.5 \leq RW \leq 2.0$	$\sum RW（1.5 \sim 2.0）×（1-药占比-耗材占比）$	单价 3
$RW \geq 2.0$	$\sum RW（\geq 2.0）×（1-药占比-耗材占比）$	单价 4

病种难度绩效反映核算单元诊治疾病的难度，符合医院高质量发展的导向，但病种难度与手术单项激励的结果常常趋同，故针对内、外不同科系要进行相应的调整。

（四）DIP/DRG 专项成本

仅按照结算费用管控医保超支时，考虑核算单元药品与耗材的使用情况，按药品、耗材占比是否在目标值之内给予绩效奖励，同时结合 DIP/DRG 病种成本进行绩效管理。

第四节　临床科室内部绩效管理

医院经营管理部门和绩效考核部门一般都将科室内部的绩效分配权力下放，一方面为了体现科室作为一个医疗团队的团结协作，另一方面临床科室的具体管理者更加了解科室内每名医护人员的具体工作和努力程度。实践中，因临床科室各自有不同的医疗属性，并且人员组成复杂，情况差异度大，内部绩效管理方案也有非常大的差异。

一、某外科内部奖金分配方案

（1）门诊绩效，按个人门诊绩效如实发放。

（2）介入放射补助（导管室内）每台手术100元，根据上台人员如实下发，单一术者100元。如两人，则各50元。

（3）感控人员补助，如实发放至感控人员。

（4）开展三叉神经痛手术在手术室内应用C臂存在放射损伤，每台手术从科室手术绩效中调出100元。单一术者100元。如两人，则各50元。

（5）科室奖金总额扣除以上费用后，由科室实际考勤人员平均分配。

点评：该外科科室开展脑外科手术较多，手术复杂高，而科室高年资专家少，手术过程中需要科室全体人员协同配合，因此在内部分配时以简单平均分配为主。

二、某内科内部奖金分配方案

1. 科室内部工作统计分配

（1）津贴：质控员、感控员等的管理津贴为每月100元；晚夜班费，每班60元。

（2）各项单项奖励：①受到病人书面表扬每次奖30元，登报表扬每次奖100元。②休息日参加加班抢救每次奖30元，会诊每次奖20元。③积极参与新技术、新项目的研发和推广，设置特别奖，年终根据贡献大小给予一次性奖励。④论文发表奖：国家级每篇奖300元，省级每篇奖200元，市级每篇奖100元。

（3）科室的其他项目开支：①职工生日及病人探视每次200元。②科室集体聚会、旅游等活动由科室从绩效工资总额中支付，然后按AA制分别记为个人绩效。③科室的其他项目开支，由科主任掌握使用并将使用情况说明。

2. 门诊绩效分配

按医生个人当月实际门诊诊查费计算。

3. 工作量绩效分配余额

奖金总额减去上述两项后，主要按职称（岗位）、班次、分管患者数等分配。

（1）职称（或岗位）系数：正高/科主任1.5，医疗组长1.4，副高/副主任/质控员1.2，中级1，初级三年以上0.8，新入职初级三年以下0.6，未获得处方权者0.4。

（2）班次系数：实际出勤天数 ÷ 当月应出勤天数。

（3）分管住院患者数量与科室患者总数比例。

个人绩效 = 个人系数 × 科室平均绩效

个人系数 = 职称系数 × 当月班次系数

科室平均绩效 = 当月工作量绩效分配余额 ÷ 当月全科医生系数之和

职称（或岗位）计分 = 职称（或岗位）系数 × 实际出勤天数

4. 处罚

院内考试不合格扣 100 元，需要应急班时本人不能来扣 100 元奖给替班者，无故不参加会议扣 100 元，质控材料上交不及时罚 50 元，医保扣费由科主任、医疗组长、主管医师各承担 1/3，病历质控、院感、药事管理等每扣 1 分罚 30，由科主任、医疗组长、主管医师各承担 1/3，科室质控检查达不到 90 分扣质控员绩效 50 元，不到 80 分扣 100 元，70 分以下扣 150 元，医学院讲课迟到早退每次扣除 200 元，规培带教不及时每次扣除 50 元，病历文书、个案查房、应急预案不能按时完成的主管医师一次扣 50 元，门诊病房值班或者开会迟到每次扣除 30 元，当班工作未完成的扣除 100 元，操作中出现差错每次扣 200 元。

点评：该内科科室管理内部管理完善，科室工作量增长快，工作效率高。

三、某急诊护理单元内部绩效分配方案

（一）基本系数

某急诊护理单元内部绩效分配方案，如表 11-2 所示。

表 11-2 某急诊护理单元内部绩效分配方案

项目	说明	系数
职称工作年限能级	护士长 / 副护士长	1.8/1.5
	20 年以上副主任护师、本科且能级为 N4 级	1.45
	20 年以上主管护师、本科且能级为 N4 级	1.4
	20 年以下 10 年以上主管护师、本科且能级为 N4 级	1.3
	20 年以下 10 年以上主管护师、本科且能级为 N3 级	1.25
	10 年以下 5 年以上主管护师、本科且能级为 N4 级	1.25
	10 年以下 5 年以上主管护师、本科且能级为 N3 级	1.2
	10 年以下 5 年以上主管护师、专科且能级为 N3 级	1.15
	10 年以下 5 年以上护师、本科且能级为 N3 级	1.15
	5 年以上护师、本科及专科且能级为 N3 级	1.1

职称 工作 年限 能级	5年以上护师、本科及专科且能级为N2级	1.05
	5年及以下护师、本科且能级为N2级	1.0
	5年及以下护师、专科且能级为N2级	0.9
	5年及以下护士、本科、专科且能级为N0、N1级	0.85

（二）具体奖惩细则及标准

1. 加分项：可集中于一个月兑现奖励

（1）担任科室护理质控组长每月加0.015、成员加0.01系数；承担科室其他工作，如带教、培训、整理档案盒等加0.01系数。

（2）急诊门诊：接诊、抢救、输液、留观、收入金额，超过平均10%加50元，超过平均20%加200元。

（3）病房：担任责任组长每月10天以下加0.01系数，10天以上加0.015系数。

（4）病房：特级护理人数超过平均10%加100元，超过平均20%加200元；一级护理人数超过平均10%加80元，超过平均20%加100元；二级护理人数超过平均10%加50元，超过平均20%加80元；三级护理人数超过平均10%加30元，超过平均20%加50元。

（5）科研论文：核心期刊发表论文一篇第一作者加200元；省级以上刊物发表论文一篇第一作者加100元。

（6）市级及以上课题完成并鉴定：第一位300元。

（7）各项比赛活动（教学讲课、护理技术操作等）：院级一等奖200元，二等奖150元，三等奖100元；省级奖项奖金翻倍。

2. 减分项

（1）未完成医院要求的培训，无正当理由缺勤者一次扣100元，护理部组织的操作、理论考试，成绩其中一项不及格者1次扣100元；补考不及格者扣300元。

（2）违反医院、科规章制度、诊疗护理规范等，造成院内、科内不良影响者一次扣2000元，受到病人有效投诉一次扣300元，院内电话回访被批评者一次扣200元，其他按照医院有关规定扣分。

（3）本班工作职责落实不到位，如由护士长、各区副护士长及负责人发现一次未完成者扣200元；医院各项检查一项不合格扣100元；科室质控小组检查一项不合格超过平均值者一次扣50元。

点评：该急诊护理单元，按职称及工作年限确定不同能级系数，体现了护理工作的经验积累程度，有其合理性和科学性，同时制定了详细的奖惩规定，有利于科室内部的管理。

第十二章 医疗保险与医院医保管理

第一节 我国基本医疗保险概述

我国基本医疗保险制度是社会保障体系的重要组成部分，是由政府主导（城镇职工医疗保险）或财政补助（城镇居民医疗保险和新农村合作医疗），政府、用人单位、参保人共同筹资，互助共济，减轻参保人因疾病风险造成的经济负担和损失，保障参保人病有所医而建立的一项社会保障制度。它与基本养老保险、工伤保险、失业保险、生育保险等共同构成我国现代社会保障制度。

我国先后建立了城镇职工基本医疗保险制度、新型农村合作医疗制度和城镇居民基本医疗保险制度，合称为基本医疗保险制度，并制定了公务员医疗保险、大病医疗保险、城乡医疗救助制度等作为基本医疗保险的补充制度，形成了我国多层次医疗保障体系。

随着社会的不断发展，当前我国有的省市，特别是东部沿海经济发达省市开始探索并逐步施行基本医疗保险一体化，即不分城镇职工、城镇居民、农村居民，执行统一的筹资和报销制度，这是社会医疗保险制度发展的基本趋势。当前，作为整合的第一步就是把城镇居民医疗保险制度和新农村合作医疗制度一体化，简称城乡居民医疗保险。由于城镇职工的筹资渠道与其他两种形式的基本医疗保险不同，短期内难以整合，因此在一个较长的社会发展时期内，将存在城镇职工医疗保险和城乡居民医疗保险的二元化基本医疗保险体制结构。

一、基本医疗保险的分类和形式

（1）城镇职工医疗保险。城镇职工基本医疗保险是为城镇职工因患病治疗等所承受的经济风险而建立的一项社会保险制度。其采取用人单位、个人按照一定比例缴纳保险费用，建立保险基金统筹账户和个人账户。统筹账户，由保险经办机构集中管理，用于支付参保人的住院医疗费用和特殊慢性病门诊医疗费用。个人账户用于支付本人和直系亲属的门诊医疗费用和住院医疗费用中个人自付的部分。目前，城镇职工基本医疗保险制度已经在全国普遍建立。

（2）城镇居民医疗保险。城镇居民医疗保险是以没有参加城镇职工医疗保险的城镇未成年人和没有工作的居民（合称非从业城镇居民）为主要参保对象。按照低水平起步、广覆盖、保大病的原则，采取政府补助为主，个人缴费为辅的形式筹资，建立门诊统筹账户和住院统筹账户，由医疗保险经办机构集中管理，按标准支付门诊和住院医疗费用。该项制度不设立个人账户。城镇居民医疗保险结束了无收入、低收入的城镇非从业居民没有医疗保险的历史。

（3）新农村合作医疗制度。新农村合作医疗保险是指对广大农民，根据政府补助、个人自愿的原则，采取个人缴费、集体扶持和政府资助的方式筹集资金，建立以住院统筹账户和门诊统筹账户的形式，以大病统筹为主的农民医疗互助共济制度。新农村合作医疗解决了传统农村合作医疗解体后农民因病致贫、因病返贫的问题，提高了农村居民抵御疾病风险的能力，对促进农村经济发展和社会和谐稳定具有重要意义。

（4）基本医疗保险补充制度。基本医疗补充制度主要有医疗救助、大额医疗费用互助、公务员医疗补助、企业补充医疗保险等制度。这些制度不属于基本医疗保险的范畴，但作为医疗保险的有力补充，有利于解决各种社会群体潜在的医疗困境，有助于促进我国医疗保险事业的良性健康发展。

（5）医疗救助制度是通过政府拨款和社会捐助等多渠道筹集基金，对特殊群体的患病治疗给予救助。其主要是农村五保户、贫困农民家庭；城市居民最低生活保障对象中没有参加城镇居民基本医疗保险的人员；已参加城镇职工基本医疗保险，但个人负担仍然较重的人员；其他特殊困难群众。救助形式是资助他们参加城镇居民基本医疗保险或新型农村合作医疗，并对其难以负担的基本医疗自付费用给予补助。大额医疗保险制度系专项设置，为解决参保人员因大病、重病产生的超过基本医疗保险统筹基金最高支付限额部分的医疗费用，有助于防止大病致贫或看不起病的现象的发生，缓解经济压力。

二、基本医疗保险费用

（一）基本医疗保险费用的涵义

基本医疗保险费用，是指用人单位、参保人缴纳的医疗保险费用以及政府财政补助费用的总和，由政府医疗保险经办机构负责征缴和支付管理。不同的医疗保险形式设置账户不同：城镇职工医疗保险分为统筹账户和个人账户，统筹账户用来支付参保人和直系亲属的住院费用和规定的慢性病门诊费用；个人账户专款专用，由参保人自主支配使用，用于支付门诊诊疗和药品费用。城乡居民医疗保险分为住院账户和门诊账户，不设个人账户。住院账户按比例用于支付参保人的住院费用，门诊账户按比例（或按诊疗项目）支付参保人的门诊诊疗费用。

基本医疗保险费用具有广泛性、共济性的特点。广泛性是指所有城镇职工、城镇居民和农民，都有权利参加一项基本医疗保险；共济性是指所有参保人按规定缴纳了医疗保险费后，平等享有按比例报销医疗费用的权利，与缴纳的参保费数额多少无关。同时，二者也有一定区别：城镇职工医疗保险费有强制性特点，是指按照法律规定，全部城镇用人单位和职工必须参加基本医疗保险缴纳保险费用；新农村合作医疗制度和城镇居民医疗保险具有自愿性特点，参保人可以自愿参保，不做强制要求，但政府只对参保人实施补助。

（二）基本医疗保险费用的合理使用要求

一是保障范围要合理。基本医疗保险，顾名思义，就是保障参保人的基本医疗需求，主要是保障常见病多发病的诊治，对于高额医疗费用的疾病则要通过大额医疗保险、商业医疗保险等渠道解决。

二是保障程度要合理。基本医疗保险费用的支付程度要坚持与我国经济社会发展水平相适应的原则，不能脱离我国基本国情，一味追求高保障程度，导致政府保不起、保不好的情况，损害医疗保险事业的发展，最终损害参保人的利益。

三是基本医疗保险费用使用制度要有公平性。基本医疗保险具有社会再分配的功能，虽然基本医疗制度规定了人人平等享有使用保险费用的权利，但从实际情况看，由于参保人经济水平和健康意识的差异，经济条件优越的参保人往往就诊、住院的次数较多，而经济贫困的参保人次数相对较少。

四是基本医疗保险费用的使用要有效益性。基本医疗保险费用总量是有限的，必须使有限的费用充分发挥其最大效益，减少不必要的费用支出，避免过度医疗现象。

（三）基本医疗保险费用的公共性分析

当前，我国基本医疗保险是政府立法强制实施或者政府出资补助而实行的社会保障制度，从社会性质上看，具有对社会收入进行再调节、再分配的公益和福利功能，目的是保障广大人民群众的基本健康需要。2009 年颁布的《关于深化医药卫生体制改革的意见》明确指出："以人人享有基本医疗卫生服务为根本出发点和落脚点，把基本医疗卫生制度作为公共产品向全民提供。"这就明确了基本医疗保险是公共产品的性质。但当前这一性质还有几种争议，一种认为基本医疗保险是一种纯粹的公共产品，应该完全由政府提供。一种认为基本医疗保险是准公共产品，应以政府为主导，市场为辅。

公共行政学理论认为，纯粹的公共产品应该同时具有两个特性，一是非竞争性，即受益对象之间不存在利益冲突，一部分人对某一产品的消费和受益不会影响另一些人对该产品的消费和受益。二是非排他性，即产品不能为某个人或某些人所专有而将一些人排斥在外，人人享有均等的机会消费这个产品。但准公共产品的特性是具备其一即可，或者具有竞争性但无排他性，或者具有排他性但无竞争性。从基本医疗保险制度来看，它是一种向全体参保人提供的产品，一方面谁都可以参与和享用医疗保险的待遇，无排他性；另一方面，参保人谁看病的次数多、用的费用高，谁就享用了较多的医疗保险费用，特别是当医院的医生、床位等医疗资源紧张时，就有了竞争性。因此，医疗保险是在"医疗资源足够、医疗保险统筹基金足够"两个条件下的纯粹公共产品，离开了这个条件，就是准公共产品。因为当前时期这两个条件是具备的，所以应该认为当前基本医疗保险是一种纯粹的公共产品。

作为一项覆盖面最广的社会保障制度，基本医疗保险首先要体现其"公共性"：第一，责任主体应该体现公共性，政府应该承担起相应的责任；第二，保障目标应该体现公共性，保障全体参保人病有所医的需求和利益。第三，制度设计要体现公平性，科学合理地分配医疗资源和医疗保险统筹基金。

第二节　医院医疗保险管理

随着我国医疗保障体系的不断完善和医疗保险制度的深入实施，医院作为医疗服务的主要提供者，其医疗保险管理工作日益重要。医院医疗保险管理成为医院管理的一项重要工作，我们需要通过一系列政策和制度，对医疗保险基金的使用、医疗服务的提供以及医疗费用的支付等环节进行规范和管理。医保管理的核心在于保障参保人员的权益，促进医疗资源的合理利用，控制医疗费用的不合理增长。随着医疗保险制度的不断完善，医保管理在医院运营中的地位日益凸显。医保管理不仅关系到医疗资源的合理分配，更是提升医院服务质量的重要手段。其主要内容有以下几个方面。

一、充分解读掌握医保政策

医疗保险政策是国家为保障公民基本医疗权益而制定的一系列规章制度。医院和医务人员作为医疗服务提供者，必须对医保政策进行深入解读，全面了解和掌握医保政策的基本框架、目的和原则，以确保医疗服务的合规性和患者的权益。医院管理人员和医务工作者需熟悉医保政策的基本框架、覆盖范围、报销标准等，为患者提供准确的医疗服务。其内容包括以下几个方面。

（1）医保支付范围。医保支付范围是指医疗保险基金能够承担的医疗服务项目和药品费用。医务人员应明确知道哪些服务项目、药品和治疗手段属于医保支付范围，以便为患者提供合理、经济的治疗方案。

（2）报销比例与标准。报销比例与标准直接关系到患者的实际负担和医疗机构的收益。医务人员应熟悉各类医疗服务项目和药品的报销比例、起付标准、封顶线等，以便为患者提供准确的费用预算和解释。

（3）定点医疗机构规定。定点医疗机构是医疗保险政策中规定的，能够提供医保服务的医疗机构。医务人员应了解定点医疗机构的相关规定，包括资格认定、服务范围、服务质量要求等，以确保患者能够在合规的医疗机构获得医疗服务。

（4）医保结算流程。医保结算流程是医疗机构与医保机构之间进行费用结算的规范化操作。医务人员应熟悉医保结算的基本流程，包括患者费用信息的录入、审核、结算等环节，以确保医疗费用的及时、准确结算。

（5）违规行为处理。医保违规行为包括骗取医保基金、过度医疗、违规收费等行为。医务人员应了解医保违规行为的具体情形、认定标准和处罚措施，自觉遵守医保规定，防范和抵制违规行为。

（6）患者权益保障。医保政策旨在保障患者的基本医疗权益。医务人员应充分了解患者的知情权、选择权、隐私权等权益，尊重患者的意愿和需求，提供人性化的医疗服务。

（7）医保政策更新。医保政策随着社会和经济的发展而不断调整和完善。医务人员应及时关注医保政策的更新和变化，学习新的政策规定，以适应医保制度的发展要求。

医务人员应加强医保政策的学习和培训，学习和掌握医疗保险政策规定，这是提升医疗服务质量、保障患者权益、促进医院发展的重要举措。

医保管理对医院服务质量具有显著的正面影响。通过规范医疗服务流程，医保管理能够确保患者接受标准化、高质量的医疗服务。同时，医保管理通过控制医疗费用增长，减轻了患者的经济负担，提高了患者的满意度。此外，医保管理还能促进医疗资源的合理配置，优化医疗服务结构，从而提高医院的整体服务质量。在医保管理的背景下，医院应通过以下措施进一步优化服务质量：一是完善内部管理制度，规范医疗服务流程；二是加强成本控制，降低医疗成本，减轻患者负担；三是提高医务人员的专业素质和服务意识，提升患者的就医体验；四是加强医疗信息化建设，提高服务效率。

二、医院医保费用核算

医保费用核算是医院日常运营中的重要环节，它涉及多个方面的费用统计与计算。为了确保患者能够享受到公平、透明、合理的医疗服务费用，医院应建立完善的医保费用核算体系，确保医保费用的准确核算和及时结算。同时，医院还应通过加强内部管理、优化服务流程等方式，有效控制医疗费用，减轻患者的经济负担。

（1）诊疗项目费用。这是指患者在医院接受的各种诊断、治疗服务所产生的费用。包括医生的挂号费、咨询费、治疗费等。医院应根据医保政策规定的报销比例和限额，准确核算诊疗项目费用，并提供给患者进行报销。

（2）药品费用。这是患者在医院诊疗期间所需药品支付的费用。医院应按照国家医保药品目录和价格政策，核算药品费用，并区分甲类药品、乙类药品等不同的报销比例。

同时，医院要加强对药品进销存的管理，确保药品费用的准确性和合理性。

（3）检查检验费用。这是指患者在医院接受各种医学检查、检验项目所产生的费用，包括放射检查、化验检验、超声检查等。医院应根据医保政策规定的报销比例和限额，核算检查检验费用，确保患者能够得到及时、准确的检查检验结果。

（4）手术费用。这是指患者在医院接受手术治疗所产生的费用。手术费用的核算应根据手术的类型、难度、时间等因素进行合理确定。医院应严格按照医保政策规定的手术费用标准和报销比例进行核算，并提供给患者进行报销。

（5）护理费用。这是指患者在医院接受护理服务所产生的费用。护理费用的核算应根据患者的护理级别、护理时间等因素进行确定。医院应按照国家医保政策规定的护理费用标准和报销比例进行核算，确保患者能够得到优质的护理服务。

（6）床位费用。这是指患者在医院住院期间所需支付的床位费用。床位费用的核算应根据患者的住院天数、病房类型等因素进行确定。医院应按照国家医保政策规定的床位费用标准和报销比例进行核算，并提供给患者进行报销。

（7）材料费用。这是指患者在医院接受治疗过程中所需使用的医用材料费用，包括一次性耗材、植入物、体外循环材料等。医院应加强对材料进销存的管理，按照医保政策规定的材料费用标准和报销比例进行核算，确保患者能够得到安全、有效的医用材料。

（8）其他费用。除了上述费用外，还可能存在其他费用，如治疗过程中的特殊用品费用、康复费用、专家会诊费等。医院应根据实际情况进行核算，并按照医保政策规定进行相应的报销处理。

第三节 医保管理对医院医疗服务质量提升的作用

医保管理作为医疗保障体系的重要组成部分，除了完成政府社会保障部门赋予医院的医疗责任外，在实际工作中，医疗保险的统一性、规范性管理，对于提升医院自身的医疗质量、服务质量，促进医疗卫生事业的健康发展具有重要意义。

一、规范医疗服务行为

医疗保险管理的目的在于为广大参保人员提供经济、有效的医疗保障，规范医疗行为，确保医疗保险资金的合理、高效使用，维护参保人员的合法权益，

医院和医务人员应遵循"以病人为中心"的原则，遵循医学自身的规律和诊疗要求，严格遵守国家卫生和医保法律法规、规章以及诊疗规范，不得违规操作，确保医疗服务的质量和安全。

确保参保人员信息的真实、准确，及时为参保人员办理参保手续，提供清晰的参保指南。医疗保险基金应专款专用，严禁挪用、浪费。医疗机构应合理收费，不得乱收费、分解收费。

建立健全医疗保险审核监督机制，对医疗行为进行审核，确保合规、合理。对违反医疗行为规范或医疗保险管理规定的医疗机构和医务人员，将依法追究其责任，确保医疗保险管理的严肃性和有效性。

通过制定和执行一系列规章制度，规范医疗机构和医务人员的服务行为，有助于减少不合理诊疗、滥用药品和检查检验等行为的发生，确保患者得到科学、规范、有效的医疗服务，这对于保障参保人员权益、促进医疗卫生事业的健康发展具有重要意义。

二、促进医疗资源合理配置

医保管理通过科学的预算分配和支付机制，促进医疗资源的合理配置，有助于优化医疗资源配置结构，提高资源利用效率，缓解医疗资源紧张和浪费并存的问题，为提升医疗质量提供有力支撑。

三、提高医疗服务效率

医保管理通过改进结算方式、优化诊疗流程等措施，提高医疗服务的效率。这有助于缩短患者的等待时间，减少诊疗过程中的不必要的环节，提高医疗服务的质量和效率。

四、控制医疗费用增长

医保管理通过实施支付制度改革、加强费用监控等措施，有效控制医疗费用的不合

理增长。这有助于减轻患者的经济负担，防止因医疗费用过高而导致的医疗资源浪费和医疗服务质量下降。

五、加强医疗质量管理

医保管理通过建立健全质量评价体系和激励机制，加强医疗质量管理。这有助于推动医疗机构和医务人员不断增强医疗质量意识，加强医疗质量管理，为患者提供更加安全、有效的医疗服务。

六、提升患者满意度

医保管理通过优化服务流程、提高服务质量等措施，提升患者的就医体验和满意度。这有助于增强患者对医疗机构的信任和支持，促进医患关系的和谐发展，为医疗质量的提升创造良好环境。

七、激励医生专业成长

医保管理通过制定合理的薪酬制度和激励机制，激励医生不断提升自身的专业知识和技能水平。这有助于吸引更多优秀医生投身于医疗卫生事业，提高医生队伍的整体素质和专业水平，为提升医疗质量提供人才保障。

八、推动医保制度完善

医保管理通过不断总结经验教训、回应社会关切、加强制度创新等措施，推动医保制度的不断完善。这有助于构建更加公平、可持续的医疗保障体系，为提升医疗质量提供坚实的制度保障。

第四节　医疗保险管理的信息化要求

医疗保险是政府医疗保险管理机构、医疗机构和患者等共同使用的工作交互平台。因此信息化建设首先需要搭建一个稳定、高效的系统平台。该平台应具备可扩展性、高可用性、高并发处理能力以及良好的数据交互接口，通过云计算、大数据等技术的引入，可以确保系统的性能及其稳定性、安全性和完整性，满足医疗保险业务不断增长的需求。数据整合与管理至关重要，要实现医保数据的集中存储、整合和共享。

电子病历建设。电子病历是医疗保险信息化建设的重要组成部分。通过电子病历系统，可以实现患者医疗信息的数字化、网络化管理，提高医疗服务的效率和质量。同时，电子病历系统可以与医保系统进行无缝对接，实现医疗费用的自动结算和报销。

在线支付与结算。为了方便患者和医疗机构，医疗保险信息化建设需要实现在线支付与结算功能。通过在线支付方式，患者可以方便快捷地完成医疗费用支付，减轻现金支付的不便。医疗机构也可以及时收到医疗费用，提高资金周转效率。

智能审核与监控。通过引入人工智能和大数据技术，医疗保险信息化建设可以实现智能审核与监控。智能审核可以自动识别和过滤不合理的医疗费用申请，减少医保基金的浪费。同时，智能监控可以对医疗机构的医疗服务行为进行监督和管理，确保医疗服务的合规性和合理性。

移动医疗服务。随着移动互联网的普及和发展，医疗保险信息化建设需要向移动医疗服务延伸。通过移动医疗服务平台，患者可以随时随地进行医保信息查询、医疗费用支付。

信息安全保障。要建立完善的信息安全管理制度和技术防护措施，确保医保数据不被非法获取、篡改或泄露。同时，要加强对医疗机构和医务人员的信息安全教育和培训，提高他们的信息安全意识和技能。

决策支持系统。医疗保险信息化建设需要建立决策支持系统，为医保政策制定和管理提供科学依据。通过数据挖掘和分析技术，可以深入了解医疗服务的利用情况、医疗费用支出等关键信息，为政策制定提供有力支持。同时，决策支持系统还可以对医疗机构的绩效进行评估和比较，为优化资源配置提供参考依据。

第十三章 医院文化建设与管理

第一节 医院文化概述

一、医院文化的定义与特点

医院文化是在医院的悠久历史与持续发展中逐渐形成的，不仅体现在医院的建筑、设备和技术上，更渗透到医院每位员工的日常行为和态度中。简而言之，医院文化就是医院的精神风貌，是医院员工广泛认同并践行的价值观念、行为准则和道德规范的集中体现。医院文化不仅是医院的精神支柱和动力源泉，也是医院的核心竞争力和品牌形象。在推动医院建设和发展的过程中，我们必须高度重视医院文化的培育和建设，努力打造一种积极向上、充满活力、独具特色的医院文化，为医院的持续发展和进步提供有力的支持和保障。其特点主要有以下几个方面。

（1）独特性与人本性。每家医院都有其独特的历史背景、发展轨迹和使命愿景，这些因素共同塑造了医院文化的独特性。这种独特性使得每家医院在医疗服务市场中、在社会和患者的印象中，都有区别于其他医院的诊疗特点、医院管理和服务印象等。人本性是医院文化的核心和灵魂，它强调以人为本、以强烈的主人翁意识，以患者为中心的服务理念，用责任心、使命感、荣辱观关心医院的建设发展；用爱心、耐心去对待每一位患者。这种人本性不仅能够提升患者的满意度和忠诚度，还能够增强员工的归属感和幸福感，从而形成一种良性循环，推动医院的持续发展和进步。

（2）稳定性和传承性。文化一旦形成，就会成为医院较为稳定的内涵力量和外部形象，化为自身的特质，没有稳定性的特质，称不上文化。传承性是医院文化的根基所在，它承载着医院的历史和传统，凝聚着医院员工的共同记忆和情感。

（3）实践性和应用性。医院文化不是空中楼阁，也不是纸上谈兵，而是需要医院员工在实际工作中践行和体现的。无论是医生、护士还是行政人员，都应该成为医院文化的传播者和实践者，他们的一言一行、一举一动都代表着医院的形象和声誉，直接影响着患者对医院的评价和信任。在培育医院文化的过程中，我们必须注重实践性的原则，通过各种形式的活动和培训，引导员工将医院文化内化于心、外化于行，真正做到言行一致、表里如一。

在推动医院文化创新的过程中，我们必须妥善处理好传承与创新的关系，既要保持医院文化的连续性和稳定性，又要注入新的时代内涵和活力。医院文化并非僵化不变的。随着时代的进步和社会的发展，医院必须不断适应新的形势和挑战，这就要求医院文化必须具备创新性。创新是医院发展的动力源泉，也是医院文化永葆生机的关键所在。从医疗技术的创新到服务模式的创新，再到管理理念的创新，每个环节都离不开医院文化的支持和引导。正是这种创新精神，推动着医院在激烈的竞争中不断前行，为患者提供更优质、更高效的医疗服务。

二、医院文化的重要功能

（一）凝聚功能

医院文化是医院的内在灵魂，也是推动医院持续发展的隐形力量。医院文化，看似抽象，实则体现在医院的方方面面。医院文化通过潜移默化的方式，影响着每位员工的态度和行为，使得他们能够在共同的价值观和行为准则的引领下，形成强烈的归属感和自豪感。当员工深感自己是医院大家庭中不可或缺的一员时，他们的工作积极性和热情将极大提升，进而为患者带来更加优质高效的服务。这种积极向上的氛围，不仅能增强医院内部凝聚力，更能使医院在面对外部竞争时团结一心、共克时艰，形成强大的向心力，吸引更多的优秀人才加入医院。

（二）约束功能

医院文化不仅要注重理念层面建设，还要关注行为层面的落实。因为医院文化不仅仅是一种理念和精神追求，更是一种实实在在的行为准则和工作方式，具有约束功能。要通过制定和完善相关制度规范，将医院文化要求和标准具体化、明确化、形象化，使每位员工都能够清楚地知道在工作中应该如何去约束自己的行为、如何体现医院文化的要求。

（三）辐射功能

医院文化始终坚持以患者为中心的核心理念，在这一理念指导下，医院将通过各种措施不断提升医疗服务质量、优化就诊流程、提升患者就医体验，努力为患者提供更加便捷、人文、优质的医疗服务，这种以患者为中心的文化氛围，将会赢得患者的信任和良好的社会口碑，久而久之，会形成一种强大的辐射作用，使得医院在激烈的市场竞争中能够独树一帜、脱颖而出。

（四）塑造功能

医院形象是医院文化的外在表现，医院文化在塑造医院形象方面具有举足轻重的作用。一个拥有自身特色文化的医院，必然能够在社会中形成鲜明的品牌特色，通过文化建设凝聚起强大的生命力和竞争力，进而提升医院的社会声誉和影响力。这种良好的社会形象，不仅有助于吸引更多患者前来就医，还能够为医院带来更多的发展机遇，是医院长远发展的不竭动力。

三、医院文化的核心价值观

医院文化，作为医院精神风貌的集中体现，其核心价值观承载着医院的使命与愿景，是医院全体员工共同遵循的行为准则。核心价值观并非空洞的口号，而是深深植根于医院日常运营之中，体现在每个细微的环节。

（1）患者至上，是医院文化的核心所在。患者的安全与健康、患者的需求、患者的感受，是医院关注的焦点。从患者踏入医院的第一步起，就能感受到以患者为中心的服务理念。无论是挂号、问诊还是检查、治疗，医院都力求提供最便捷、高效、温馨的服务，提升患者就医体验。患者至上的理念，不仅体现在医疗服务的流程设计上，更体现在医护人员的日常行为中。他们用专业、耐心、优质的服务，让患者感受到家的温暖，让患者在病痛中看到希望。

（2）精益求精，是医院对医疗技术的不懈追求。医学是不断发展的科学，站在医学发展前沿，关注最新研究成果，引进先进医疗设备，开展新技术新项目，鼓励医护人员不断加强继续医学教育，通过定期培训、交流和研讨，提升其专业素养和技术水平。这种精益求精的态度，让患者在最短的时间内得到最高效、专业的治疗。

（3）团队协作，是医院文化的又一重要特征。医院是一个复杂系统，需要各部门、各岗位间的密切配合和高效沟通。通过定期的团队建设活动和内部沟通机制，倡导相互尊重、相互理解、相互支持、相互包容、相互学习的团队氛围，增强员工间的凝聚力和向心力。团队协作精神，不仅能提高工作效能，更能提升患者的就医感受。

（4）创新思维，是医院文化的活力源泉。医院鼓励员工勇于创新，不断挑战舒适区，支持员工提出创新想法和建议，通过实践检验其可行性和有效性。这种创新思维和勇于探索的精神，为医院文化发展注入了源源不断的动力，使医院在激烈的竞争中始终保持先进地位。

（5）社会责任和使命担当，是医院文化的最高体现。医院不仅是救死扶伤的场所，更是社会的一分子。积极参与社会公益事业，通过义诊、健康宣教、志愿服务等形式，将优质医疗资源和服务延伸到社区、学校、农村等基层地区。面对突发公共卫生事件，医院更是冲锋在前，用实际行动践行着社会责任和使命担当，赢得了社会的广泛认可和赞誉。

第二节 医院文化建设的策略与实践

一、医院文化的定位与规划

（1）医院文化的定位。在医院的管理与运营中，文化是深深植根于医院的日常运营、医疗服务以及员工行为中的精神指引，被赋予极其重要的地位。一个明确而富有特色的医院文化不仅能够凝聚人心、提升团队精神，更能在激烈的市场竞争中为医院树立特色品牌形象，提升其患者口碑和社会影响力。

（2）医院文化的规划。为了将医院文化融入医院的每个角落，需要从医院顶层设计开始，明确医院文化的发展愿景和使命。这不是要制订一份漂亮的战略规划，而是要确保每位员工都能清晰地知道医院所追求的文化目标，使自己的工作和行为与目标紧密相连，医院文化才能真正生根发芽，成为推动医院持续健康发展的强大动力。

医院文化需要在长期的实践中不断摸索、总结和提炼，特别要注意保持医院文化的独特性，通过深入挖掘和利用这些独特资源，为医院打造一个既富有传统底蕴又充满现代气息的文化形象，从而在激烈的市场竞争中脱颖而出。我们可以通过开展各种形式的文化活动、制定详细的员工行为规范、建立科学的激励机制等方式，不断地践行和强化医院文化。我们更要时刻关注医院文化在实践中遇到的问题和挑战，适应社会环境的变化和行业发展的趋势，及时调整和完善文化建设策略，确保医院文化始终与外部环境保持和谐共生，沿着正确的轨道前进。

二、医院文化的传播与推广

医院文化的传播与推广是一个涉及多层次、多维度的策略与实践过程，是一个系统工程，需要医院从多个层面、多个角度进行精心策划和实施。通过这些策略与实践的有机结合和持续推进，医院文化将在员工心中生根发芽，在公众心中留下深刻印象，从而为医院的持续发展和优质服务提供不竭的动力源泉。

（1）医院内部文化的传播与推广是构建其强大文化基石的关键。每位员工都是医院文化的传承者和实践者。通过内部培训、交流研讨、员工手册等方式，医院能够将其深厚的文化底蕴、崇高的医德医风以及追求卓越的服务精神，深深植入员工心中。这种文化的内化不仅提升了员工的专业素养，更激发了他们对医院的忠诚和热爱。医院文化展示也是传播过程中的重要环节。无论是建筑风格、内部装饰，还是标识系统、文化产品，这些视觉元素的巧妙运用，不仅美化了医院环境，更在潜移默化中影响着员工和患者的心理，加深了他们对医院文化的理解和认同。

（2）医院外部文化的传播与推广也扮演着举足轻重的角色。医院通过媒体发布、公益活动、社区互动等渠道，积极向公众展示独特的文化特色和服务理念。这不仅增强了公众对医院的认知，拉近了医院与公众的距离，更为医院树立了良好的品牌形象，吸引了更多患者前来就医。

在医院发展过程中，文化传播与推广将会带来深远影响。在员工层面，医院文化的深入人心将极大地提升员工工作的积极性和职业满足感，促使他们更加全身心地投入医疗服务中，为患者提供更加优质、人性的服务；在公众层面，医院文化的广泛传播将有效提升医院的社会声誉和公众形象，增强公众对医院的信任，从而吸引更多患者。在社会发展层面，医院作为社会的重要组成部分，其文化传播与推广将对社会的和谐稳定和健康发展产生积极影响，形成尊医重卫的良好社会风尚。

三、医院文化的培育与实践

医院文化建设是一个长期复杂的过程，可以通过构建长效机制、加强员工培训与教育、营造良好文化氛围以及鼓励员工践行医院文化等策略与实践的综合运用，逐步培育出符合医院发展需求的医院文化，为医院的健康、快速发展提供有力文化支撑。

（1）构建长效机制。在医院文化建设过程中，构建长效机制是确保文化建设持续推进的基石。其中，应当包括但不限于定期文化评估、员工反馈机制的建立以及文化建设成果的量化考核。通过这些措施，医院能够动态掌握文化建设的进展情况，及时调整策略，确保医院文化建设方向始终与医院发展战略相契合。

（2）加强员工培训与教育。员工是医院文化建设的主体，也是医院文化的传承者和实践者。加强对员工的培训教育是提升医院文化认同感和践行能力的关键。医院应当建立完善的员工培训体系，将医院文化核心理念融入其中，使员工在接受专业技能培训的同时，也能深刻领会医院文化的精神实质。通过定期团队建设活动和文化沙龙等形式，增强员工交流互动，进一步加深对医院文化的理解认同。

（3）营造良好文化氛围。在积极向上、和谐共处的文化氛围中，员工能够感受到来自医院的关爱支持，从而更加积极地投身到医疗服务工作中。医院可以通过举办各种文化活动、设立员工关怀项目以及优化工作环境等方式来营造这样的文化氛围。例如，设立心理健康热线，关注员工心理健康；定期组织文体团建活动，丰富员工业余生活；改善员工工作环境，提供更加舒适的工作空间等。这些举措能够有效提升员工的幸福感和归属感，从而激发其工作热情和创造力。

（4）鼓励员工践行医院文化。医院应当建立激励机制，对于在服务过程中积极践行医院文化、为医院赢得良好社会声誉的员工给予表彰奖励。同时，要建立开放的文化交流平台，鼓励员工分享自己在践行医院文化过程中的心得体会和感受，从而促进医院文化在实践中的不断创新和发展。

第三节 医院文化与管理

一、医院文化与管理理念

医院文化与管理理念是医院运营中的核心要素。它们以患者为中心，尊重医护人员，追求卓越品质，倡导团队精神，共同构建了充满活力、和谐共进的医疗环境。在这样的环境中，患者能够体验到专业的服务和真挚的关怀，医护人员能够找到价值感和归属感，医院也能够在激烈的竞争中保持领先地位。

（1）以患者为中心。医院文化的灵魂，首先体现在"以患者为中心"的服务宗旨上。从患者踏入医院的第一步，他们的需求、感受、安全和满意就成了医院所有工作的出发点和落脚点。这种文化理念要求医护人员时刻将患者的要求放在首位，用心倾听、细心诊断、精心治疗，确保每位患者都能得到最全面、最优质的医疗服务。

（2）尊重医护人员。医护人员是医院最宝贵的资源，他们的专业技能、临床经验和无私奉献是医院得以运转的根本。医院文化强调对医护人员的尊重、理解和支持，努力为他们创造安全、舒适、有尊严的工作环境。这不仅体现在合理的薪酬待遇、良好的职业发展机会上，更体现在对他们身心健康的关怀和工作压力的缓解上。在这样的文化氛围中，医护人员能够全身心地投入工作，为患者提供更专业、更人文的医疗服务。

（3）追求卓越品质。在医疗技术日新月异的当今时代，医院要想在激烈的竞争中立于不败之地，就必须不断提升自身的医疗水平和服务质量。这就要求医院在人才培养、科研创新、设施设备等方面持续投入，确保为患者提供最新、最有效、最安全的诊疗方案。同时，还要通过严格的质量管理体系和持续的改进机制，持续提升患者诊疗效果。

（4）倡导团队精神。医疗工作是一个高度依赖团队协作的行业，无论是手术台上的精湛操作，还是病房里的精心治疗，都离不开医护之间的密切配合。我们倡导团队精神，鼓励医护人员之间沟通与协作，共同应对各种挑战和困难，在这样的工作环境中，每个人都能够感受到来自团队的力量和支持，从而更加坚定地为患者提供优质的医疗服务。

二、医院文化与管理实践

医院文化，作为医院的灵魂，如同一面镜子，映射出医院品牌形象和社会影响力。而管理实践，则是医院文化得以落地生根的重要保障，它通过具体的制度、流程和方法，将医院文化融入日常运营中，确保医院的高效运转和持续发展。

（1）制订规划。为了打造特色医院文化，需要根据实际制定科学合理的文化建设规划。规划应明确建设目标，即要塑造什么样的医院文化，以及该文化将引领医院走向何方。规划还要细化文化建设任务，将整体目标分解为具体行动步骤，让每位医院成员都能明确自己的责任使命。同时，规划还必须明确相应措施和阶段节点，以确保文化建设的每一步都能有条不紊地推进落地。

（2）开展文化培训。培训的对象除医护人员外，还应涵盖医院行政、后勤等各个岗位员工。培训内容应围绕医院文化核心理念展开，通过理论授课、案例分享、互动讨论等形式，帮助员工深入理解医院文化的内涵和要求。培训要注重提升员工的文化素质和职业素养，使他们能更好地践行医院文化，为医院发展贡献力量。通过文化培训，逐渐建立起高素质、高凝聚力的团队，为医院的长远发展注入源源不断的动力。

（3）建立评价体系，对医院文化建设进行持续跟踪和评价。评价体系应包括多个维度，譬如员工满意度、患者满意度、社会评价等，以便全面客观地反映医院文化建设成效。通过定期评价和总结，可以及时发现医院文化建设中存在的问题和不足，并有针对性地制定改进措施，推动医院文化持续发展。

三、医院文化与管理效果评估

医院作为救死扶伤的圣地，其文化底蕴和管理效能直接关系到患者的生命安全和就医体验，我们应从多个维度出发，综合运用多种评价方法和手段，确保评价结果的客观性和准确性，为医院文化建设和管理提供有力参考。

（1）医疗质量与安全。评价要与医疗质量和安全深度结合，从医疗技术的先进性、医疗流程的规范性到医疗服务的人文性等方面进行评价分析，采取严格的评价措施，确保文化建设真正助力医疗质量提升和患者安全保障，医院文化才能真正焕发生机与活力。

（2）患者满意度。患者满意度是医院文化建设最真实的反馈。深入开展患者满意度调查，这不仅仅是对医疗服务的评价，更是人文关怀、医院文化、价值观等多方面的综合体现。每一条患者反馈，都是医院文化建设道路上的参考，引导医院持续改进、不断进步。

（3）员工满意度。医务人员是医院文化建设的核心力量，他们的工作状态、职业认同感以及对医院文化的归属感，直接影响着医院文化的落地生根。倾听医护人员心声，深入了解员工对医院文化建设的真实想法，从而确保医院文化真正深入人心、发挥效能。

（4）品牌影响力。当今社会，品牌影响力已成为医院竞争力的重要组成部分。医院文化作为品牌的灵魂，其影响力直接决定了医院在公众心目中的形象地位。我们应定期对医院文化品牌影响力进行全面评价，深入了解其在提升医院品牌形象、增强医院知名度以及塑造医院良好口碑等方面发挥的作用。

第四节 医院文化建设的挑战与解决方案

一、医院文化建设的难点分析

医院这个医疗服务机构人员、环境复杂，文化建设是一项既充满挑战又至关重要的任务。由于医院汇聚了患者、医护人员、管理层等多方利益相关者，构建一个能够巧妙平衡各方需求、促进共同价值观形成的文化体系，就显得尤为重要。

首先，医院文化建设要面对的是传统与现代文化的融合难题。医学领域有着悠久的历史和深厚的传统，这些传统是医院文化的根基，需要得到保护和传承。在快速发展的现代社会中，医院也必须紧跟时代的步伐，积极融入现代管理理念和科技手段。这就需要在传统与现代之间找到一个平衡点，既要弘扬传统医学文化的精髓，又要充分利用现代科技和管理理念，以提升医院的服务水平和效率。

同时，医院文化建设还必须正视人员流动性大的现实问题。在医护人员、管理层甚至患者群体中，人员的更替是常态。这种流动性虽然为医院带来了新的活力和资源，但也可能对医院文化的连续性和传承性构成威胁。为了确保医院文化的持续发展和深入人心，医院需要采取一系列措施来应对人员流动性带来的挑战。例如，可以通过定期的培训和教育活动来强化员工对医院文化的认同和归属感；可以建立完善的文化传承机制，确保新老员工之间的顺畅交替和文化传递；还可以借助现代科技手段，如医院内网、社交媒体等，来加强医院文化的传播和推广。

医院文化建设是一项系统工程，需要医院全体员工的共同参与和努力。面对传统与现代文化的融合难题和人员流动性大的挑战，医院需要深入研究探索，通过全面深化医院文化建设，强化理论研究、创新实践、内外传播与交流以及与发展战略的结合，打造既符合传统价值观又能适应现代社会发展需求的文化体系，为提升医院服务能力和促进医院的可持续发展提供有力支撑。

二、医院文化建设的解决路径

医院文化建设的创新路径是一个多维度、多层次的系统工程。它需要我们从核心价值观的强化、特色品牌的打造、文化传播方式的创新以及与公众的互动等多方面入手深入探索，通过综合运用各种策略和方法，形成一个有机统一的文化建设体系，通过一系列策略的实施，以期达到文化塑造和品牌提升的双重目的。

（1）强化核心价值观。医院的每位员工都是文化的传承者和实践者。他们的行为举止，无时无刻不在向外界传递着医院的文化信息。强化核心价值观成为医院文化建设的首要任务。通过深入挖掘医院的优秀传统和历史传承，明确代表医院特色的核心价值观，如精湛、诚信、仁爱、创新等。要想使这些基于医院长期医疗实践和社会责任形成的价值观真正深入人心，需要通过全员宣传教育来实现。要长期贯穿于医院员工的日常工作学习中，员工才能在潜移默化中将其内化为个人的行为准则，自然传递医院的正面形象。

（2）打造特色品牌。每家医院都有其独特的历史底蕴、专业优势和服务特色。这些元素进行优化整合传播，就能形成医院独特的品牌特色文化。品牌文化是医院对外的承诺。在凝练打造品牌时，需要深入挖掘医院特色资源，通过有情感的故事化的叙述和表达，将医院品牌理念传递给公众。这不仅可以在社会中塑造独特的医院品牌形象，提升医院知名度和美誉度，还能在患者和社会公众心中形成强烈的品牌认同，增加其选择该医院的倾向性和忠诚度。

（3）文化传播方式的创新。以往的文化宣传多依赖于传统纸媒和口碑传播，效率低下且覆盖面有限。如今，可以借助新媒体、信息技术和大数据分析工具等，将医院文化传播推向全新的高度。例如，可以通过网站、微信、微博、视频号以及直播平台等途径，与公众进行实时互动，发布健康教育、医疗科普、患者感人故事等内容，增加公众对医院的认知。同时，医院内部也可以通过 OA 系统、工作微信等进行更加高效的管理和传播。现代工具不仅可以实现文化信息的快速传递，还能通过数据分析功能，对文化建设的效果进行实时监控和评价，从而及时调整策略，优化建设方案。

（4）医院与公众的互动。医院不仅仅是治病的地方，更是与社会紧密相连的公共机构。在医院文化建设中，要积极寻找与社区和公众的契合点，通过组织健康宣教、大型义诊、志愿者服务等公益活动，与社区建立良好的互动关系，传播健康知识和理念，提升医院的社会责任感和公益形象。同时，也能为员工提供展示自己才能和价值的平台，增强其职业认同感和归属感。

三、医院文化建设的持续发展策略

医院文化建设是一项系统工程，需要从战略高度出发，将医院文化建设纳入医院发展整体规划中，并建立起一套科学、系统、长效的文化建设机制，通过加强员工培训、定期评估调整以及发挥文化引领作用等策略的实施，从多个层面、多个角度进行全方位的推进和落实。

（1）明确文化定位和价值观体系。医院要深入挖掘自身的历史底蕴、专业优势和服务特色，注重与医院整体发展战略紧密结合，提炼出符合医院发展实际和时代要求的文化要素。在此基础上，通过各种形式的文化活动、内部和外部传播，将文化要素广泛传播并深入人心，使之成为医院员工共同遵循的行为准则和精神追求。

（2）发挥文化引领和辐射作用。医院文化不仅对内具有凝聚人心、提升品质的作用，对外还能展示医院的良好形象和社会责任感。医院文化建设要注重发挥文化引领和辐射作用，注重文化建设与医院发展的深度融合，通过丰富多样的文化交流活动、公益事业以及媒体宣传等途径，将医院文化正能量传递给更广泛的社会群体，为构建和谐医患关系、促进健康中国建设贡献积极力量。

（3）建立文化建设长效机制。文化建设不是一蹴而就的短期行为，需要根据患者需求的日益多样化以及社会环境的变化不断与时俱进、创新发展，是一个持续投入和不断完善的长效过程。建立文化建设长效机制应包括文化建设的组织领导、规划实施、经费保障、考核评价等方面，确保医院文化建设在各项工作中得到切实有效的落实，更好地实现医院社会效益和经济效益双提升，推动医院在激烈的竞争中脱颖而出。

（4）提升员工文化素养。员工是医院文化的直接承载者和传播者，其举止言行直接体现着医院文化的内涵。加强员工医院文化培训已成为医院文化建设的关键环节。通过定期培训和教育，可以帮助员工更加全面、深刻地理解医院文化的内涵要义，提升其文化素养和职业操守，从而更好地履行医疗服务职责，展现医院文化特色内涵。

第五节　医院文化建设的未来展望

一、医院文化建设的趋势分析

未来的医院文化建设将是一个全方位、多层次、立体化的过程。在这个过程中，医院将始终坚持以患者为中心，更加注重患者体验、团队合作、人文关怀、科技创新和智能化建设等方面，全方位打造更加优质、高效、人文的医疗服务体系。

（1）更加注重患者体验。新形势下，医院正以前所未有的力度，深入优化就医服务流程，从挂号到诊疗到健康宣教到康复，力求使每位患者都能感受到医院服务的温度。这种转变不仅体现在硬件设施、就医环境的改造升级上，更渗透到了医护人员日常点滴工作中。医院将以更加细致入微的态度，倾听患者的需求，关注患者的感受，帮助患者走出疾病的阴影，重拾生活的信心，确保每位患者都能拥有温暖如家的就医体验。

（2）更加注重团队合作。高效的医护团队协作是提升医疗质量、保障患者安全的关键。未来医院越来越注重团队建设，通过各种培训和团建、实践活动，增强彼此之间的沟通协作能力。在这种文化氛围下，医护人员不再是孤军作战，而是能够相互提醒、相互支持、相互学习，共同为患者提供更全面、更优质、更有温度的医疗服务。

（3）更加注重人文关怀。医院在关注患者就医需求和体验的同时，更加重视医护人员的职业发展和身心健康，通过医院的职业发展平台和各种关爱措施、文化凝聚活动，激发医护人员以院为家的归属感，激发其工作热情和创造力，进而为患者传递更多的希望和温暖。这种对患者、对职工的人文关怀，使医院文化建设呈现出更加有活力、更加人性化的全新面貌。而这种新面貌，正是医院未来发展的核心竞争力所在。

（4）更加注重科技创新和智能化建设。面对日益增长的患者需求，仅仅依靠传统医疗手段和服务模式远远不够。在未来的发展中，医院将更加注重科技创新和智能化建设，通过引进先进的医疗技术、设备，提高诊疗的精准度，通过构建智能化信息系统，实现医疗资源的优化配置和共享，通过与国内外知名医疗机构合作交流，不断提升医疗技术水平、科研水平和综合实力，积极探索新模式、新路径，以期在未来的竞争中占据更加有利的地位。

二、医院文化建设的创新方向

在未来医院文化建设的广阔视野中，数字化、跨文化融合以及品牌化建设三大核心力量正逐步汇聚，共同重塑着医疗领域的新文化风貌。这种变革不仅体现在技术的飞跃，更在于文化理念的升华。

（1）数字化作为当今时代的鲜明特征，正在深刻改变着医院文化的传播方式。通过新媒体、人工智能、大数据等高端技术应用，医院文化内涵得以更快速、更广泛的传播，打破了传统时间和空间限制。患者、医护人员以及社会公众均可参与到医院文化建设中，形成良性互动和共同发展的良好局面。

（2）在全球一体化背景下，跨文化融合成为医院文化建设中不可或缺的重要环节。未来，医院不再是单一文化背景下的独立系统，而是多元文化交流融合的开放平台。通过吸收世界、全国各地的优秀医疗文化，博采众长，不断丰富拓展其文化内涵。这种跨文化融合不仅有助于提升医院整体医疗服务质量，更有助于培养出具有国际视野和跨文化沟通能力的优秀人才，为医院的长期规划和发展奠定坚实基础。

（3）品牌化建设在医院文化中的作用也日益凸显。鲜明、独特的品牌形象能够帮助医院在激烈的市场竞争中脱颖而出，赢得患者和社会的关注认可。品牌化建设不仅是对外展示综合实力的重要手段，更是对内凝聚人心、提升士气的有效途径。通过打造具有鲜明特色的医院品牌，医院可以将其核心价值观和文化理念深植于每位医务人员心中，形成强大的向心力和战斗力，这种品牌文化将成为医院持续发展的不竭动力。

在数字化、跨文化融合及品牌化建设的共同推动下，医院文化建设的未来将呈现更加多元化、开放性和创新性的特点。医院将不仅仅是提供医疗服务的场所，更是文化交流、思想碰撞的平台。医护人员将通过平台不断提升专业素养和综合能力，患者将获得更加人性化的医疗服务，社会公众也可通过平台更加深入地了解医疗、理解医疗、支持医疗事业的发展。

三、医院文化建设与社会责任的融合

未来医院文化建设与社会责任的紧密融合将日益受到关注，呈现出多元化、人性化的发展态势。在这样的趋势下，医院不再是单一的医疗服务提供者，而是向全方位、立体化的社会责任实践者转变。这种转变是医院与时俱进，积极响应时代召唤的必然结果。

（1）更加注重公益事业。未来医院所扮演的角色愈发丰富，从关爱弱势群体、帮助特殊疾病患者，到成为社会各界爱心汇聚的中心，公益活动的参与不再是医院的附属品，而是医院文化的重要组成部分，医院不仅能够救治患者身体上的创伤，更能够传递温暖与希望，展现出自身的社会责任与担当。这种公益担当将为医院赢得社会的广泛认可与赞誉。

（2）更加注重健康教育。增强全民健康意识，已成为当今社会的热点问题。作为专业医疗机构，医院有着天然的优势和责任。医院可以通过组织健康讲座、发放健康手册、开展健康咨询等多种形式的活动，帮助公众建立正确的生活方式和预防保健意识。这些看似细微的工作，实则对于提高国民整体健康水平、减少疾病发生有着非常重要的作用。

（3）更加注重环保与可持续发展。面对全球性环境问题，任何行业都无法独善其身。医院在日常运行中会产生大量医疗废弃物和能耗，如果处理不当会对环境造成严重影响。医院需要通过节能减排、废物分类、使用环保材料等措施，推动绿色医疗实施。在保障医疗服务质量的同时，降低对环境的负担。这样的医院不仅在医疗技术上走在前沿，更在环境保护方面做出了表率，真正实现了医院与社会和谐共生。

未来的医院文化建设并非一蹴而就的过程，而是需要医院管理者、医务人员乃至社会各界的共同努力。医院管理者需要具备远见卓识的战略眼光，将文化建设与社会责任深度融合的理念贯穿到医院各项工作中。医务人员则需要不断提高专业素养和医德修养，用实际行动去践行这种融合的意义和价值。社会各界更应对医院在这方面的探索和实践给予充分的理解和支持，共同营造一个有利于医院文化建设与社会责任深度融合的良好环境。

第十四章　医院公共关系管理

第一节　公共关系管理

公共关系是指组织为创造良好的生存环境、发展环境，促进公众对组织的认识、理解和支持，以达到树立良好组织形象、建立和谐社会关系、促进产品推广的一系列公共活动。公共关系是一门管理学科，它帮助各种类型和规模的组织获得成功和效益。

公共关系由主体、客体和中介三大要素组成。公共关系的主体是社会组织，是执行一定的社会职能，完成特定的社会目标的独立社会群体。公共关系的客体是公众，是对一个组织机构的目标和发展具有实际的或潜在的利害关系或影响的社会组织（如社区、政府机构、关联企业等）、社会群体（党群组织、工会、协会等）和相关个人（如原材料或服务的供应商、销售商和代理商）。公共关系的中介是传播沟通，这是公共关系的手段。公共关系的本质是社会组织与相关公众之间的双向传播与沟通，是社会组织贯穿在日常经营管理实践中的基本管理立场和价值观。

一、公共关系的基本特征

对于公共关系的基本特征，不同的学者有着不同的见解，综合各家观点，笔者认为公共关系基本特征至少包括实事求是、互惠互利、双向沟通和形象至上四个基本特征。

（一）实事求是

追求真实是现代公共关系工作的基本原则。公共关系强调真实原则，要求公关人员实事求是地向公众提供真实信息，以取得公众的信任和理解。任何组织，任何个人，凡是不讲诚信者，都要付出沉重的代价。

（二）互惠互利

公共关系是基于公共关系的主体社会组织与公共关系的客体公众之间的共同愿望、共同利益或目标基础上的。公共关系以社会效益为依据，社会效益既包括组织自身的利益，也包括公众的利益。对社会组织而言，只有在互惠互利的情况下，才能真正达到自身利益的最大化。组织的公共关系工作之所以有成效，在于它能协调双方的利益，通过公共关系，实现双方利益的最大化。

（三）双向沟通

沟通是公共关系的重要职能和手段，社会组织既要主动传播信息，又要时刻注意公众的反应。鼓励社会组织多采用换位思考的方法解决问题，注意站在对方的角度考虑问题，注意自我调节，求同存异，发展和谐公共关系。在当代社会中，社会组织与公众是通过信息双向交流和沟通来实现的，正是这种双向交流和信息共享过程，才形成了社会组织与公众之间的共同利益和互动关系。社会组织和公众之间只有通过平等的、充分的信息交流和反馈，才能最大程度地降低不良作用。

（四）形象至上

塑造、建立和维护组织的良好形象是公共关系活动的根本目的。这种形象既与组织的总体有关，也与公众的状态和变化趋势直接相连。这就要求组织必须有合理的经营决策机制、正确的经营理念和创新精神，并根据公众、社会的需要及其变化，及时调整和修正自己的行为，不断改进产品和服务，以便在公众面前树立良好的形象。良好的形象是组织最大的财富，是其生存和发展的出发点和归宿。

二、公共关系的职能

公共关系职能是指组织运用各种传播、沟通的手段去影响公众的观点、态度和行为，争取公众舆论的理解和支持，为组织的生存和发展创造良好的社会环境。公共关系的职能非常广泛，也非常复杂，国内外学者对公共关系职能的界定有很大的差距，人们对公共关系的具体职能还没有统一的认识。从其表现形态来看，主要有三大类，即管理职能、传播职能和决策职能。管理职能是组织对各类与公共关系相关的要素所实施的教育引导与协调沟通以及规划控制等各项职能。传播职能是指组织通过传播工作的实施与运行所能发挥出的有利于组织发展的效用。决策职能是指在公共关系活动中通过对重大活动的策划、管理与实施，对组织决策所能发挥的服务、指导与促进效用。总结国内外学者的观点，公共关系的职能可分为以下几个方面。

（一）采集信息、监测环境

公共关系活动是信息传播与沟通的过程，一方面，及时、准确地将公众信息传递给组织，另一方面将组织的政策与行为信息向公众传递，实现信息的双向有效循环。信息对于组织至关重要，采集信息是公共关系最重要的职能之一。组织形象信息和产品形象信息，是所有信息中最为重要的信息。组织形象信息，即公众对组织整体认识与评价的基本情况，一般包括公众对组织管理层的评价，如领导的管理水平、创新能力、工作效率、合作精神、精神风貌、威望与可信任度、机构的完善程度、机构设置的合理程度等；公众对于组织管理水平的评价，如决策的正确性、对市场变化的把握能力、内部分工的合理性等；公众对于组织内部员工的评价，如内部员工的道德修养、办事能力、业务水平、礼仪规范等。产品（服务）形象信息，即产品（服务）在公众心目中的形象，如对该产品（或服务）的价格、包装、性能、质量、用途等主要指标的反映，及公众对产品的改进意见和建议。

环境对于组织而言，是指对组织运行起着潜在影响的外部系统或力量。环境分为一般环境和具体环境。一般环境由经济环境、社会环境、技术环境等构成。具体环境是指竞争者、政府、股东、顾客、供应商、金融机构等。监测环境，就是通过信息采集和观察，预测影响组织生存和发展的内外部环境的变化情况和趋势。监测组织环境的关键，在于全面、真实、及时地搜集组织环境信息。监测环境的方式方法，主要是通过收集信息、分析加工信息来完成的。监测环境也是采集信息职能的一个重要部分，就其主要方面来分析，应重点关注三大趋势：环境变化趋势，组织必须密切注视社会环境的发展动态，根据环境变化主动采取相应措施，获得更大的发展空间；政府决策趋势，随时掌握政府决策动态和方向，及早预测各种现行政策可能发生的变化，以及这种变化可能带来的机遇和挑战，提前准备应对之策，保证组织的正常发展；监测竞争对手的发展态势，洞悉竞争对手的状态，取长补短。此外，还需监测股东、顾客、供应商、金融机构、社区、媒介等公众的动态，作出反应。

（二）咨询建议、参与决策

咨询建议是指公共关系人员向组织的领导者和决策者提供有关公共关系方面的信息和意见，作为组织决策的依据。公共关系目标是组织整体目标的有机组织部分，公共关系工作是为组织的整体目标服务的，因此公共关系部门应当参与组织决策。咨询建议的内容有对组织内部方针、政策和行动提供咨询意见，对组织公共关系战略、经营销售战略和广告宣传战略、CIS 战略、组织文化战略提供咨询意见，对组织生存环境的有关发展变化进行预测和咨询。参与决策、影响决策是咨询建议的最高形式。

（三）协调关系、联络感情

协调关系是公共关系最直接的职能，组织与公众之间的关系达到协调的状态，组织才能在和谐的环境中正常地运行发展。公共关系首先要协调组织内部的公众关系，组织内部员工之间的关系、领导与群众之间的关系、各部门之间的关系直接影响组织的功能和效率，和谐的内部公共关系形成组织内部相互理解、相互信任的氛围，增强组织内部的凝聚力和向心力。其次，协调组织外部的公众关系，协调好与消费者、供应商、竞争者、政府部门、新闻机构、社区等公众的关系，为组织的生存和发展创造一个良好的外部环境。通过公共关系，达到内求团结、外求发展的目标。

（四）沟通引导、凝聚力量

社会组织是一个开放的系统，组织内部各要素需要相互联系、相互作用，组织外部也需要各种交流沟通。沟通是公共关系的基础，公共关系的建立、维护和发展都依赖于主客体的交往沟通。信息沟通，使组织的内部信息有效地输向外部，使外部的有关信息及时输入组织内部，从而使组织与外部各界相互协调、相互理解。

引导功能是指通过广泛、细致、耐心的劝服性教育和优惠性、赞助性服务，引导公众对组织产生好感，引导组织内部各部门及全体成员都重视组织的整体形象和声誉。通过公共关系劝服性教育和实惠性社会服务，使社会公众对组织的行为产生认同，对组织的产品或服务乐于接受。

（五）策划活动、应对突发事件

策划活动是公关的重要职能之一。通过组织各种有气势、有声势、生动活泼、特征鲜明、主题突出的活动，给人们留下深刻印象，达到理想的公关效果。

由于组织与公众存在着具体利益的差别，在公共关系中必然会充满各种矛盾。如果对这种状况缺乏正确的认识，对问题处理不当，就会产生公共关系纠纷，发生各种突发事件，甚至导致严重的公共信任危机。如何积极、主动、有效地处理突发事件，将各方面损失减少到最小程度，维护、保持组织的社会形象，是公共关系的重要职能之一。对突发事件的有效处理，是建立在平时演练基础之上的，公关人员要树立危机意识，平时加强培训和演练工作，一旦有突发事件发生，就能够及时拿出应急方案，解决问题。

三、公共关系工作方法

公共关系作为科学管理的标志之一，已成为运用科学理论和有效方法来解决问题的程序化活动。各国的公共关系专家从大量的个案活动中归纳出公共关系实务过程的一般程序。其中，代表性的有英国公共关系专家弗兰克·杰弗金斯的"六点规划模式"以及1952年卡特里普和森特等人在《有效公共关系》一书中提出的"四步工作法"。

（一）公共关系研究

（1）公共关系调查。公共关系调查指公共关系工作人员对组织的公共关系状态进行的情报搜集与研究工作。它是公共关系工作程序中的一项重要的基础工作，发挥的是公共关系信息功能的作用，是公共关系工作必须以事实为依据的体现。公共关系调查的内容有组织基本情况调查和公众意见调查。组织基本情况调查主要是对组织内部情况的调查与了解，主要是调查分析组织的就业方针、管理政策、生产计划、财务制度、资金运转、营销状况、人员结构、人才培训、领导及管理人员素质、科研实力、无形资产等。公众意见调查是社会公众对一个组织的认识和评价，即调查组织在公众中的知名度与美誉度。

（2）公众对象分析。组织的公众处于不断变化之中，首先应该明确组织的调查对象，获得准确信息，对本组织的公众范围、公众类别、目标公众等进行调查分析，确定调查对象和范围。其次，可进一步掌握所确定调查对象的自然状况，如年龄、性别、文化程度、经济收入、职业、家庭状况等；知晓度资料，对组织的基本情况的了解程度。再次，对公众动机进行分析，查明公众对组织的认识与评价的主客观因素。

（3）形象地位测量。综合分析公众评价意见，根据知名度与美誉度两项指标，运用形象评估坐标图，测定组织的实际形象地位。高知名度、高美誉度是组织比较理想的组织形象位置，也是组织公共关系所努力追求的目标；低知名度、高美誉度说明组织有良好的基础，公共关系活动的重点应提升知名度；低知名度、低美誉度，则说明组织形象不佳，公共关系工作需要从零做起；高知名度、低美誉度，则说明组织形象极差，组织应从扭转坏名声方面做起，逐步提高信誉。

（4）社会环境调查。公共关系的社会环境是指与组织有关的各类公众和各类社会条件的总和。组织为了实现与社会环境的和谐一致，必须时刻关注环境的变化，收集环境信息，及时发现其中对自己有利或不利的方面。调查的主要内容有对社会背景的宏观调查，了解社会政治、经济、科技、文化等方面的走势；政府机构的政策、立法部门法令的制定和实施情况；媒介的传播效果。

（二）公共关系策划

公共关系策划是策划人员为了实现组织目标，在充分进行调查研究的基础上，对总体公共关系战略、专门公共关系活动和具体公共关系操作进行谋略计划和设计的工作。在公共关系策划过程中，首先要依据公共关系调查中所确定的组织状况、公众意见和具体问题，提出组织制定公共关系总体计划的目的和要求，并据此设计公共关系活动的主题。

公共关系策划遵循的原则有以下几个方面。

（1）整体性与目的性的原则。公共关系策划要立足于全局，与组织的整体公共关系活动保持协调。通过分析组织的人、财、物的具体条件，确定能够达到目标要求的、有效的行动方案。

（2）独创性与连续性的原则。公共关系策划的本质是创新，是在尊重科学的基础上，发挥创造性思维，求新求特，策划出与众不同的、具有新意的活动内容和方式。同时，还应考虑到活动的阶段性和连续性，使独创性与连续性相统一，以实现首尾一贯的效应。

（3）计划性与灵活性的原则。经过精心策划的方案，是不能轻易改变的，但由于客观环境的变动，行动的方案也要留有一定的余地，考虑灵活应变的对策。

（4）客观性和可行性的原则。策划时要以事实为依据，排除各种虚假因素的干扰，在充分掌握客观事实的基础上，策划出公众可接受的方案；然后进行可行性研究，权衡方案的利害得失、效益与风险，用较少的经济投入和最快的速度实行公共关系策划目标。

公共关系策划的程序有以下几个方面。

（1）信息分析。对调查所得的信息进行分析，去伪存真、去芜存菁、由表及里。

（2）目标确定。组织目标分为战略目标和战术目标，战略目标的实现需要长期不懈的努力，战术目标是为战略服务的，是阶段性的。

（3）公众辨认。了解公众的需求、特点、对组织的态度和行为等，这样的策划才有针对性，符合公众的利益需要。

（4）主题设计。主题是策划的灵魂，是公共关系活动的高度概括。

（5）媒体选择。充分考虑各媒体的性质、活动的目标及经济性原则。

（6）计划编制。对策划做总体构想，并可具操作性，将涉及活动的内容与步骤详细列出，如目标、对象、主题、时机、方式、地点、顺序、人员、经费等。

（7）经费预算。对活动的费用心中有数，组织能否保障，预算与活动效益之比，同时也要为下一步活动的开展提供参考依据。

（8）方案审定。由组织的决策层、专家及相关人员进行咨询、答辩、论证，并进一步完善。

（9）策划形成。策划书是策划全过程最后形成的文案，是公共关系活动实施的依据。

（三）公共关系信息传播

公共关系计划的实施即公共关系信息传播，公共关系作为一种信息传播活动，是社会组织与公众之间的信息交流。但其对社会公众传播的效果是不同的，这与公众和组织的关系程度有关联。为了获得良好的传播效果，对不同的公众要采取不同的传播方式。传播活动可分为以下三个层次。

（1）知晓层次的传播。其主要的传播对象是潜在公众和一部分可能与社会组织发生关系的非公众，通过采取把社会组织自身运行的情况、状态和趋势等信息用各种传播媒介公之于众的办法来取得效果，这是公共关系传播中最低层次的传播。

（2）态度层次的传播。其主要的传播对象是知晓公众，这类公众对组织已有一定的认知、情感和意向，有形成合作行动态度的公众，也有形成敌对行动态度的公众。这是公共关系传播活动的中间层次。

（3）行为层次的传播。其主要的传播对象是行为公众，使公众产生消费行为，成为组织产品或服务的选择者。态度层次的传播是基础，对具有合作态度的公众，要完整地传达出产品或服务的全部信息以及时间、地点等信息，并注意时效性。这是公共关系传播活动中的最高层次。

公共关系信息传播的常用形式有以下几种。

（1）新闻发布会。这是政府、企业或其他社会组织及个人，用口语形式向大众传播媒介报告或发布某一信息，并接受记者提问的一种特殊的会议形式。新闻发布会的最大特点在于消息发布的形式比较正规、比较隆重，容易引起各类新闻传播媒介的重视，可以使组织的信息和观点通过媒介迅速广泛地传播。

（2）宣传资料的制作。除了广告之外，公众在接触组织生产的产品或服务之前，首先接触到的应该是宣传资料。宣传资料的形式是多样的，既可以是印刷精美、图文并茂的册子，也可以是单页的组织产品、项目说明。

（3）内部报刊编辑。组织内部刊物是组织内部信息沟通的渠道，编写内部报刊、员工手册、宣传栏是内部公共关系工作的主要内容，也可以通过它对员工进行全面教育，提高员工素质。

（4）媒介事件。媒介事件是指社会组织为吸引新闻媒介报道而专门策划的活动。媒介事件是主动型的活动，本质就是制造新闻。在众多的免费宣传的公共关系手段中，它是一种最主动、最有效的传播方式。

（5）社会公益活动。社会组织在谋取组织自身效益的同时，还必须注重社会的整体效益，立足于长远发展，把组织的效益同整个社会的整体效益结合起来，从而获得高知名度与美誉度。组织要对社会公益事业作出一定的贡献，但组织参与社会公益活动，可以经过公共关系部门的专门筹划，通过大众传媒广而告之，借此树立良好的社会形象。

（四）公共关系评估

公共关系评估指的是根据特定的标准，对公共关系的整体策划、传播（实施）及活动效果进行测量、检查、分析和评价的过程。

（1）准备阶段。准备阶段考虑的是背景材料是否充分，有没有遗漏目标公众，提供给媒体的材料是否完善，信息内容是否正确，信息表现形式是否恰当。在这一阶段，公共关系人员应该对资料的充分性、合理性和有效性有切合实际的把握与评估。

（2）影响阶段。评估研究体现了定量化的特点。这时，需要统计发送信息的数量与信息的实际运用。如果这两个数据差距不大，说明信息内容的合适度、制作的质量还是较高的；反之，在活动中被采用得少，就得对信息内容、编写与制作水平作客观分析。统计接收到信息的公众数据，可以了解信息传播和活动开展的影响面；再统计参与组织活动的公众数据，信息传播的实际影响面有多大，就显现出来了。

（3）实施阶段。首先，对传播在知晓、态度、行为三个层次分别做了定量化的统计。其次，按预期行动的公众数进行统计，了解有多少公众采取了我们所期望的行为；而重复相关行为的公众人数的统计，这是统计有多少公众的行为是非偶然的，是真正认可组织并有良好评价的。最后，对组织目标的实现与社会文化的发展是否相一致进行评估。

第二节 医院公共关系管理

医院公共关系是医院与相关公众之间相互联系的总和，是树立医院形象进行信息双向沟通的活动，也是医院营销管理的重要组成部分。公共关系学应用到医院管理领域后，医院公共关系管理便成为一项现代医院管理职能，

医院公共关系管理是为建立并维护与员工、患者、政府、媒体等公众之间的和谐关系，取得各类公众的理解、信任与支持，塑造良好的医院形象，通过科学的管理方法和手段，对公共关系工作与活动进行计划、组织、领导和控制的动态过程。随着社会经济的不断发展，医院之间的竞争越加激烈。医院在加强医疗设备、医疗环境等硬件建设的同时，还要逐步向医疗质量、服务理念、医院形象等软实力方面发展。公共关系作为医院成功经营与管理的重要谋略，可以提高医院在公众心目中的良好形象，增强医院软实力，使医院在激烈的医疗市场竞争中处于有利地位，保证医院的可持续发展。

一、医院公共关系管理的发展

医院公共关系管理的引入是我国医疗制度改革与发展的必然结果。医院的自主发展和规模扩张使医疗行业的竞争性日益增强，为了在竞争中处于优势地位，医院与公众的联系也越来越密切。

1988年，深圳市妇女儿童医院率先成立了公共关系部，通过增挂优先号、开设特诊室、赠送营养饮食、设立公关护士等手段来加强与患者的联系，力求争取更多病源。随着市场化改革的全面展开，医疗行业的竞争不断加剧，经济效益成为医院发展的主导因素，此类公共关系活动得到进一步推广。与此同时，许多医院开始根据患者的需求来确定设立分院或急诊处的地点，研究如何建立社区声望，争取更多社会赞助。

20世纪90年代，许多医院开始运用市场营销手段，制订公共关系计划，点名手术、特殊护理等创新性的医疗项目开始全面出现，医院与新闻媒介的合作也在不断扩大。

21世纪之后，公共关系危机成为政府和医院面前的难题。时至今日，新一轮改革持续深化，网络媒体迅猛发展，医院所面临的公众关系复杂程度有增无减。随着新形势、新目标、新要求的引导和催化，医院公共关系管理的重点也从效仿企业提高经济效益、塑造品牌形象逐渐转移到促进医患和谐、服务社会公益，致力于在医院需求与公众需求中寻求平衡。

时至今日，我国医院的公共关系活动日益频繁活跃，许多大型综合性医院的公共关系管理实践都取得了一定的成果，其必要性和重要性已经得到了普遍认同，且越来越重视地区间、国际间的交流、借鉴与合作。

二、医院公共关系组织管理

医院公共关系管理是医院系统建设的一部分，作为一项管理职能，战略层面的公共关系管理通过对环境的理解来培养医院的核心竞争力，发展医院的竞争优势；策略层面的公共关系管理通过传播等实现医院对信息、舆论、声誉、形象等无形资产的管理。

社会组织设置公共关系部门的基本模式包括以下几种。

（1）部门隶属型。公共关系部门作为一个独立的部门，直接隶属于组织高层领导或者管理部门，负责管理、协调和组织内部的公共关系活动。

（2）部门并列型。公共关系部门与其他部门并列存在，负责管理组织内部的公共关系活动，与其他部门协作，共同推动组织目标的实现。

（3）高层领导直属型。公共关系部门由组织高层领导直接管理，负责制定、实施和组织公共关系活动，旨在提高组织声誉和形象。

（4）公共关系委员会型。公共关系部门作为组织内部的一个重要部门，纳入到组织委员会之中，由组织高层领导、其他部门代表和公共关系专业人员共同组成，负责制订和组织委员会内部的公共关系工作计划。

以上四种模式都有其优缺点和适用范围，组织应根据自己的实际情况选择适合自己的模式。目前，大部分医院没有专门的公共关系管理机构，其职能分散在各职能科室。规模较大的医院，完全有必要设置专门的公共关系部门统筹医院公共关系管理工作。如果没有条件，也应加强对各职能科室及管理技术骨干的公共关系教育、培训，使其能够自觉承担起各自的公共关系管理职能，并通过统一的管理规则将其整合成一套完整的体系或流程。

医院在自身资源有限的情况下，可以寻求社会支持，与社区组织、公关公司、教育机构等开展合作项目，共同推进医院公共关系管理职业培训的发展，并在此过程中发掘与培养能够胜任医院公共关系管理工作的人才队伍。同时，还可以借鉴医务社会工作的理念与方法，建立以社区为单位的公共关系管理部门，并考虑将医务社会工作者纳入医院管理系统，作为协调医患关系、联系社会公众的重要渠道。

三、常见的医院公共关系

公共关系用来保持并提升医院形象，有益于医院经营发展。常见的公共关系有医院与患者及家属的公共关系，医院与同行及相关学会、协会的公共关系，医院与政府的公共关系，医院与媒体的公共关系，医院与供应商之间的公共关系。

（一）医院与患者及家属的公共关系

这是医院经营过程中最常见的公共关系类型，医院与患者及其家属公共关系好坏的衡量标准通常来自患者满意度调查。而患者的满意度是一个综合指标，诊疗效果只是其中的一部分，它还包括医护服务态度、医院卫生、医院用餐、病房环境、病房配套用品是否完善等。

（二）医院与同行及相关学会、协会的公共关系

在同一区域内，和同行之间的比较、竞争在所难免。友好交流、理性竞争有利于双方发展，最终受益的是广大百姓。

医院要充分运用学科带头人在本区域医学会、医疗协会的影响力，进而提高医院在本区域医学界的知名度，提升医院美誉度。

另外，医院应当为医生提供进修、学习交流的机会，如参加学术论坛、技术交流、各级学会相关活动，并通过媒体渠道进行宣传。

（三）医院与政府的公共关系

医院如果能够通过自己的服务为社会医疗卫生事业添砖加瓦，使区域百姓健康受益，将会得到政府的极大认可。医院除完成本职医疗工作外，深耕科研、致力于公益慈善事业，积极参加社会活动，对于维护医院与政府公共关系、提升医院竞争力具有十分重要的意义。

（四）医院与媒体的公共关系

如今，发达的移动互联网成就了庞大的新媒体群体，新媒体宣传在当下炙手可热。在新媒体方面，随着新媒体平台运营规则及功能的日臻完善，催生了一批专业运作医疗新媒体的 MCN 公司，他们运用自身的专业优势，代理医院的新媒体运营。医院与媒体之间出于各自需求，互相依存。

（五）医院与供应商之间的公共关系

医院管理的专业性和超乎一般行业的复杂性，使医院管理层往往忽视"医院的经营同样依赖成功的采购与供应管理"这一事实。实际上，采购与供应管理对于医院经营的基础性地位表现在众多方面，如采购与供应是影响医院成本和效率的重要因素。所以，管理者要正确认识医院与供应商之间的公共关系，更确切地说是战略协作关系。

第三节　医院公共关系实务

医院公共关系的主要方法就是医院与公众之间的双向沟通，其中最重要的就是医患沟通，当然这里指的医患沟通不仅仅是医生与患者的沟通，更重要的是医院与社会公众的沟通，沟通的内容也不仅仅是患者的病情及治疗方式与手段，更多的还有围绕医疗卫生和健康服务的法律法规、政策制度、伦理道德、医疗技术与服务规范等方面，以非诊疗服务的各种方式与社会公众进行的沟通交流。这种广义的医患沟通对医院公共关系产生的社会效益和现实意义是巨大和长久的，对推动医学发展和社会进步具有积极的意义。

一、医院公共关系之医患沟通

医院与患者的公共关系体现在医患沟通上，诊疗全程医患沟通是以现代医学模式为基础，遵循循证医学，在患者就医过程中实施个体化、全方位的沟通，以保证患者的充分知情权，提高患者的满意度，促进患者康复以及和谐医患关系的发展。

（一）入院后沟通

责任护士和责任医生在规定时间内，与患者及其家属进行较深入的交流，重点介绍初步诊断、诊疗方案、预后判断、费用情况、医护流程、医院制度、住院注意事项及公众关心的事项等，让患者尽快对医院和医护的主要信息进行重点了解，并帮助患者进行角色转换。

（二）诊疗中沟通

医务人员根据患者的病情、各项检查结果、社会经济等状况，设计出合理的、有针对性的治疗方案，让患者共同参与到诊疗过程中。对重要检查的目的及结果、治疗措施、患者的病情及预后、某些治疗可能引起的严重后果、药物不良反应、手术方式、手术并发症和相关风险及防范措施、医疗药费情况等及时与患者进行充分沟通，认真听取患者或家属的意见和建议，增强患者和家属对疾病治疗的信心。

（三）出院前沟通

目前，患者出院标准还仅是停留在生理上的恢复，患者心理社会方面的康复常需在出院后一段时间内逐渐恢复。对出院患者开出康复处方，可以指导患者出院后的延续治疗、复诊安排与自我调整和康复，帮助患者建立起健康、良好的生活方式。通过出院前的医患交流，可以了解患者对医院和医务人员的诊疗与服务评价，对提高医务人员的专业水平和服务质量大有裨益。

（四）出院后随访

出院后随访是医院对曾在医院就诊的病人以通讯或其他的方式，进行定期了解患者病情变化和指导患者康复的一种观察方法。患者治疗效果的评价、满意度的提高、疗效的巩固等，都需要通过随访患者来实施。

二、医院公共关系之医学与健康教育

医院与公众沟通不畅的原因是医学信息不对称，发生了矛盾或不良后果，医院解释成效不佳，医患沟通难度很大。因此，医院要特别注重开展针对公众的医学知识信息和健康教育工作。

（一）针对患者的医学知识教育

在新的社会关系环境下，患者尤其是住院患者，迫切需要给予他们针对性强的医学与健康教育，使他们在医疗期间很快与医护人员产生共同的认知，互相理解，积极合作。这些患者需要的医学知识不是系统的、大量的，而是零碎的、少量的，但对公众却是重要的、关键的。帮助公众解答相关知识和问题，能够解开他们的心结，消解疑惑，增添其战胜疾病的信心和勇气。

（二）实施有效的健康教育

健康教育对象包括患者、家属及社会公众在内的所有人群。患者教育包括门诊教育、住院教育和社区宣教。门诊教育的内容有候诊教育、随诊教育、门诊咨询教育及健康教育处方；住院教育的内容有入院教育、住院教育和出院教育（康复教育）三个方面。

健康教育的形式是多种多样的，可以采用上课集中培训、专题讲座、板报、健康家园活动等方式。

（三）医院健康俱乐部

以公益性为特色、传播健康为主要使命的医院健康教育平台，是走向更深层次的医院公共关系方式。该平台是医院改变自身服务观念、创新健康服务形式、拓展健康服务内容、提高医患沟通成效的重要形式。健康俱乐部为患者提供健康和医疗咨询服务，提供最新的医疗和保健咨询，向大众推广健康的生活方式，引导公众正确就医、正确康复，同时也是公众在社会人群中相互沟通交流与自我教育的一个重要平台。

三、医院公共关系之信息公开

信息公开是指医院主动向社会公众公开、公示社会公众应该知道并有影响力的信息的行为。全面建立信息公开制度，促进医疗机构良性竞争是深化医改所需要进一步突破的关键问题，也是畅通医院与公众公共关系的有效途径。

（一）医疗信息公开的意义

（1）医院信息公开有助于减少公众就医的盲目性，引导公众理性就医。医院将医疗信息充分公开，直观地反映收费情况、医疗水平、业务优势，为公众选择就医提供有效、权威的参考依据，有利于公众在医院之间进行综合比较，对患者就医具有重要的导向意义。

（2）有助于增强医院的服务意识，提高医院竞争力，满足大众需求。

（3）医疗信息公开是对医院实行国家监督、社会监督和内部自我监督的重要措施，能够提高医疗服务质量，促进医院之间的良性竞争，促使整个医疗管理系统更加规范，促进医疗机构共同进步、共同发展。

（4）有助于减少医疗纠纷，构建和谐医患关系。公开医疗信息、充分尊重公众的知情权，有利于公众建立对医生的信任，化解矛盾与危机，减少医疗纠纷。

（二）医疗信息公开的内容

（1）医院的基本情况以及反映其医疗质量、费用信息、病种信息等各种医疗信息的具体数字和指标。

（2）公示各项医疗服务项目名称、项目、内涵、计价单位、价格、价格管理形式、批准文件、政府指导价及实际执行价格等有关情况。

（3）涉及公众就医的多方面信息，如科室和专家介绍，新技术、新设备，医院内外环境以及保健知识、医学知识等。

（三）医院信息公开的方法

通过网站、新闻发布会、报刊、广播、电视、宣传窗、公示栏、电子显示屏以及以微博、微信为代表的自媒体等多种方式，实现信息公开。

四、医院公共关系之医务志愿者与医务社工服务

医务志愿者是指自愿参加相关团体和组织，在自身条件许可的情况下，争取多方面共同获得利益，合理运用现有资源，帮助有一定需要的人，开展力所能及、切合实际，具有一定专业性、技能性、长期服务活动的人。医务志愿者服务弘扬的是奉献、友爱、互助、进步精神，这也是医院公共关系的重要组成。

（一）医务志愿者服务的形式

（1）社区医务志愿服务。充分发挥医务工作者的专业特长，为社区提供家庭医疗、护理咨询、心理疏导。

（2）医生义诊。将自己所学的医学知识服务群众，丰富阅历、增长才干，有利于进一步树立救死扶伤、忠于职守、乐于奉献、文明行医的新风尚，有利于净化心灵，升华医德。

（3）医院内志愿服务。为感到环境陌生的患者进行引导，帮助推轮椅，搀扶残疾人，给年老体弱患者排队挂号、取药和陪诊。对住院患者进行常规性探访，问候、关心患者，让患者感受到社会的温暖以及医务人员的关爱。

（二）志愿者服务作用

（1）医院志愿者服务不仅极大地推动了医院公共关系，对整个社会的公民道德建设也起到了非常好的积极作用。

（2）医院志愿者服务有助于提升医院的公众形象，满足公众的医疗需求。

（3）医院志愿者服务既让公众获得了支持和鼓励，又让医院形成了关怀的气氛，使"以病人为中心"的服务模式向更深层次发展，更好地体现了医院"以人为本"的人性化服务理念。

（4）医院志愿者体现了医院的服务精神与信誉，架起了公众与医院之间的桥梁，为减少医患矛盾、医患纠纷起到积极的推进作用。

（三）医务社会工作

医务社会工作是具有一定医学和人文社会专业知识的人员，运用社会工作的专业方法，协助公众解决与疾病相关的社会、经济、家庭、职业、心理等问题的一种专业社会工作。社工来自社会各界，尚无明确的社会身份定位，主要在医院从事导医导诊、患者陪同与护送、生活护理、与患者沟通交流等辅助性工作。

五、医院公共关系之与社会和媒体的沟通

医院应主动适应形势，正确处理与社会媒体的关系，提升医院综合社会形象。掌握与社会媒体沟通的原则和技巧，不断增强自身的感召力、向心力和凝聚力，让公众客观准确地了解医疗工作，共建和谐公共关系。

主动加强与媒体的沟通，加强对医院的正面宣传报道，提高公众对医院的信任度，塑造医院的良好形象，营造良好的社会环境。积极主动地为媒体提供正面的医院信息，科学地接受媒体采访，既有利于医院各项工作的顺利开展，也可以满足媒体的需要。

建立医院与媒体的沟通机制，保证与媒体信息的渠道畅通，使医院成为信息发布的权威渠道。医院提供信息既要有利于医院良好形象的维护，也要有助于医院和社会的良好沟通。

网络信息传播迅速，关注网络舆情，积极主动沟通，正确及时处理就显得非常重要。医院应主动了解民情，及时释惑民声，积极引导舆论。同时，充分利用网络平台，发挥医院服务群众的职能，最大限度地缩小和消除网络舆情对医院和医务人员造成的各种负面影响。

建立医院微博和微信公众号，及时向社会提供医疗的各类信息，便于患者对医院的多方位了解。同时，充分利用自媒体的便利与优势，主动宣传医疗机构的正面形象，树立良好的社会形象，提高社会信任度。

六、医院公共关系之医院文化与管理

优良的公共关系工作有赖于医院优秀的文化和科学管理。通过管理制度文化与精神文化的开发和建设来培育具有特色的价值观念、行为准则以及行为方式。医院文化，包含了医院的物质文化、制度文化和精神文化。正确引导医护人员的价值取向和精神面貌，向社会公众传达救死扶伤、认真负责、精益求精、文明服务的医院精神。

第十五章　医患关系与医疗纠纷处理

长期以来，如何维护和谐的医患关系、妥善处理医疗纠纷是摆在医院管理者眼前的一个复杂的课题，是医院管理的重点和难点。在新时代的公立医院的管理和实践中，医院管理者和医务工作者都必须客观、科学、实事求是地认真学习和思考。本章站在医学科学、医学伦理和医学法学的角度来探讨和研究当今形势下的医患关系的理论与实践，同时结合近期国家的最新政策和法规讨论医疗纠纷的预防和处理。

第一节　医患关系

医患关系是社会关系的一个特别方面，是医疗机构及医务人员与患者在诊疗过程中产生的特定的、复杂的医疗救治与健康指导关系。它既是一种基于医学科学与医学伦理的技术协作关系，也是基于医学法学的民事关系。医患关系的双方是医方与患方，同时还有处于双方之外的第三方。医患关系分为狭义的医患关系和广义的医患关系。狭义的医患关系是医务工作者与患者之间的关系，医方指为患者诊疗的医务人员，患方指接受治疗的患者及其家属等利益相关方。广义的医患关系是医务界和社会群体之间多方面的关系，医方由单纯的医务人员扩展为参与医疗活动的全体机构和人员，患方由单纯的求医者扩展为与求医者相关的每种社会关系。

一、医学界医患关系

在长期的医学实践中，医患关系的方式在不断地发生变化。目前，在医学界广泛认同的医患关系模式是 1956 年美国学者萨斯和荷伦德在《内科学成就》发表的《医患关系的基本模式》，根据医患互动类型、医生与患者的地位和主动性，把医患关系分为三种类型。

（1）主动—被动型。这是传统的医患关系模式，普遍存在于现代医学实践中。在医疗过程中，医生完全把握医疗的主动权、决策权，怎样医疗由医生说了算。这种模式的优点是能充分发挥医生技术的优势，缺点是否定了患者的个人意志，可能会影响疗效并为医患纠纷埋下隐患。这种模式目前一般适用于急症重伤、麻醉等意识丧失情况下的抢救医疗。

（2）指导—合作型。这是现代医学实践中医患关系的基础模型。在这种模式中，医生仍占有主导地位，患者可以有条件、有限度地表达自己的意志，但必须接受医生的解释并执行医生的治疗方案，患者属于被要求与医生合作。该模式因为有互动的成分，能较好地发挥医患双方的积极性，提高疗效、减少差错，有利于建立信任合作的医患关系。其不足之处是医患双方权利的不平等性仍较大，目前可用于急性病或危重病但头脑清醒患者的就医过程。

（3）共同参与型。这是在前两种医患关系基础上发展而来的，医生以平等的观念和言行方式，听取并尊重患者的想法，医患双方共同制订医疗方案并积极实施。这种医患关系有助于医患双方的理解沟通，提高疗效。这种模式适用于慢性病患者，而且更适用于有一定医学知识的患者。

二、法学界医患关系

医患关系的法律性质直接决定了医疗纠纷处理的规则和赔偿方式，法学理论研究的医患关系有不同的观点，具有代表性的有公益说，主张医患关系是行政法律关系；有消费说，主张医患关系是经营者和消费者之间的关系；有医疗合同说，主张医患关系是民事合同关系。根据我国的《医疗纠纷预防与处理条例》《中华人民共和国民法典》中提出的医疗损害的概念以及在医疗纠纷赔偿的处理上，适用于民事侵权的性质，可以认为在我国医患关系是一种平等的民事关系，主要体现在以下几个方面。

（1）医患双方法律地位平等。医疗机构提供医疗服务，患方接受医疗服务，医患双方的法律地位平等，既不互相隶属，又不是一方的意志强加于对方。尽管在治疗过程中医务人员占有一定的主导权，但没有剥夺患者的知情同意权及否决权，医患双方在法律上仍然是平等的。

（2）医患双方意思表达自愿。这种自愿原则贯穿于医疗行为的全过程，在医疗服务中，医院自主开展医疗服务项目，为患者提供自己能力所及的服务，除危急重症外，医疗机构可以根据患者的情况选择患者门诊治疗、住院治疗或者转院治疗。除危急重症以外，患者可以根据医方提供的各种诊疗方案自主选择适合自己的诊疗方案，当然患者更可以选择在不同层次、不同地域的医疗机构进行治疗。

（3）医疗行为等价有偿。随着我国的医疗体制改革，我国的医疗机构划分为盈利性和非盈利性两类，即便是非盈利性的医疗机构，也是在成本的基础上进行医疗收费。等价交换的原则已经在我国医疗服务领域中形成，医患关系是一种平等、自愿、等价有偿交换关系。

三、特殊医患关系

医疗行为是医疗机构运用医学知识和技术对人的健康问题或者潜在健康问题进行干预的一种服务性的社会行为。医疗行为在实施过程中受到除医学因素以外的社会因素的制约，故产生了几种特殊的医患关系。

（1）社会责任型医患关系。《医疗机构管理条例》规定，医疗机构以救死扶伤，防病治病，为公民的健康服务为宗旨，医疗机构对危重病人应当立即抢救。对限于设备或者技术条件不能诊治的病人，应当及时转诊。《中华人民共和国医师法》规定医师应当坚持人民至上、生命至上，发扬人道主义精神，对需要紧急救治的患者，医师应当采取紧急措施进行诊治，不得拒绝急救处置。医疗机构和医务人员在遇到患者处于紧急情况时，无论患者有无家属，无论患者是否缴费，都需要毫无条件地进行救治，这是医疗机构社会责任的担当。

（2）强制型医患关系。国家基于全民健康利益的要求，对医疗、预防与保健等有权利要求患方强制接受诊疗，医疗机构则相应地可以强制提供治疗服务，从而形成强制医疗关系。我国《传染病防治法》对甲类传染病病人和病原携带者，乙类传染病中的艾滋病病人，炭疽中的肺炭疽病人，予以隔离治疗；拒绝隔离治疗或隔离未满擅自脱离隔离治疗的，可以由公安部门协助医疗机构采取强制隔离治疗措施。

医患双方在本质上是利益共同体，有着共同战胜疾病、恢复健康的目标。战胜疾病需要医生的精湛医术，也需要患者战胜疾病的信心和积极配合。对抗疾病是医患双方的共同责任，只有医患双方共同配合，积极治疗，才能取得良好的治疗效果。医患双方在抵御和治疗疾病过程中的位置同等重要，患者康复的愿望要通过医方去实现，医方也在诊疗疾病的过程中加深了对医学科学的理解和认识，提升了诊疗技能。

第二节 医患沟通

医患关系分为狭义的医患关系和广义的医患关系，医患沟通也分为狭义的医患沟通和广义的医患沟通。狭义的医患沟通是医疗机构的医务人员与患者或者其家属就患者的诊疗行为进行的沟通交流。而广义的医患沟通则是在医疗卫生健康工作中，医患双方围绕诊疗服务、健康及心理和社会等相关因素，通过医患双方的多途径交流，使医患双方形成共识并建立信任合作关系，指引医护人员为患者提供优质的医疗服务，达到维护健康、促进医学发展的目的。医患沟通不仅是长久以来医疗卫生领域中的重要实践活动，也是当代经济社会发展过程中凸显出来的医学学术范畴。

一、医患沟通的基础

能够进行良好的医患沟通是医疗机构和医务人员的基本素质要求。医疗机构与医务人员要做好医患沟通，需充分了解患者的需求，尊重患者的权利，这是良好医患沟通的前提和基础。

（1）患者的需求。患者到达医院后，第一，患者需要生命安全，患者和家属最期盼的是早日康复。第二，患者需要特别生理活动。患者由于伤病，身体和心理处于一种非正常的应急状态，生理需要格外强烈，且有着个性化的特点。第三，患者需要伤病相关信息。对于患者和家属来说，不知晓伤病相关的准确信息是相当担忧和焦虑的。患者和家属非常迫切地想知道伤病的诊断结论、治疗方案、预后结果、康复指导、医疗费用等翔实的信息，以做好充分的心理和相关准备。第四，患者需要关爱和归属，患者的心理非常脆弱，特别需要获得亲友和别人的体贴、同情及关心，还需要在医院有归属感，渴望得到医务人员的认同。第五，患者需要被尊重。患者在身体上、心理上都有一定的挫败感，本能地有要维护尊重的需求。第六，患者需要高质量生存。随着经济社会的进步，人们生活水平和质量显著提高，在不断丰富的需要中强化了高质量健康生存的需要。第七，患者需要合理支出，绝大多数的患者认同看病应花合理的钱，即就医过程中可以产生合理支出，超出合理支出则会影响患者的感受。

（2）患者的权利。患者的权利主要有六个方面。①生命健康权，该项权利来自《中华人民共和国宪法》相关规定，它是公民最基本的人格权。在医疗服务过程中，给予患者善意对待，这是一种道德要求，是和谐医患关系的关键。②享受医疗服务权，该项权利源自《中华人民共和国宪法》，非法定情况下，任何医疗机构和医务人员不得拒绝为患者提供医疗服务，且必须提供与患者健康状态相一致的医疗服务，如不具备条件，则应及时转诊。③知情同意权，包括获得相关信息权、获得相应解释权、拒绝与同意权。

知情同意权，在国家《中华人民共和国民法典》《医师法》等均有相应规定。《中华人民共和国民法典》规定，医务人员在诊疗活动中应当向患者说明病情和医疗措施。需要实施手术、特殊检查、特殊治疗的，医务人员应当及时向患者具体说明医疗风险、替代医疗方案等情况，并取得其明确同意；不能或者不宜向患者说明的，应当向患者的近亲属说明，并取得其明确同意。④隐私权，是一项基本人格权。隐私是自然人不愿向外人泄露的私人生活信息。《中华人民共和国民法典》规定，医疗机构及其医务人员应当对患者的隐私和个人信息保密；泄露患者的隐私和个人信息，或者未经患者同意公开其病历资料的，应当承担侵权责任。⑤获得医疗损害赔偿的权利，该项权利是一项获得救济的权利，又称求偿权。《中华人民共和国民法典》规定，患者在诊疗活动中受到损害，医疗机构或者其医务人员有过错的，由医疗机构承担赔偿责任。医务人员在诊疗活动中未尽到与当时的医疗水平相应的诊疗义务，造成患者损害的，医疗机构应当承担赔偿责任。因药品、消毒产品、医疗器械的缺陷，或者输入不合格的血液造成患者损害的，患者可以提出赔偿。

二、医患沟通的原则

（1）以患者健康为本。医疗卫生服务，一方面要尽可能满足患者治愈身体疾病的需求，另一方面要对患者给予尊重、关爱、同情等精神慰藉。医患沟通的重要目的就是给患者更多人文关怀，促进其身体健康与心理健康相和谐。

（2）维护患方权益。医患沟通作为医疗行为的重要组成部分，在保护患者权益方面发挥着其他具体医疗行为不可替代的作用。通过医患沟通与交流，保护患方的平等医疗权、疾病认知权、知情同意（选择）权、个人隐私权、医疗赔偿权、监督医疗过程权等。因此，医务人员必须将维护患方合法权益作为重要的职业操守，并用医患沟通这个有效的方式加以实现。

（3）注重诚信行医。诚信是医疗机构和医务人员赖以生存和发展的基石，只有重诚信，才能建立良好的医患关系。作为医疗机构和医务人员，首先要主动赢得患者的信任，医务人员只有在医疗服务的各环节中，言行举止诚实、守信，才能获得患者的信任和配合，增强患者的依从性，赢得患者的尊重。医患沟通中的诚信，不仅是语言的真实，更是医务人员恪守医德、遵章守法的行为和优良医疗能力的综合体现。

（4）尊重医学科学。医患沟通是医疗专业服务信息在医患双方的传递，医患沟通的核心内容都与之相关。医务人员应把握好尊重医学科学与实施人文关怀的尺度，以医学科学作为沟通之基础，将人文关怀作为沟通之目标，客观真实地传达诊断、治疗、风险及预后医学科学信息，从而使患方全面、正确地认知医疗相关信息。

（5）有效表达信息。医务人员只有有效地表达信息，医患才能产生共识进而分享利益。在诊疗过程中，医方往往较患方强势且主动，因此医务人员必须有效地表达医方的各种信息。研究表明，医务人员的肢体（行为）语言和口头语言对患方影响最大，效果更好，患方的感知度最高，这两类语言信息直接体现了医者救死扶伤的态度和医学人文精神。

（6）密切医患合作。医患沟通需要医患全程合作，医务人员要主动沟通，才能保持畅通的信息渠道，这是医患沟通的前提；医务人员要积极引导患方，耐心倾听患者陈述，充分告知患方相关医疗信息，在让患方参与医疗决策的过程中，给予医学专业的指导。

三、医疗机构医患沟通管理

2019 年，我国卫生健康委员会出台了《医疗机构投诉管理办法》，对医疗机构及医务人员的医患沟通提出了明确规定。

医疗机构应当提高医务人员职业道德水平，增强服务意识和法律意识，注重人文关怀，加强医患沟通，努力构建和谐的医患关系。建立健全医患沟通机制，完善医患沟通内容，加强对医务人员医患沟通技巧的培训，提高医患沟通能力。可以结合实际情况，制定医疗风险告知和术前谈话制度，规范具体流程，以患者易懂的方式和语言充分告知患者，并取得其书面同意。

医务人员应当恪守职业道德，以患者为中心，热情、耐心、细致地做好本职工作，把对患者的尊重、理解和关怀体现在医疗服务全过程。对患者在诊疗过程中提出的咨询、意见和建议，应当耐心解释、说明，并按照规定进行处理；对患者就诊疗行为提出的疑问，应当及时予以核实、自查，并与患者沟通，如实说明情况。同时，应当尊重患者依法享有的隐私权、知情权、选择权等权利，根据患者病情、预后以及患者的实际需求，突出重点，采取适当方式进行沟通。医患沟通中有关诊疗情况的重要内容应当及时、完整、准确记入病历，并由患者签字确认。

四、医患沟通障碍

医患沟通障碍，是由于不同的原因造成医患之间不能正常沟通，造成误会，引发矛盾，以至于造成医患利益均发生损失的行为。医患沟通障碍的形式和原因多种多样，本章按后果的严重程度将医患沟通障碍分为医患误解、医患分歧、医患矛盾、医患纠纷。医患误解、医患分歧属于轻型医患沟通障碍，不会对医疗机构及医务人员造成直接影响，但会影响医疗机构的整体形象，影响医疗机构的客户黏性。医患矛盾、医患纠纷属于恶性医患沟通障碍，会对医疗机构及医务人员造成即时的影响，带来经济和声誉的损失。

（1）医患误解：指医疗机构或医务人员与患者及家属在某方面的信息沟通不畅，或对患者的医疗服务有不周之处，或因患方因素没有与医方有效沟通，在没有造成不良后果的前提下，仅使患者及家属有一些不满情绪，产生误解，影响范围较小或未产生直接影响。医务人员一般感觉不到这种情况的发生，这是最轻微的医患沟通障碍，常见于医护人员服务态度不热情、与患者及家属接触较少、怠于回答患方问题等等。

（2）医患分歧：指医疗机构或医务人员与患方某些信息沟通不良，或对患者的医疗及服务有明显的欠缺，虽未造成明显身体损害，但给患方造成不良心理刺激，使患者及家属较为不满。这些分歧尚属于患者或其家属能够接受的范围，医务人员可以明显感受到患者及家属的不满，常见于医护人员服务态度冷漠、训斥患者或家属，检查或治疗未征求患者及家属意见、侵犯隐私、交代病情不清、诊断或治疗的小失误造成多支出费用等。

（3）医患矛盾：指医疗机构或医务人员与患方存在重要信息沟通不良或在医疗服务过程中有明显的意外或差错，造成患者身体或心理产生一定的损害，处理不妥；或因医患分歧没有认真处理反馈，引发事态复杂化等，使得患者及家属强烈不满，投诉到医院相关部门而产生一定影响。

（4）医患纠纷：指医疗机构与患者或者患者近亲属之间产生的纠纷。医患纠纷包括基于医疗过错争议产生的医疗纠纷，也包括与医疗过错无关的其他医患纠纷。常见的医患纠纷的原因有诊断失察、治疗失误、知情缺失、服务欠缺等。诊断失察是由于医务人员未遵守诊断学基本标准和要求，在询问病史、体格检查及实验室检查等诊断过程中，明显疏漏重要信息，导致诊断不准确或错误。治疗失误是由于医护人员未掌握患者病情变化和医疗条件改变等信息，实施了不当或错误的治疗方案，致使患者治疗无效或造成损害、死亡等。知情缺失是医护人员在医疗过程中，忽视患方的知情同意权，未告知或未及时告知患者病情、治疗方案、风险程度、预后情况及医疗费用等患者及家属特别关注的信息，而实施医方单独制订的诊疗措施。不尊重患者及家属知情同意选择权的行为本身就会引发医患矛盾，如果由此造成不良后果，其医患纠纷或医患冲突的可能性将会明显增大。服务欠缺是医务人员在服务过程中，由于种种人为因素，给患者及其家属带来身心不良刺激，甚至人身损害等。虽然是服务及管理环节的问题，但同样会造成医患矛盾或医患纠纷。

第三节　医疗纠纷预防

医疗纠纷是医患纠纷的一部分，是指医患双方因诊疗活动引发的争议，是比较严重的医患沟通障碍。医疗纠纷不同于医疗事故，医疗事故是医方存在主观过错，且过错造成了患者的损伤。医疗纠纷的范围则宽泛了很多，无论医方有没有过错，无论患方有没有具体的损失，只要双方因诊疗活动引发争议，即可造成医疗纠纷。医疗纠纷不能完全杜绝，但很多纠纷可以预防。

一、提高医疗质量

医疗纠纷是医患双方因诊疗活动发生争议，发生争议的原因在很大程度是医疗质量发生欠缺，患者没有在诊疗活动中得到法律法规或者正常认知范围内的医疗效果。因此，提高医疗质量是预防医疗纠纷的第一举措。

2016年，国家卫生和计划生育委员会发布了《医疗质量管理办法》，从国家卫生行政管理、医疗机构管理、医务人员等各方面提出了要求，提高医疗质量。

在卫生行政管理层面，国家需要深化医药卫生体制改革，建立医疗质量安全管理体系，规范诊疗活动，改善医疗服务，提高医疗质量，预防、减少医疗纠纷。卫生行政主管部门加强了对医疗机构落实医疗质量安全管理制度督促，建立了全国医院质量监测系统，国家医疗质量管理与控制信息网及时发布各专业最新的诊疗指南和操作规范以及医疗质量控制指标，组织开展医疗质量安全评估，分析医疗质量安全信息，针对发现的风险制定防范措施。

医疗机构制定并实施医疗质量安全管理制度。建立医疗机构内部院科两级质量管理体系，落实医疗质量管理主体责任，设置医疗服务质量监控部门或者配备专（兼）职人员，加强对诊断、治疗、护理、院感、药事、输血、检验、检查等工作的规范化管理，优化服务流程，实行全流程管控，提高服务水平。建立严密、适用的医务人员培训机制，对医务人员进行医疗卫生法律法规、规章和诊疗的相关培训，监督、指导医务人员在诊疗工作中依照相关规范开展医疗服务。同时，开展遵循临床诊疗指南、临床技术操作规范、行业标准和临床路径等有关要求的培训和督查工作，并指导临床科室开展自查。

医疗机构及医务人员在诊疗活动中应建立以患者为中心的服务理念，加强人文关怀，严格遵守医疗卫生法律法规、规章，遵循临床诊疗指南、临床技术操作规范、医学伦理规范、行业标准和临床路径等有关要求开展诊疗工作。

医疗质量管理与控制涉及医院全院、临床诊疗服务全过程，医疗机构所有人员、设施设备、环境都需纳入医疗质量管理和控制的范围,加强对医疗风险的管理,完善医疗风险的识别、评估和防控措施,定期检查落实,及时消除隐患。

二、医疗技术临床应用管理

医疗技术能力是医院提供安全、有效医疗服务的基础,也是预防和减少医疗纠纷的重要环节。为加强对医疗技术临床应用的管理,2009 年国家卫生部发布了《医疗技术临床应用管理办法》,2018 年国家卫健委进行了修订。医疗技术临床应用遵循科学、安全、规范、有效、经济、符合伦理的原则,对安全性、有效性不确切的医疗技术,医疗机构不得开展临床应用。

国家建立医疗技术临床应用负面清单管理制度,临床应用安全性、有效性不确切的技术,存在重大伦理问题的技术,已经被临床淘汰的技术和未经临床研究论证的医疗新技术列为禁止类医疗技术,禁止临床应用。禁止类技术目录由国家卫健委制定发布或者委托专业组织制定发布,并根据情况适时予以调整。将部分技术难度大、风险高,对医疗机构的服务能力、人员水平有较高专业要求,需要设置限定条件的技术;需要消耗稀缺资源的技术;涉及重大伦理风险的技术和存在不合理临床应用,需要重点管理的技术列为限制类医疗技术,是国家医疗技术管理的监管重点。对于限制类技术,国家从开展项目数量、备案完成率及每项技术的系统填报率、平均住院日、死亡率等方面进行监测。

医疗机构开展医疗技术服务应当与其技术能力相适应,医务人员的技能要求、相应的药品和设备设施功能要求、开展医疗技术的环境要求等,均须达到相关标准要求,以避免为患者带来额外的风险和医疗资源的浪费,引发医疗纠纷甚至医疗事故。采用医疗新技术的,应当开展技术评估和伦理审查,确保其安全有效、符合伦理,且须经过患者及家属知情同意,这是减少医疗纠纷的有力保证。

医疗机构药品、医疗器械、消毒药剂、血液等的进货查验、保管等,严格执行有关法律法规的规定,禁止使用无合格证明文件、过期等的药品、医疗器械、消毒药剂、血液等。

三、尊重患者知情同意权

预防医疗纠纷,重在医患沟通。在诊疗活动中,医患双方应互相尊重,理智沟通,遵守有关法律法规的规定。医疗机构及医务人员在诊疗活动中要保障患者生命权、健康权、知情权、选择权、隐私权等法定权利,开展医疗服务,履行告知义务,按照相关规定取得患者或其亲属的同意认可,手术、特殊检查、特殊治疗还应获得患者或其亲属明确同意的资料(包括但不限于书面同意、录音录像和律师公证等)。告知是让患者或其亲属理解医疗服务的局限性,了解各种诊疗方式的成本、获益和风险,方便患方自主选择。紧急情况下不能取得患者或者其近亲属意见的,经医疗机构负责人或者授权的负责人批准，可以立即实施相应的医疗措施。开展手术、特殊检查、特殊治疗等具有较高医疗风险的诊疗活动，应提前预备应对方案，主动防范突发风险。

医疗机构应建立健全医患沟通机制，对患者在诊疗过程中提出的咨询、意见和建议，给予耐心解释、说明，并按照规定进行处理；对患者就诊疗行为提出的疑问，应当及时予以核实、自查，并指定有关人员与患者或者其近亲属沟通，如实说明情况。

四、加强健康教育，普及医学知识

医患双方掌握医学和健康知识的悬殊造成了医学信息的不对称，患者对医务人员的诊疗工作不理解、不配合，医方解释成效不佳，医患沟通难度很大。给予患者针对性强的医学与健康教育，使患者能够在医疗期间与医护人员产生共识，互相理解，积极合作。患者需要了解的医学知识琐碎，但很重要，及时帮助患者解答相关问题，能够解开他们的心结，消解疑惑，增添其战胜疾病的信心和勇气。

健康教育的对象包括患者及家属，根据不同患者的不同要求开展不同方式的健康教育。患者教育包括门诊教育和住院教育，门诊教育的内容有候诊教育、随诊教育、门诊咨询教育及健康教育处方；住院教育的内容有入院教育、住院教育和出院教育（康复指导）三个方面。

患者健康教育，就是要分析了解患者的需求，确定健康教育的目标，拟订教育计划，确定健康教育的时间、场合及内容，选择合适的教育方法，实施健康教育计划，最后还要对健康教育进行评价。健康教育要主动、热情、充满信心，以满足患者的心理需要，要站在患者的立场上，建立密切的医患关系。

第四节　医疗机构投诉管理

医疗投诉主要是指患者及其家属等有关人员对医疗机构提供的医疗、护理服务及环境设施等不满意，以来信、来电、来访等方式向医疗机构反映问题，提出意见和要求的行为。医疗投诉所反映的问题有大有小，其中包含医患误解、医患分歧、医患矛盾、医患纠纷等各个方面，这些问题能够在医院内解决，是医疗机构化解矛盾、保持良好形象的有效手段。2019年，国家卫健委出台《医疗机构投诉管理办法》，要求医疗机构设置专门投诉接待场所，建立畅通、便捷的投诉渠道，在显著位置公布投诉处理程序、地点、接待时间和联系方式，及时掌握患者的诉求。

一、医疗投诉接待

医疗机构投诉接待参照患者就诊流程，实行首诉负责制。患者及家属向有关部门、科室投诉，接待投诉的部门、科室工作人员应当热情接待，对于能够当场协调处理的，应当尽量当场协调解决；对于无法当场协调处理的，接待部门或者科室应当主动将患者引导到投诉管理部门，不得推诿、搪塞。投诉接待人员应认真听取患者意见，耐心细致地做好解释工作，核实相关信息，如实记录患者反映的情况，及时留存书面投诉材料。

二、医疗投诉处理

医疗机构投诉管理部门接到投诉后，应当及时向当事部门、科室和相关人员了解、核实情况，在查清事实、分清责任的基础上提出处理意见，并反馈给患者。能够当场核查处理的，及时查明情况；确有差错的，立即纠正，并当场向患者告知处理意见。涉及医疗质量安全、可能危及患者健康的，立即采取积极措施，避免或者减轻对患者身体健康的损害，防止损害扩大。情况较复杂，需调查、核实的，一般于接到投诉之日起五个工作日内向患者反馈相关处理情况或者处理意见。涉及多个科室，需组织、协调相关部门共同研究的，于接到投诉之日起十个工作日内向患者反馈处理情况或者处理意见。投诉内容涉及医疗纠纷的，接待人员应当告知患者按照医疗纠纷处理的相关法律法规规定，积极协商；不能协商解决的，引导患者通过调解、诉讼等途径解决，并做好解释疏导工作。投诉涉及医疗机构工作人员违法违纪问题的，投诉管理部门应当及时移交相关职能部门依法依规处理。发生重大医疗纠纷的，医疗机构按照规定向所在地县级以上地方卫生健康主管部门报告。

三、医疗投诉的特殊管理

医疗机构应当保护与投诉相关的患者和医务人员隐私，妥善应对舆情，严禁发布违背或者夸大事实、渲染投诉处理过程的信息。

投诉涉及的部门、科室和相关人员应当积极配合投诉管理部门开展投诉事项调查、核实、处理工作。

对反复接到相同或者相似问题的投诉，医疗机构投诉管理部门应当汇总并报告医疗机构负责人，医疗机构对有关投诉可视情况予以合并调查，对发现的引发投诉的环节或者多次引发投诉的医务人员应当根据调查结果，及时予以相应处理。

对投诉已经处理完毕，患者对医疗机构的处理意见有争议并能够提供新情况和证据材料的，按照投诉流程重新予以处理。

医疗机构工作人员有权对医疗机构管理、服务等各项工作提出意见、建议，医疗机构及投诉管理等有关部门应当予以重视，并及时处理、反馈。

临床一线工作人员，对于发现的药品、医疗器械、水、电、气等医疗质量安全保障方面的问题，应当向投诉管理部门或者有关职能部门反映，投诉管理等有关部门应当及时处理、反馈。

投诉接待人员在接待场所发现患者有自杀、自残和其他过激行为，或者侮辱、殴打、威胁投诉接待人员的行为，应当及时采取控制和防范措施，同时向公安机关报警，并向当地卫生健康主管部门报告；对接待过程中发现的可能激化矛盾，引起治安案件、刑事案件的投诉，应当及时向当地公安机关报告，依法处理。

第五节　医疗纠纷处理

医疗纠纷发生后，医疗机构应积极应对，遵循公平、公正、及时的原则，实事求是，依法处理。目前，医疗纠纷处理的途径有双方协商、人民调解、行政调解、提起诉讼等。在实际案例中应用较多的是协商解决和诉讼解决，人民调解和行政调解应用较少。

一、医疗纠纷处理前期工作

发生医疗纠纷后，医疗机构专职部门应主动与患者或者患者的近亲属沟通，安抚患者或家属情绪，告知解决医疗纠纷的合法途径。

病历封存。封存、启封病历资料应当在医患双方在场的情况下进行。封存的病历资料可以是原件，也可以是复制件，由医疗机构保管。为了不影响病历的正常使用，在实践中经患方同意最好封存复印件。病历尚未完成而需要封存的，对已完成病历先行封存；未完成病历按照规定完成后，再对后续完成部分进行封存。医疗机构对封存的病历开列封存清单，医患双方签字或者盖章，各执一份，封存、启封过程可进行录音录像。

其他物证封存。疑似输液、输血、注射、用药等引起不良后果的，医患双方共同对现场实物进行封存、启封，封存的现场实物由医疗机构保管。需要检验的，由医患双方共同委托或由医疗机构所在地县级卫生主管部门指定依法具有检验资格的检验机构进行检验。疑似输血引起不良后果，需要对血液进行封存保留的，由医疗机构通知提供该血液的血站派员到场。

尸体检验。患者死亡，医患双方对死因有异议的，应进行尸体检验。无冷冻条件的，在患者死亡后48小时内进行尸检；具备尸体冻存条件的，可以延长至七日。尸检必须经死者近亲属同意并签字，拒绝签字的，视为死者近亲属不同意进行尸检。

二、医疗纠纷鉴定

医疗纠纷发生后，医患双方很难对医疗机构是否有过错、过错的责任程度达成共识，需要启动医疗纠纷鉴定。医疗纠纷鉴定目前有两种方式，医疗事故鉴定和医疗损害鉴定，均具有法律效力。

（一）医疗事故鉴定

医疗事故源于1987年的《医疗事故处理办法》，于2002年废止，改为《医疗事故处理条例》。医疗事故是指医疗机构及其医务人员在医疗活动中，违反医疗卫生管理法律、行政法规、部门规章和诊疗护理规范、常规，过失造成患者人身损害的事故。

医疗事故纠纷鉴定启动程序有三种方式，分别为医患双方共同委托鉴定、卫生行政部门组织鉴定和法院指定鉴定。

医疗事故的构成要件，必须是合法的医疗机构及其医务人员违反了医疗卫生管理法律、法规和诊疗护理规范、常规，医疗事故的直接行为人在诊疗护理中存在主观过失，患者存在人身损害后果，医疗行为与损害后果之间存在因果关系。根据对患者人身造成的损害程度，医疗事故分为四级。造成患者死亡、重度残疾或植物生存的属于一级医疗事故，造成患者中度残疾、器官组织损伤导致严重功能障碍的属于二级医疗事故，造成患者轻度残疾、器官组织损伤导致一般功能障碍的属于三级医疗事故，造成患者明显人身损害后果的为四级医疗事故。在医疗事故中，医疗过失行为责任程度分为完全责任、主要责任、次要责任、轻微责任。专家鉴定组根据双方当事人提供的书面材料、陈述及答辩等进行讨论，根据半数以上专家鉴定组成员的一致意见形成鉴定结论。

（二）医疗损害鉴定

医疗事故鉴定在司法机关处理医患纠纷过程中具有很大的局限性，所以在处理医疗纠纷中无论是医患双方协商、人民调解、行政调解、诉讼解决医患纠纷，往往采用医疗损害鉴定。根据最高人民法院《关于审理医疗损害责任纠纷案件适用法律若干问题的解释》，医疗损害鉴定可由法院委托，但可以由医患双方选择鉴定机构，如医患双方达不成协议，则法院可依法指定。

在委托鉴定前，双方当事人对鉴定材料进行质证，对双方提供的证据认可后填写委托鉴定书，鉴定人严格按照委托鉴定的事项和要求进行鉴定。医疗损害鉴定的事项有医疗机构实施诊疗行为有无过错，诊疗行为与损害后果之间是否存在因果关系以及原因力大小，医疗机构是否尽到了说明义务、取得患者或其亲属书面同意的义务，医疗产品是否有缺陷、该缺陷与损害后果之间是否存在因果关系以及原因力的大小，患者损伤残疾程度，患者的护理期、休息期、营养期，其他专门性问题。鉴定意见按照导致患者损害的全部原因、主要原因、同等原因、次要原因、轻微原因等关系，表述诊疗行为或者医疗产品等造成患者损害的原因力大小。

三、医疗纠纷处理

目前，医疗纠纷处理的途径有双方协商、人民调解、行政调解、提起诉讼等。

（1）协商处理医疗纠纷。根据自愿、合法、平等的原则，尊重客观事实，尊重当事人的权利，医患双方文明、理性地表达意见和要求。协商确定赔付金额以事实为依据，不应畸高或者畸低，医患双方经协商达成一致的，签署书面和解协议书。目前，协商处理医疗纠纷多应用于医疗机构过错程度较小，赔偿额度不大的小型纠纷，分歧较大或者数额较高的医疗纠纷，鼓励医患双方通过人民调解的途径解决。

（2）人民调解处理医疗纠纷。由医患双方共同向医疗纠纷人民调解委员会提出申请，一方申请调解的，医疗纠纷人民调解委员会在征得另一方同意后进行。医疗纠纷人民调解委员会若获悉医疗机构发生重大医疗纠纷，可以主动开展工作，引导医患双方申请调解。医患双方经人民调解达成一致的，医疗纠纷人民调解委员会制作调解协议书。调解协议书经医患双方签字或者盖章，人民调解员签字并加盖医疗纠纷人民调解委员会印章后生效。

（3）行政调解医疗纠纷。申请医疗纠纷行政调解的，由医患双方共同向医疗纠纷发生地县级人民政府卫生主管部门提出申请；一方申请调解的，医疗纠纷发生地县级人民政府卫生主管部门在征得另一方同意后进行调解。卫生主管部门自收到申请之日起五个工作日内作出是否受理的决定，自受理之日起 30 个工作日内完成调解。需要鉴定的，鉴定时间不计入调解期限。医患双方经卫生主管部门调解达成一致的，签署调解协议书。超过调解期限未达成调解协议的，视为调解不成。

（4）司法诉讼处理医疗纠纷。发生医疗纠纷，当事人协商、调解不成的，可以依法向人民法院提起诉讼，当事人也可以直接向人民法院提起诉讼。诉讼处理医疗纠纷按照《中华人民共和国民事诉讼法》进行。

第六节　医疗损害法律责任

医疗损害责任是医疗机构及医务人员因过失造成患者生命权、健康权、身体权受到侵害，造成致伤、致残、致死的后果以及其他损害应承担的法律责任。承担责任的方式有民事责任、行政责任和刑事责任。民事责任的承担方式有停止侵害、排除妨碍、消除危险、返还财产，恢复原状、赔偿损失、消除影响和赔礼道歉。医疗损害承担责任的方式以民事责任为主，最经常使用的是民事赔偿责任。

《最高人民法院关于审理人身损害赔偿案件适用法律若干问题的解释》规定，因生命、身体、健康遭受侵害，赔偿权利人起诉请求赔偿义务人赔偿物质损害和精神损害的，人民法院应予以受理。赔偿权利人是指因侵权行为或者其他致害原因直接遭受人身损害的患者以及死亡患者的近亲属。赔偿义务人是指因侵权行为以及其他致害原因依法应当承担民事责任的医疗机构。《中华人民共和国民法典》第六章规定，患者在诊疗活动中受到损害，医疗机构或者其医务人员有过错的，由医疗机构承担赔偿责任，即医务人员的过错属于职务过错行为。

医疗损害民事赔偿的项目有医疗费、误工费、护理费、交通费、住院伙食补助费、营养费、残疾赔偿金、残疾辅助器具费、丧葬费、死亡赔偿金、被扶养人生活费、精神抚慰金等。

医疗费：根据医疗机构出具的医药费、住院费等收款凭证，结合病历和诊断证明等相关证据确定。如果医疗机构对受损害患者治疗的必要性和合理性有异议的，由医疗机构承担相应的举证责任。医疗费的赔偿数额，按照一审法庭辩论终结前实际发生的数额确定。器官功能恢复训练所必要的康复费、适当的整容费以及其他后续治疗费，受损害患者可以待实际发生后另行起诉。但根据医疗证明或者鉴定结论确定必然发生的费用，可以与已经发生的医疗费一并予以赔偿。

误工费：根据受损害患者的误工时间和收入状况确定。误工时间根据受损害患者接受治疗的医疗机构出具的证明确定。受损害患者因伤致残持续误工的，误工时间可以计算至定残日前一天。受损害患者有固定收入的，误工费按照实际减少的收入计算，无固定收入的按照其最近三年的平均收入计算；不能举证证明其最近三年的平均收入状况的，可以参照受诉法院所在地相同或者相近行业上一年度职工的平均工资计算。

护理费：根据护理人员的收入状况和护理人数、护理期限确定。护理人员有收入的，参照误工费的规定计算；护理人员没有收入或者雇佣护工的，参照当地护工从事同等级别护理的劳务报酬标准计算。护理人员原则上为一人，但医疗机构或者鉴定机构有明确意见的，可以参照确定护理人员人数。护理期限计算至受损害患者恢复生活自理能力时止。受损害患者因残疾不能恢复生活自理能力的，可以根据其年龄、健康状况等因素确定合理的护理期限，但最长不超过二十年。受损害患者定残后的护理，应当根据其护理依赖程度并结合配制残疾辅助器具的情况确定护理级别。

交通费：根据受损害患者及其必要的陪护人员因就医或者转院治疗实际发生的费用计算。交通费应当以正式票据为凭；有关凭据应当与就医地点、时间、人数、次数相符合。

住院伙食补助费：可以参照当地国家机关一般工作人员的出差伙食补助标准予以确定。受损害患者确有必要到外地治疗，因客观原因不能住院，受害人本人及其陪护人员实际发生的住宿费和伙食费，其合理部分应予以赔偿。

营养费：根据受损害患者伤残情况参照医疗机构的意见确定。

残疾赔偿金：根据受损害患者丧失劳动能力程度或者伤残等级，按照受诉法院所在地上一年度城镇居民人均可支配收入标准，自定残之日起按二十年计算。六十周岁以上的，年龄每增加一岁减少一年；七十五周岁以上的，按五年计算。受损害患者因伤致残但实际收入没有减少，或者伤残等级较轻但造成职业妨害严重影响其劳动就业的，可以对残疾赔偿金作相应调整。

残疾辅助器具费：按照普通适用器具的合理费用标准计算。伤情有特殊需要的，可以参照辅助器具配制机构的意见确定相应的合理费用标准。辅助器具的更换周期和赔偿期限参照配制机构的意见确定。

丧葬费：按照受诉法院所在地上一年度职工月平均工资标准，以六个月总额来计算。

死亡赔偿金：按照受诉法院所在地上一年度城镇居民人均可支配收入标准，按二十年计算。六十周岁以上的，年龄每增加一岁减少一年；七十五周岁以上的，按五年计算。

被扶养人生活费：计入残疾赔偿金或者死亡赔偿金。被扶养人生活费根据扶养人丧失劳动能力程度，按照受诉法院所在地上一年度城镇居民人均消费支出标准来计算。被扶养人为未成年人的，计算至十八周岁；被扶养人无劳动能力又无其他生活来源的，计算二十年。六十周岁以上的，年龄每增加一岁减少一年；七十五周岁以上的，按五年计算。

精神抚慰金：医疗机构或者医务人员因故意或者重大过失侵害患者具有人身意义的特定物造成严重精神损害的，患者及家属有权请求精神损害赔偿。

参考文献

[1] 白雪，方鹏骞.我国公立医院领导体制及其运行机制分析 [J].中国医院管理，2020，40（8）：1-2.

[2] 贾秀涛，管仲军.公立医院加强党的领导的历史逻辑及经验启示 [J].卫生软科学，2024，38（3）：1-6.

[3] 梁惠萍.新形势下医院人力资源管理中的绩效管理措施探讨 [J].中国管理信息化，2024，27（1）：27-30.

[4] 章丹妮.优化公立医院人力资源管理，构建和谐劳动关系 [J].人力资源，2024（8）：72-73.

[5] 吴小红.医疗核心制度是质量与安全的底线 [J].中国卫生质量管理，2023，30（2）：8.

[6] 赵玉玲，苏世彪，严明波.建立医疗核心制度常态化督导长效机制的实践探索 [J].当代医学，2021，27（6）：120-122.

[7] 高明，郭扬帆，何敬成.智慧医院应急管理在医疗护理质量安全体系中的实践研究 [J].中国卫生标准管理，2024，15（1）：6-11.

[8] 刘杰，郑怀宇，周增娜.加强医院药房药事管理对临床合理用药与用药安全的作用 [J].中医药管理杂志，2024，32（10）：66-69.

[9] 何楠.全方面优化公立医院人事薪酬与绩效管理模式 [J].人力资源，2024（2）：70-71.

[10] 胡杨.新医改背景下公立医院绩效管理体系的优化措施 [J].财经界，2024（16）：69-71.

[11] 蒋琳.医院绩效管理与运营成本控制研究 [J].中国总会计师，2024（4）：126-128.

[12] 唐超.新形势下医疗法律难点指引 [J].中国医院院长，2023，19（20）：90.

[13] 吴小红.落实核心制度筑牢安全防线 [J].中国卫生质量管理，2021，28（02）：8.

[14] 陈丽华，黄孔丽，施晓黎.三级联动专项质量管理在医院护理质量管理中的应用 [J].中医药管理杂志，2020，28（24）：128-130.

[15] 李惠苑.新常态下公立医院加强固定资产精细化管理路径研究 [J].财经界，2023（26）：45-47.

[16] 尹慧子，白越，张慧敏.物联网技术下公立医院固定资产效能管理动态监测分析 [J].中国卫生经济，2023，42（11）：66-68.

[17] 胡雨薇，冯晴.四川省公立医院国有资产管理绩效评价体系构建研究 [J].卫生软科学，2024，38（06）：18-22.

[18] 朱雯，周翔.医院数据资产管理框架研究 [J].中国卫生信息管理杂志，2024，21（03）：336-341.

[19] 王志成，徐婷婷.用新理念新模式打造高效优质的医院后勤服务 [J].中国管理信息化，2022，25（7）：116-118.

[20] 金琰，杜贵鹃，舒亚玲，等.医院信息化建设评价标准体系研究 [J].医学信息学杂志，2023，44（10）：33-38.

[21] 张滨.医院信息化建设中网络安全的维护研究 [J].网络安全技术与应用，2021（9）：126-127.

[22] 李生斌.医院信息化建设的思考和探讨 [J].中国管理信息，2024，27（3）：96-98.

[23] 阮丽花，毛浩丹.叙事医学视角下医院文化传播的实践探索[J].中国医学人文，2023，9（10）：51-54.

[24] 谢迎迎，汪作为，施征宇.运用 PDCA 循环提升医院文化建设的实践研究 [J].现代医院，2022，22（8）：1174-1177.